子どもの食と栄養演習

〔第6版〕

日本食品標準成分表 2020 年版（八訂）
日本人の食事摂取基準（2020 年版） 準拠

小川雄二

編著

坂本裕子
曽根眞理枝
豊原容子
中島正夫

共著（50音順）

建帛社
KENPAKUSHA

執筆分担

小川雄二………第3章2節，第4章1節，第6章
　　　　　　　　演習④，⑤，⑭，⑯

坂本裕子………第5章，第7章
　　　　　　　　演習⑧，⑪，⑬，⑮

曽根眞理枝………第4章2・3節，第8章3節
　　　　　　　　演習⑥，⑦，⑨

豊原容子………第2章
　　　　　　　　演習①，②，③，⑩，⑫

中島正夫………第1章，第3章1節，第8章1・2節

はじめに

　子ども時代の食と栄養は，豊かな人間性を育て，生きる力を育み，発育を支え，健康な体と習慣をつくる。保育者をはじめ，子どもに関わる者にとって，子どもの食と栄養についての正しい知識とスキルは不可欠であるといえよう。

　このため，保育士養成課程においては，「小児栄養」が長らく必修科目とされていた。2011年からの保育士養成課程においては，「子どもの食と栄養（演習）」という科目に変更になって，教授内容が刷新され，栄養のみならず，幅広く食育についての知識が盛り込まれることになった。

　そこで，2003年の初版以来，保育士養成課程における小児栄養の教科書として多くの保育士養成校で利用していただいた『小児栄養演習』を，時代の要請にあわせて改訂することにした。

　これを機に，新たな筆者を加えて，新しい時代の保育に求められる「食育」実践力を高める内容を盛り込んで，書名も変更して刊行することになった。変更の必要のない解説・図表等については旧来の『小児栄養演習』の記述を活かしたが，近年の動向・知見を踏まえ，多くの項目について新たに解説を書き下ろした。また，『保育所における食育に関する指針』（2005年），『授乳・離乳の支援ガイド』（2007年），『保育所保育指針』（2009年），『児童福祉施設における食事の提供ガイド』（2010年）など，子どもの食に関わる基本的な文書をはじめ，最新の資料に基づく内容を収載するとともに，新しい流れに対応した16項目の演習課題について学習できる構成になっている。さらに，保育者には，子どもの食事と栄養に関する理解に基づく保護者支援も求められることから，この点にも配慮した内容となっている。

　本書が，保育者をめざす多くの方々の学習に利用されるとともに，実際に保育者になられてからもおおいに活用されることを願っている。

　末筆ながら，本書の出版にあたり快く資料を提供して下さった関係機関の方々，多大なご協力をいただいた建帛社の方々に心よりお礼申し上げる。

2011年2月　編者：小川雄二

[第6版によせて]

　子ども時代の食と栄養は，発育を支え，健康な体と生涯の食習慣の基礎をつくるとともに，豊かな人間性を育て，生きる力を育むことにつながる。こうしたことから，保育者をはじめ，子どもに関わる者にとって，子どもの食と栄養についての正しい知識とスキルは不可欠であるといえよう。

　本書は2003年の初版以来，保育士養成課程における必修科目「小児栄養」の教科書としてご利用いただいてきたが，2011年より科目名が「子どもの食と栄養（演習）」に変更になった際に，幅広く食育についての知識も盛り込んで，書名を変更するとともに，大幅な改訂を行った。さらに，保育者には，子どもの食事と栄養に関する理解にもとづく保護者支援も求められることから，この点にも配慮した内容となっている。

　2019年度からの新しい保育士養成課程においては，本科目の教授内容の変更は僅かであったが，『保育所保育指針』（2018年），『授乳・離乳の支援ガイド』（2019年改定版），『保育所におけるアレルギー対応ガイドライン』（2019年改訂版），『日本人の食事摂取基準（2020年版）』など，子どもの食に関わる基本的なガイドライン等の内容を盛り込むとともに，諸研究で明らかになった最新データを加えて改訂を重ねてきたが，『日本食品標準成分表2020年版（八訂）』の公表にともない，第6版を出版することとした。

　なお，『日本食品標準成分表2020年版（八訂）』では，『日本食品標準成分表2015年版（七訂）』におけるエネルギー値より約9％低い値になっていることから，本書では，できるかぎり給与栄養目標量に近づけるように演習内容における献立の工夫をするように努めた。しかし，実際の使用にあたっては，このことを承知の上で，活用されることをお願いしたい。加えて，本書にない献立を利用する場合にも，同様に最新の食品成分表に基づいて，工夫をしていただくことが必要であることにご注意いただきたい。

　本書が，保育者をめざす多くの方々の学習に利用されるとともに，実際に保育者になられてからもおおいに活用されることを願っている。

　末筆ながら，本書の出版にあたり快く資料を提供して下さった関係機関の方々，多大なご協力をいただいた建帛社の方々に心よりお礼申し上げる。

2022年3月　編者：小川雄二

もくじ

もくじ

第3章　子どもの発育・発達と栄養生理

第4章　子どもの発育・発達と食生活Ⅰ─授乳期・離乳期・幼児期─

第5章　子どもの発育・発達と食生活Ⅱ─学童期・思春期・妊娠期─

付　録

# 子どもの健康と食生活の意義

1. 子どもの心身の健康と食生活

1. 子どもの食と栄養の意義

　人間が生きていくためには適切な「食生活・栄養」が必要不可欠である。特に子どもは「小さなおとな」ではなく，常に成長と発達の過程にある。子どもの心身の健やかな発育には，小児各時期の，毎日の食生活が大きく関わる。

　一方，適切な食習慣を子どもの時から育むことは，生涯にわたる健康の保持増進のための最も基礎的な課題である。

　2005（平成17）年6月に制定された『食育基本法』でも前文に次のとおり記載されており，子どもの食育を重視している。

　「21世紀における我が国の発展のためには，子どもたちが健全な心と身体を培い，未来や国際社会に向かって羽ばたくことができるようにするとともに，すべての国民が心身の健康を確保し，生涯にわたって生き生きと暮らすことができるようにすることが大切である。子どもたちが豊かな人間性をはぐくみ，生きる力を身に付けていくためには，何よりも『食』が重要である。」

　「子どもたちに対する食育は，心身の成長及び人格の形成に大きな影響を及ぼし，生涯にわたって健全な心と身体を培い豊かな人間性をはぐくんでいく基礎となるものである。」

　なお，法律では，「食育」を「生きる上での基本であって，知育，徳育及び体育の基礎となるべきもの」であり，「様々な経験を通じて『食』に関する知識と『食』を選択する力を習得し，健全な食生活を実践することができる人間を育てる」こととしている。

2. 子どもの食と栄養の特徴

1）毎日の身体精神活動に加え，発育（成長・発達）のためにも栄養が必要であること

　乳児期は1年で体重は3倍に，身長は1.5倍になる。このように発育の盛んな子どもには，それだけ多くのエネルギーや栄養素が必要となり，『日本人の食事摂取基準』では，体重

当たりで比較すると成人より多めに設定されている。

　また，乳児期後半から幼児期になると，粗大運動などの発達に伴い急速に運動量が増加する。学童期には運動の機会が多くなる。これらの活動に必要となるエネルギーや栄養素の摂取が不可欠である。

　2）摂食機能や消化機能の発達に伴って食事摂取の方法が変化していくこと

　食事摂取の方法が，出生直後から始まる乳汁栄養から，やがて離乳食，そして幼児食へと進んでいく。なお，幼児期には必要となるエネルギーや栄養素を3度の食事だけで満たすことは難しいため，間食（おやつ）を食事の一部として与える。

　3）食事の摂取が受動的であり，保護者・保育者の適切な対応が不可欠であること

　子ども，特に乳幼児は養護される立場にあり，食の摂取も受動的であることから，保護者・保育者の適切な対応が不可欠である。なお，適切な食事摂取のリズムを形成することは子どもの「生活リズムの確立」の基盤の一つである。

　また，乳幼児は感染に対する抵抗力が弱いことから，食品衛生への配慮も重要である。

　4）授乳は母と子の絆を，また共食は社会性を育む要因の一つであること

　授乳行動は母子相互作用の一部であり，母と子の絆の形成を促すためにも産院などでは出生後母子が接触できるようにサポートする必要がある。母の子への愛情が不足すると栄養が適切に与えられていても発育が障害されることが知られており「愛情遮断症候群」と呼ばれる。

　また，食事を家族や友人などとともに楽しく取ることは，健やかな社会性の発達に重要となる。

3．子どもの健康に影響を与える妊産婦の栄養

　胎児などの発育には母体の栄養状況が大きく影響する。

　二分脊椎などの神経管閉鎖障害の発生を減らすためには，妊婦の葉酸の摂取が重要であることが知られている。また，妊婦の飲酒が胎児にもたらす影響として，発育障害や知的障害を呈する胎児性アルコール・スペクトラム障害がある。

　妊娠前の体格が「低体重（やせ）」や「ふつう」であった女性で，妊娠中の体重増加量が7kg 未満の場合には低出生体重児（出生体重2,500g未満）を出産するリスクが有意に高いことが報告されているが，低出生体重児については，成人後に糖尿病や高血圧などの疾患を発症しやすいという報告（DOHaD〈Development Origins of Health and Disease【ドーハッド】〉：生命誕生前後から早期の成長発達はその後の健康と疾病発症リスクに影響する）もある。

2. 子どもの食生活の現状と課題

『食育基本法』に記載されている我が国の「食」に関する課題は, ①「食」を大切にする心の欠如, ② 栄養バランスの偏った食事や不規則な食事の増加, ③ 肥満や生活習慣病（糖尿病など）の増加, ④ 過度の痩身志向, ⑤「食」の安全上の問題の発生, ⑥「食」の海外への依存, ⑦ 伝統ある食文化の喪失, である。

これらのうち, 子どもの食に関連する課題などについて述べる。

1. 朝食の欠食など

脳はブドウ糖しか利用できないため, 朝食を取ってブドウ糖を補わないと脳の機能が低下し, 集中力を欠き, イライラしやすくなる。子どもたちにとっては学業に影響することになる。また欠食により栄養バランスが不適切になり, 肥満や糖尿病などの生活習慣病が

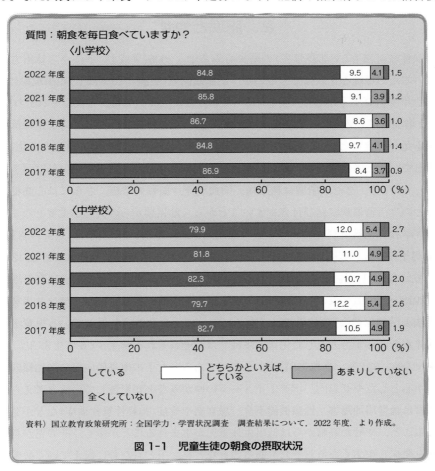

図 1-1　児童生徒の朝食の摂取状況

起こりやすくなる。その他，朝食は腸の活動を活発にし排便を促す，体内リズムを刻むなどの作用があり，文部科学省を中心として，子どもの基本的生活習慣の確立や生活リズムの向上に結び付けるため「早寝早起き朝ごはん」国民運動が展開されている。

　幼児の朝食欠食の状況について，2019(令和元)年国民健康・栄養調査(厚生労働省)によると，1〜6歳では男子3.8％，女子5.4％となっている。また2015(平成27)年度乳幼児栄養調査(厚生労働省)の結果では，子どもが朝食を「必ず食べる」と回答した子どもの割合は93.3％であった。

　学童期の朝食欠食の状況について，2022(令和4)年度全国学力・学習状況調査(文部科学省)の結果では，図1-1に示すとおり，この5年間では大きな改善はみられていない。

　なお，親世代の朝食欠食の割合は，2019(令和元)年国民健康・栄養調査によると20歳代男性27.9％，女性18.1％，30歳代男性27.1％，女性22.4％となっている。乳幼児栄養調査などでは，朝食欠食をしない保護者の子どもに比べ，朝食欠食をする保護者の子どもの方が朝食欠食をする割合が多いことが報告されている(第4章135ページ参照)。

2．肥満とやせ

　学校保健統計調査(文部科学省)の結果をみると，2006(平成18)年にから算出方法を変更しているため単純な比較はできないが，肥満傾向児(肥満度20％以上)の出現率は，1977(昭和52)年度11歳男子6.72％，女子6.18％であったが，2020(令和2)年度はそれぞれ13.31％，9.36％と増加している(図1-2)。肥満はエネルギーの過剰摂取，夜型生活習慣の低年齢化(睡眠不足，夜食など)，日常的な身体活動の減少(通塾，遊びの場・種類の変化等)などが影響していると考えられる。幼児肥満は学童肥満，さらには成人肥満に結び付きやすく(トラッキング)，また，肥満は糖尿病，高血圧症，脂質異常症，さらには心筋梗塞や脳梗塞などの生活習慣病に結び付きやすいことから，幼児期からの対応が重要となる。

　一方，学校保健統計調査における痩身傾向児(-20％未満)の出現率は，1977(昭和52)年度11歳男子0.93％，女子1.45％であったが，2020(令和2)年度はそれぞれ3.45％，2.87％と増加している(図1-2)。また，中学・高校3年生女子の不健康やせの出現頻度が増加している。2018〜2019(平成30〜令和元)年度児童生徒の健康状態サーベイランス事業報告書(財団法人学校保健会)の結果では，女子について「やせたいと思っている児童・生徒」及び「体重を減らす努力をした児童・生徒」は，それぞれ小学生5・6年生37.3％，10.1％，中学生68.0％，33.2％，高校生81.1％，54.7％である。女子の痩身傾向児の増加傾向は，若年層を中心としたやせ志向，ボディイメージのゆがみなどが影響していると考えられる。やせ過ぎは骨量増加障害，性腺機能不全，思春期やせ症(神経性無食欲症)などが発生しやすくなること，やせた妊婦からは低出生体重児が生まれることが多く，その児が将来生活習慣病を発症しやすくなるおそれもあることなどを，子どもたちに伝えていく必要がある。

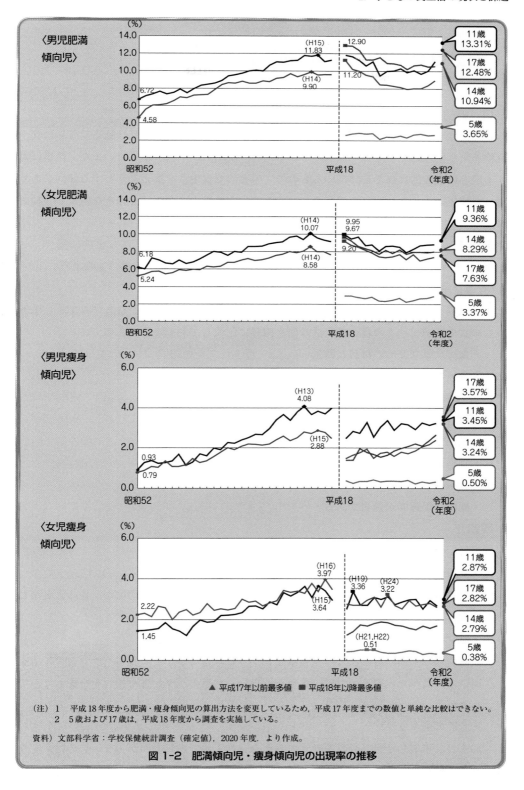

〈男児肥満傾向児〉

〈女児肥満傾向児〉

〈男児痩身傾向児〉

〈女児痩身傾向児〉

▲ 平成17年以前最多値　■ 平成18年以降最多値

(注) 1　平成18年度から肥満・痩身傾向児の算出方法を変更しているため，平成17年度までの数値と単純な比較はできない。
　　 2　5歳および17歳は，平成18年度から調査を実施している。

資料）文部科学省：学校保健統計調査（確定値），2020年度．より作成。

図 1-2　肥満傾向児・痩身傾向児の出現率の推移

演習① 食生活のチェック

テーマ
自分自身の食生活の問題を見付けよう

目 的

　食生活は「個の営み」といわれるように，他者からのチェックを受け難く，さらに食べた物を全て記憶しておくことは無理があるため，問題点に気付きにくい。また，健康に対する関心は全般的に高まってはいるものの，栄養素で食生活を捉えようとする傾向にあり，偏った情報に惑わされ問題を深刻化させる人も少なくない。食生活を様々な角度から検討してみよう。

課題Ⅰ

　1日に食べたり，飲んだりした物を以下の項目に沿って，もれなく書いてみよう。

〔食事日記の書き方〕

　記録例を参考にして，形式にこだわらず，以下の事項について記録してみよう。子どもの食生活チェックの場合は生活時間も同時に記入しておくことが大切である。

- 食べた献立とその材料と概量
- 食べた時刻と食事にかけた時間
- 一緒に食べた人やその時の状況

〔注意点〕

- 量が分からない場合は，概略を記録しておく。
- 食事以外でも，摂食した物については全て記入していくこと。
- 食べ残した場合はその量についても記しておく。
- 期間は1週間が適当である。

課題Ⅱ

食事日記の内容について，検討してみよう。

- 食事全体のチェック

　欠食はないか，3食のバランスはよいか，食事を取る時間は適切か，他の人と楽しく食べられたかなど。

- 献立のチェック

　味や彩り，調理方法などの重複はないか，量は適切かなど，食事バランスガイドを用いて，食べた内容をコマに書き込んで自分の食事のバランスや傾向を把握してみてもよい。

- 食品のチェック

　1日に摂取した食品の数を数えてみよう。加工品で内容のわからないものは，主な食品1種類として数えてみる。

数多くの食品が摂取できているか，旬の食品は取り入れられているか，加工食品の使用頻度など。

■ 課題Ⅲ

課題ⅠとⅡを参考にして，自分の食生活の問題になる点をチェックし，今後の食生活の在り方について考察してみよう。

［記録例①］1日のタイムスケジュールとともに，食事をした時間を記入してある。

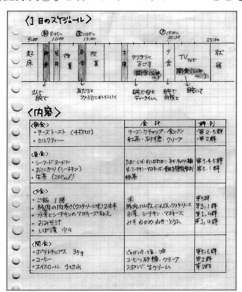
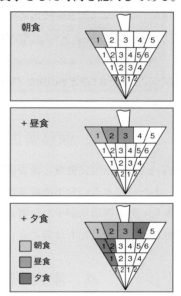

［記録例②］食卓の絵を組み合わせた記入例である。

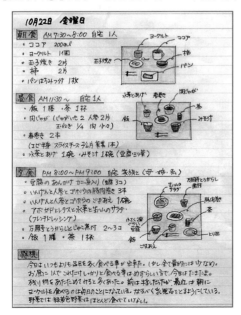
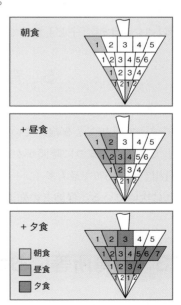

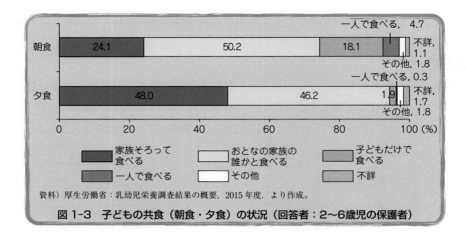

図1-3　子どもの共食（朝食・夕食）の状況（回答者：2〜6歳児の保護者）

３．保護者世代の不適切な食生活の影響

　2019（令和元）年国民健康・栄養調査によると，子どもの親の世代で朝食を欠食する者が多く，また『日本人の食事摂取基準』の目標値より脂肪エネルギー比率が高く，塩分摂取量が多く，野菜摂取量が少ない者が多い。朝食欠食に関する親子の相関は既に述べたとおりであるが，子どもたちは親の食行動の影響を受けることになる。

４．家族一緒に食事を取る頻度の減少

　食を通じたコミュニケーションは，食の楽しさを実感させ，人々に精神的な豊かさをもたらすと考えられる。また親子が会話する貴重な機会でもある。朝食と夕食の共食状況について図1-3に示すが，「子どもだけで食べる（子食）」，「一人で食べる（孤食）」幼児が見られる。

５．育児負担感の増大など

　2015（平成27）年度乳幼児栄養調査（厚生労働省）によれば，約80％の保護者が子どもの食事について困りごとを抱えている。3歳では「遊び食べ」が41.8％で最も多く，3〜5歳以上では「食べるのに時間がかかる」が最も多かった。離乳食（0〜2歳）では，「作るのが負担」が33.5％で最も多く，「もぐもぐ，かみかみが少ない（丸のみしている）」28.9％がそれに次いでいる。保護者の知識不足の影響もあり，育児支援も重要である。

3. 保育所等における「食」に関する指針など

　保育所等児童福祉施設における「食」に関しては，従前より，児童福祉法に基づく『児

童福祉施設の設備及び運営に関する基準（昭和23年厚生省令第63号）』により，「入所している者に食事を提供するときは，その献立は，できる限り，変化に富み，入所している者の健全な発育に必要な栄養量を含有するものでなければならない。」，「食品の種類及び調理方法について栄養並びに入所している者の身体的状況及び嗜好を考慮したものでなければならない。」，「調理は，あらかじめ作成された献立に従って行わなければならない。」ことが規定されていたが，2011（平成23）年の改正で「児童の健康な生活の基本としての食を営む力の育成に努めなければならない。」ことが明記された。

　近年，子どもの食育を推進する観点から，保育所等における「食」について様々な動きが見られる。そのうち主なものについて述べる。

1. 楽しく食べる子どもに〜保育所における食育に関する指針〜

　2004（平成16）年3月に厚生労働省より示されたもので，保育所における食育の目標について次のとおり記載されている（巻末付録参照）。

　「現在を最もよく生き，かつ，生涯にわたって健康で質の高い生活を送る基本としての『食を営む力』の育成に向け，その基礎を培うことが保育所における食育の目標である。このため，保育所における食育は，楽しく食べる子どもに成長していくことを期待しつつ，次にかかげる子ども像の実現を目指して行う。①お腹がすくリズムのもてる子ども，②食べたいもの，好きなものが増える子ども，③一緒に食べたい人がいる子ども，④食事づくり，準備にかかわる子ども，⑤食べものを話題にする子ども」。

2. 食育基本法

　近年の我が国の食をめぐる状況の変化に伴い，国民が生涯にわたって健全な心身を培い，豊かな人間性を育むための食育を推進することが喫緊の課題となっているため，食育に関する施策を総合的かつ計画的に推進し，現在及び将来にわたる健康で文化的な国民の生活と豊かで活力ある社会の実現に寄与することを目的として，2005（平成17）年に制定された。

　法律では，教育や保育に従事する者等は，食に関する関心及び理解の増進に果たすべき重要な役割にかんがみ，あらゆる機会とあらゆる場所を利用して，積極的に食育を推進するよう努めるとともに，他の者の行う食育の推進に関する活動に協力するよう努めるものとすることを規定している。

　また，食育は国民運動として推進することとされており，①家庭における食育の推進，②学校，保育所等における食育の推進，③地域における食生活の改善のための取組の推進，④食育推進運動の展開，⑤生産者と消費者との交流の促進，環境と調和の取れた農林漁業の活性化等，⑥食文化の継承のための活動への支援等，⑦食品の安全性，栄養その他の食生活に関する調査，研究，情報の提供及び国際交流の推進，を基本的施策としている。

3．保育所保育指針

　2008（平成20）年３月に改定された保育所保育指針において，新たに「食育の推進」が盛り込まれ，2017年の改定でも継承された。また，新たに創設された幼保連携型認定こども園の教育・保育要領にも同様の趣旨が盛り込まれている。健康な食生活の基本としての「食を営む力」の育成へ向けその基礎を培うことを目標とすること等が明記されている。

第3章　健康及び安全

第2　食育の推進

（1）保育所の特性を生かした食育

ア　保育所における食育は，健康な生活の基本としての「食を営む力」の育成に向け，その基礎を培うことを目標とすること。

イ　子どもが生活と遊びの中で，意欲をもって食に関わる体験を積み重ね，食べることを楽しみ，食事を楽しみ合う子どもに成長していくことを期待するものであること。

ウ　乳幼児期にふさわしい食生活が展開され，適切な援助が行われるよう，食事の提供を含む食育計画を全体的な計画に基づいて作成し，その評価及び改善に努めること。栄養士が配置されている場合は，専門性を生かした対応を図ること。

（2）食育の環境の整備等

ア　子どもが自らの感覚や体験を通して，自然の恵みとしての食材や食の循環・環境への意識，調理する人への感謝の気持ちが育つように，子どもと調理員等との関わりや，調理室など食に関わる保育環境に配慮すること。

イ　保護者や地域の多様な関係者との連携及び協働の下で，食に関する取組が進められること。また，市町村の支援の下に，地域の関係機関等との日常的な連携を図り，必要な協力が得られるよう努めること。

ウ　体調不良，食物アレルギー，障害のある子どもなど，一人一人の子どもの心身の状態等に応じ，嘱託医，かかりつけ医等の指示や協力の下に適切に対応すること。栄養士が配置されている場合は，専門性を生かした対応を図ること。

＊施設・子どもを指し示す文言などが異なっているが，幼保連携型認定こども園教育・保育要領（平成29年3月31日告示，内閣府・文部科学省・厚生労働省告示第1号）にも同様の趣旨が示されている。

保育所保育指針（平成29年3月31日告示，厚生労働省告示第117号）

4．児童福祉施設における食事の提供ガイド

　『日本人の食事摂取基準（2010年版）』の公表を受け，子どもの健やかな発育・発達を支援する観点から，児童福祉施設における食事の提供及び栄養管理を実践するにあたっての考え方の例を示すものとして，2010（平成22）年に厚生労働省より発表された。

　内容は，「食事の提供と食育を一体的な取組として栄養管理を行っていく上での考え方及び留意点」，「一人一人の子どもの発育・発達への対応，多職種や家庭・地域との連携，食事の提供の際の計画・実施と評価，衛生管理，食育，食を通じた子どもの自立支援などの観点からの留意点」などである（巻末付録参照）。

参考資料

農林水産省：食育白書，令和3年版．

デヴィット・バーカー：胎内で成人病は始まっている，ソニーマガジンズ，2005．

栄養と食品に関する基礎的知識

1. 栄養の基本的概念と栄養素の働き

「栄養」とは，食物を摂取し，人間が生きていくために必要な成分を体の中に取り込み，利用し，命を維持する営み全体のことをいい，この人間にとって必要な成分のことを「栄養素」という。

栄養素の体内での働きは，①エネルギー源となる，②体の構成成分となる，③体内の様々な機能の調節を行うという3つに分けることができる。これらの働きをする栄養素には，図2-1に示すように炭水化物，脂質，たんぱく質，ミネラル，ビタミンがあり，これを五大栄養素という。

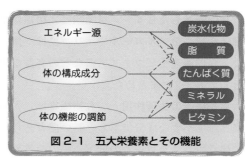

図2-1　五大栄養素とその機能

1. 炭水化物

1）炭水化物の種類

炭水化物は，炭素（C）と水素（H）および酸素（O）で構成されており，単糖類，二糖類，多糖類に分類することができる。単糖類は炭素が3つからなる三炭糖から7つの七炭糖までである。主なものは五炭糖と六炭糖である。また単糖類が2～10個くらい結合したもの

種　類	名　　称	構成糖	特徴と分布
単糖類	ブドウ糖 果　糖 ガラクトース		血液中に約0.1％含まれる。全身のエネルギー源となる。 果物やはちみつに含まれる。 乳糖の構成成分。単独で存在することは少ない。
二糖類	ショ糖 乳　糖 麦芽糖	ブドウ糖＋果糖 ガラクトース＋ブドウ糖 ブドウ糖＋ブドウ糖	砂糖には99％含まれる。 母乳中には7.5％，牛乳中には4.5％含まれる。 デンプンの分解時に生じる中間物質。
多糖類	デンプン グリコーゲン セルロース グルコマンナン ペクチン質	ブドウ糖 ブドウ糖 ブドウ糖 ブドウ糖，マンナン ガラクチュロン酸	植物に含まれる貯蔵多糖。アミロースとアミロペクチンがある。 動物の肝臓や筋肉に含まれる貯蔵多糖。 植物の細胞壁を構成する。難消化性。 こんにゃくいもの主成分。 果物に多く含まれる。

表2-1　炭水化物の種類とその特徴

を少糖類(オリゴ糖)という。さらに，それより多数の単糖が結合したものが多糖類である。多糖類の中には，難消化性の食物繊維が含まれる。炭水化物の種類とその特徴として表2-1にまとめた。

２）炭水化物の働き

エネルギーとなる　食物繊維を除いた炭水化物を糖質といい，全て体内で単糖類にまで分解され吸収される。そして体の構成成分になる物以外はブドウ糖に変えられ，クエン酸回路(TCAサイクル)を経て1g当たり約4kcalのエネルギーとなる。

体を構成する　体内に取り込まれた糖質は，肝臓や筋肉中で一部はグリコーゲンに作り変えられ，貯えられる。その他の余剰分は脂肪に変えられる。

五炭糖であるリボースやデオキシリボースは核酸や補酵素の構成成分となる。乳糖を構成しているガラクトースは脳の構成成分となる。

甘い味をもたらす　単糖類と二糖類は水に溶けやすく甘みを持つ物が多い。その他に甘味を持つ糖アルコールやオリゴ糖は，体内では消化されにくく低エネルギーである。また，腸内菌叢をビフィズス菌などの有益な菌叢に改善する働きがある。甘味物質の甘味度として表2-2にまとめた。

食物繊維の生理作用　食物繊維は，人の体内には消化する酵素がないことから，人間にとって不要な成分であると長い間考えられてきた。しかし，排便の促進，胆汁酸の吸着に伴うコレステロールの低下，腸内菌叢の改善などの人間にとって有益な腸管での生理作用があることが明らかとなってきた。水に溶けやすい物とそうでない物とがある。不溶性の物には野菜などに含まれるセルロースやリグニンなど，また水溶性の物には果物や野菜に含まれるペクチン質，コンニャクに含まれるグルコマンナン，コンブなどの海藻に含まれるアルギン酸などがある。これらの生理作用が明らかになるにつれ，精製された食物繊維が加工食品に添加されることも多くなってきたが，摂取しすぎると，微量成分の吸着排泄につながり，体内への吸収を妨げる可能性もあるので注意しなければならない。

	種　　類	甘　味　度
糖　質　系	ブドウ糖	73
	果　糖	173
	ガラクトース	32
	ショ糖	100
	麦芽糖	32～46
	乳　糖	16
	糖アルコール	
	ソルビトール	60～70
	エリスリトール	80
	オリゴ糖	
	フルクトオリゴ糖	30～60
	ガラクトオリゴ糖	20～25
	ラクチュロース	50
その　他	天然甘味料	
	ステビオサイド	20,000～40,000
	グリチルリチン	20,000～25,000
	合成甘味料	
	アスパルテーム	15,000～20,000
	サッカリン	20,000～70,000

注）甘味度はショ糖を100として比較した値。

表2-2　甘味物質の甘味度

2. たんぱく質

1）たんぱく質の構造

たんぱく質は，20種のアミノ酸が多数つながったものである。これらのアミノ酸は窒素（N）を含むアミノ基（-NH₂）とカルボキシル基（-COOH）の両方を持ち，図2-2のようなペプチド結合をしている。アミノ酸のうち，体内で合成できない9種類のアミノ酸を必須アミノ酸といい，これらは食物から摂取しなければならない（表2-3）。

アミノ酸の種類や配列順序の違いによって，異なるたんぱく質となるため，たんぱく質の種類は非常に多くなる。アミノ酸のみからなる単純たんぱく質と，単純たんぱく質に糖，脂質，核酸，リンや色素などが結合した複合たんぱく質，および誘導たんぱく質に分類することができる。

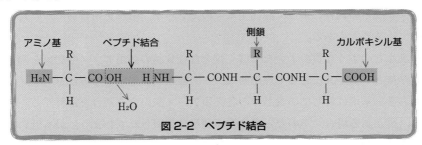

図2-2　ペプチド結合

側　　鎖	必須アミノ酸	非必須アミノ酸
脂肪族	バリン ロイシン イソロイシン	グリシン アラニン
OH基を含む	トレオニン（スレオニン）	セリン
イオウを含む	メチオニン	システイン
酸やアミドを含む		アスパラギン酸 アスパラギン グルタミン酸 グルタミン
塩基を含む	リシン（リジン） ヒスチジン	アルギニン
芳香族を含む	フェニルアラニン トリプトファン	チロシン
その他		プロリン

表2-3　アミノ酸の種類

2）たんぱく質の働き

体を構成する　　筋肉や臓器などの体組織を構成するとともに，酵素やある種のホルモンさらに免疫物質となって体の機能を調節し保護する働きを担っている。常に作り変えられている体たんぱくの素材として，また，成長過程にある小児においては体組織への蓄積分としても供給されなければならない。

体液の調節　　血液や細胞間液に溶け込み浸透圧を一定に保ったり，電解質の輸送にた

ずさわったりして，体液の調節を行う。

エネルギー源となる　　糖質や脂肪が不足した場合は，エネルギー源としても働く。1g
当たり約4kcalのエネルギーに相当する。極端に糖質や脂肪が少ない食事，あるいは反対
にたんぱく質が多い食事を続けると，たんぱく質の分解が激しくなり，窒素化合物の排泄
が進み，腎臓に負担がかかってしまう。

3）たんぱく質の栄養価

　たんぱく質はその食品中の含量だけで栄養価を判断することはできない。そのたんぱく
質を構成するアミノ酸，ことに必須アミノ酸の量によって栄養価が異なってくる。

　たんぱく質の栄養価を判定する方法には，生物学的方法と化学的方法がある。

　生物学的方法には，代表的なものとして，動物実験から実際に吸収した量と体内に蓄積
した量を算出する生物価がある。化学的方法は，基準になる必須アミノ酸組成と食品の必
須アミノ酸組成との比較によって評価するものであるが，基準を何におくかによって評価
が異なってくることもある。

　鶏卵や乳などのような質のよいたんぱく質を含む食品の必須アミノ酸組成を基準とする
方法を化学価といい，人にとって理想的なアミノ酸組成を想定する方法をアミノ酸価とい
う。どちらも，基準に対しての食品中の各必須アミノ酸の含有割合を計算する。不足する
必須アミノ酸がある場合，そのたんぱく質の利用は制限されてしまう。最も低い値となる
アミノ酸を第一制限アミノ酸といい，この値で質を表す。一般に植物性のたんぱく質はリ
シン（リジン）やトレオニン（スレオニン），含硫アミノ酸の量が少ない。第一制限アミノ酸
となるアミノ酸やこれを豊富に含むほかのたんぱく質を同時に摂取することにより，栄養
価が改善される。これを補足効果という（表 2-4, 5）。

（mg/g たんぱく質）

	基準アミノ酸パターン			食品のアミノ酸組成[1]			
	1〜2歳	3〜10歳	18歳以上	卵	牛乳	米	小麦
イソロイシン	31	31	30	58	58	47	41
ロイシン	63	61	59	98	110	96	71
リジン	52	48	45	84	91	42[2]	24[2]
メチオン＋システイン	26	24	22	63	36	55	50
フェニルアラニン＋チロシン	46	41	38	110	110	110	92
スレオニン	27	25	23	56	51	44	34
トリプトファン	7	7	6	17	15	16	14
バリン	42	40	39	73	71	69	49
ヒスチジン	18	16	15	30	31	31	26
必須アミノ酸　計	312	293	277	589	573	510	401

注1）アミノ酸組成によるたんぱく質1gあたり。
　2）下線は3〜10歳のパターンに対して充足していない値。
資料）FAO/WHO/UNU（2007）
　資料）文部科学省 科学技術・学術審議会 資源調査分科会：日本食品標準成分表 2020 年版（八訂）アミノ酸成分表編，2020，
　　　より作成。

表2-4　必須アミノ酸の必要量と食品中の必須アミノ酸量

食品名	たんぱく質（g）	アミノ酸スコア	第一制限アミノ酸
食パン（2枚，120g）	8.9	48	リシン（リジン）
食パン＋サラダ	9.6	53	リシン（リジン）
食パン＋卵（1個，50g）	14.5	98	リシン（リジン）
食パン＋牛乳（200mL）	14.9	100	
食パン＋サラダ＋牛乳	15.5	100	
食パン＋サラダ＋卵＋牛乳	21.2	100	
めし（茶碗2杯，精白米100g）	5.3	88	リシン（リジン）
めし＋豆腐入りみそ汁	8.7	100	
めし＋豆腐入りみそ汁＋卵	14.4	100	

注）・サラダの材料は，きゅうり40g，トマト40g，サラダ菜20g。
　　・豆腐入りみそ汁の材料は，米みそ（淡色辛みそ）15g，豆腐20g，こまつな15g，根深ねぎ15g。
資料）文部科学省 科学技術・学術審議会 資源調査分科会：日本食品標準成分表2020年版（八訂）アミノ酸成分表編，2020.
　　アミノ酸組成によるたんぱく質1g当たりのアミノ酸成分表より作成。

表2-5　たんぱく質の補足効果

3. 脂　質

1）脂質の種類

脂質は表2-6のように分類できる。この中で我々が口にする脂質の大部分は中性脂肪である。中性脂肪は，トリグリセリドといいグリセリンと脂肪酸が3個結合したものである。

種　類	名　称	構　成　成　分
単純脂質	中性脂肪 ろ　う	グリセリン，3つの脂肪酸 高級アルコール，脂肪酸
複合脂質	リン脂質 糖脂質	グリセリン，脂肪酸，リン酸，塩基 グリセリン（またはスフィンゴシン），脂肪酸，糖
誘導脂質	ステロール	ステロイド核を有する高級アルコール

表2-6　脂質の種類

2）脂質の働き

効率のよいエネルギー源となる　　脂肪は1g当たり約9kcalのエネルギーに相当する。エネルギーとなる場合，脂肪は糖質に比べビタミンB_1の節約ができる。また糖質の多い食事に比べ，インスリンの無駄な分泌を防ぐことができる。

体を構成する　　糖質やたんぱく質は，過剰の場合であると，グリコーゲンや脂肪に作り変えられる。しかし，グリコーゲンとして貯えられる量は少なく，主として皮下や臓器周辺の脂肪組織となり貯蔵される。また，コレステロールやリン脂質は生体膜の構成成分となっており，重要な働きをしている。さらにコレステロールは，胆汁酸やステロイドホルモンの構成材料となる。

必須脂肪酸を供給する　　リノール酸（n-6系），α-リノレン酸（n-3系），アラキドン酸（n-6系）を必須脂肪酸という。成長や生体の機能を正常に維持していくのに必要な脂肪酸であり，体内では合成できないので食物から摂取する必要がある。n-3，n-6の表記は，分子内の二重結合の位置をメチル基末端（CH_3-）から炭素数を数えて表したものであり，

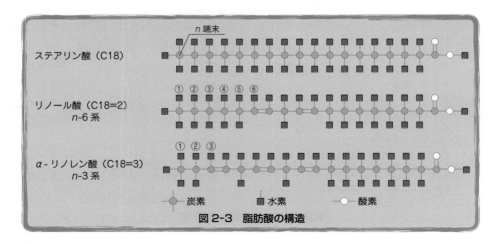

図2-3　脂肪酸の構造

	脂肪酸	炭素数	主な所在
飽和脂肪酸	酪酸	4	バター
	カプロン酸	6	バター，やし油
	カプリル酸	8	バター，やし油
	カプリン酸	10	バター，やし油
	ラウリン酸	12	バター，やし油
	ミリスチン酸	14	バター，やし油，落花生油
	パルミチン酸	16	一般の動植物油
	ステアリン酸	18	一般の動植物油
	アラキジン酸	20	落花生油
不飽和脂肪酸	オレイン酸	18（1）	一般の動植物油，オリーブ油
	リノール酸	18（2）	植物油
	α-リノレン酸	18（3）	大豆油，なたね油
	アラキドン酸	20（4）	魚油
	イコサペンタエン酸	20（5）	魚油
	ドコサヘキサエン酸	22（6）	いわし油，魚油

注）カッコ内の数字は二重結合の数。

表2-7　脂肪酸の種類とその所在

同系列の脂肪酸は基本的には変換が可能であるが，実際には体内で変換は進みにくい（図2-3）。

　また，二重結合を2個以上持つ多価不飽和脂肪酸の中で，血栓を防止する働きを持つn-3系のイコサペンタエン酸（略称：IPA，「エイコサペンタエン酸」や「EPA」とも呼ばれている）や脳や神経機能の働きに関与するn-3系のドコサヘキサエン酸（略称：DHA）は，魚油に多く含まれている。これらの脂肪酸は不飽和度が高く酸化されやすい（表2-7）。

　脂溶性ビタミンを供給する　脂溶性ビタミンは，食品の脂質部分に含まれているので油脂の摂取はこれらのビタミンの供給源となる。

4.　ミネラル

　人体を構成する約20種類の元素のうち，酸素（O），炭素（C），水素（H），窒素（N）は水

やたんぱく質，脂質，炭水化物などの有機化合物を構成しており，全体の元素の約96%を占めている。残りの約4%の元素をミネラル（無機質）といい，その主な働きには以下のようなものがある。それぞれのミネラルの働きは表2-8にまとめた。

- 骨や歯のような硬組織の構成成分となる
- 酵素，補酵素，ホルモンなどの構成成分となる
- 体液の浸透圧やpHの維持，筋肉の収縮・弛緩などを行う

カルシウム　骨や歯を形成するだけでなく，血液の凝固や筋肉の収縮や弛緩に関与しており，非常に重要なミネラルである。血液中のカルシウム濃度は副甲状腺ホルモンと甲状腺ホルモン及び，活性型ビタミンDによって恒常性が維持されている。カルシウムの摂取不足や吸収の低下，あるいは閉経などによるホルモンバランスの崩れなどが原因となり，骨吸収が進むと骨粗しょう症が起こる。若いうちに骨量を高めておくことが必要である。

塩基性アミノ酸（リシン（リジン），アルギニンなど）やビタミンCはカルシウムと可溶性塩を形成し吸収を促進する。乳糖も吸収を促進するので，乳・乳製品からのカルシウムの吸収は効率がよい。逆に，リン酸，シュウ酸，フィチン酸，脂肪酸は吸収を妨げる。リン

種　類	元素記号	体内含量(%)	働　き	欠乏症状	過剰症状
カルシウム	Ca	1.5～2.2	骨や歯の構成成分 神経や筋肉の興奮の調節 血液凝固の促進	骨や歯が弱くなる 成長障害	幻覚，脱力，尿路結石
リン	P	0.8～1.2	骨や歯の構成成分	骨や歯が弱くなる	カルシウムの吸収阻害
カリウム	K	0.35	酸・アルカリの平衡維持 浸透圧保持，心筋の活動	疲れやすい	不整脈
イオウ*	S	0.25	アミノ酸の構成，解毒作用	成長不良	―
ナトリウム	Na	0.15	酸・アルカリの平衡維持 浸透圧保持，心筋の活動 神経・筋肉の活動	食欲低下	高血圧，浮腫
塩素*	Cl	0.15	浸透圧の調節，胃液の塩酸の供給	疲れやすい	―
マグネシウム	Mg	0.05	骨の構成成分，糖代謝に関与	骨や歯の形成障害	眠気
鉄	Fe	0.004	ヘモグロビンの成分	貧血	過酸化脂質の蓄積
マンガン	Mn	0.0003	酵素作用	成長障害	貧血
銅	Cu	0.00015	ヘモグロビンを作る時に触媒的働き	貧血	溶血性黄疸
ヨウ素	I	―	チロキシンの成分	甲状腺肥大，成長不良	甲状腺腫
フッ素*	F	―	骨や歯の硬さ維持	虫歯	斑状歯
コバルト*	Co	―	ビタミンB₁₂の成分，造血因子	悪性貧血	甲状腺肥大
亜鉛	Zn	―	たんぱく質合成に関与	成長障害，味覚障害	貧血
クロム	Cr	―	糖質代謝	耐糖能低下	肝臓障害
セレン	Se	―	酵素作用，ビタミンEの作用補助	成長障害，心臓病	皮膚障害
モリブデン	Mo	―	酵素作用	成長障害	成長停止

注）＊は「日本人の食事摂取基準（2020年版）」に摂取基準が示されていないもの。

表2-8　ミネラルの種類と働き

との比率は，カルシウム1に対し0.5～2.0ぐらいがよいとされている。

リン　カルシウムとともに骨や歯の主要な構成成分となっている。また，核酸，リン脂質などあるいはリン酸イオンの形であらゆる組織に存在する。現在では加工食品にリン酸塩やポリリン酸の形で使用されることが多く，過剰摂取が問題となっている。リンの過剰摂取はカルシウムの吸収を阻害する。

鉄　赤血球のヘモグロビンや筋肉中のミオグロビンの構成成分となり，酸素の運搬に関与している。その他には，呼吸に関する酵素などの構成成分となっている。肝臓，骨髄，脾臓で，フェリチンというたんぱく質と結合した形で貯蔵されている。貯蔵鉄の量は変動が大きく，女性は男性に比べ貯蔵鉄の量が少ない。特に，若い女性にはきわめて貯蔵鉄が少なく鉄欠乏性貧血の割合が多いといわれる。

また，鉄は2価(Fe^{2+})と3価(Fe^{3+})に相互に変化することにより，体内で酸化還元反応に関わる。食品中では，3価型で存在し吸収が悪い。ビタミンCが共存することにより，還元されて2価となり吸収がよくなる。穀類中のフィチン酸やお茶のタンニンは鉄の吸収を阻害する。また，鉄の吸収率は，体内の貯蔵鉄の量によっても変化する。

カリウム，ナトリウム，塩素　カリウムは細胞内液に，ナトリウムと塩素は細胞外液に存在し，浸透圧やpHを一定に保つのに関わっている。また，カリウムとナトリウムは筋肉の収縮や神経伝達などにも関与する。カリウムを多く摂取すると，ナトリウムが尿中に排泄される。塩素は胃液中の塩酸の成分となり，ペプシノーゲンの活性化に関与する。

マグネシウム　マグネシウムは，カルシウムとともに骨を構成している。また，神経の興奮をおさえたり，炭水化物の代謝などに関与する酵素の反応を活性化する。穀類，野菜に多く含まれる。カルシウムとの比率によっては，虚血性心疾患などの誘因となる。

その他のミネラル　銅は血清中ではセルロプラスミンとして存在し，鉄の吸収やヘモグロビンの合成に関与している。また，過酸化脂質の生成を防止している。

イオウは，含硫アミノ酸，ビタミンB_1，コエンザイムA，ビオチンなどの構成成分となる。

ヨウ素は，甲状腺ホルモンであるチロキシンの成分となる。

亜鉛は，多数の酵素を構成する成分となっており，たんぱく質や核酸の合成に関わる。欠乏すると味覚障害が起こる。

食　品　名	1回目安量 （g）	鉄含量 （mg）	備　　考
牛レバー	50	2.0	
豚レバー	50	6.5	
鶏レバー	50	4.5	
牛肉（もも）	80	2.2	
かつお	80	1.5	
あさり	20	0.8	味噌汁1杯分
しじみ	20	1.7	味噌汁1杯分
か　き	60	1.3	
煮干し	10	1.8	5～6尾
大豆（乾）	20	1.4	
卵黄	18	0.9	卵1個分
ほうれん草	70	1.4	
小松菜	70	2.0	
ひじき（乾・鉄釜）	5	2.9	
もずく	50	0.4	
ご　ま	9	0.9	大さじ1

表2-9　鉄を多く含む食品
資料）文部科学省：日本食品標準成分表2020年版（八訂）

　マンガンは，糖や脂質の代謝やたんぱく質合成などに関与する各種酵素の補酵素となっている。

　クロムは，糖質代謝に関与している。欠乏すると，耐糖能が低下する。

　モリブデンは，キサンチン酸化酵素などの構成成分として核酸の分解に関与する。

　セレンは，グルタチオンペルオキシダーゼの構成成分であり，抗酸化剤として働く。不足すると心筋症を起こす。

5. ビタミン

　人間が必要とするビタミンを，表2-10に示した。水溶性ビタミンは過剰に摂取しても尿中に排泄され蓄積されないので，毎日摂取することが必要である。一方，脂溶性ビタミンは，過剰に摂取した場合，主として肝臓に蓄積され，過剰症を起こすことがあるので注意が必要である。

1）脂溶性ビタミン

　ビタミンA　　ビタミンAは動物性の食品に含まれており，植物性の食品には体内で分解されてビタミンAと同じ働きをするプロビタミンAが含まれている。プロビタミンAとしてはα-，β-，γ-カロテン，クリプトキサンチンなどがある。これらのビタミンAとしての効力は同等ではなく，β-カロテンが最も効力が強い。β-カロテン$6\mu g$がレチノール$1\mu g$に相当する。レチノール$0.3\mu g$の持つ効力を1IU（国際単位）としている。

　ビタミンAは，網膜でオプシンというたんぱく質と結合してロドプシン（視紅）を形成する。ロドプシンは光に反応し，オプシンとレチナールに分解する。この反応が視神経を経て脳に伝達され光を感じることができる。ロドプシンを形成するレチナールは一部分解されていくので，不足すると夜盲症になる。

分類	名　称	化学名	働　き
脂溶性	ビタミンA	レチノール	視覚，粘膜や皮膚の正常化，成長促進
	ビタミンD	カルシフェロール	カルシウムの吸収，骨形成の促進
	ビタミンE	トコフェロール	抗酸化作用，膜の安定化，生殖の正常化
	ビタミンK	フィロキノン，メナキノン	血液凝固
水溶性	ビタミンC	アスコルビン酸	還元作用，結合組織や骨形成
	ビタミンB_1	チアミン	糖質代謝に関与
	ビタミンB_2	リボフラビン	FAD，FMNとして酸化還元に関与
	ビタミンB_6	ピリドキシン	アミノ酸代謝に関与
	ビタミンB_{12}	コバラミン	抗悪性貧血因子，たんぱく質や核酸の合成に関与
	ナイアシン	ニコチン酸	NAD，NADPとして糖質や脂質代謝の酸化還元に関与
	パントテン酸		コエンザイムAとして糖質，脂質代謝に関与
	ビオチン		脂肪酸合成，糖新生，アミノ酸代謝に関与
	葉酸		抗悪性貧血因子，核酸代謝に関与

表2-10　ビタミンの種類と主な働き

　また，ビタミンAは皮膚や粘膜などの上皮細胞を健全に保つ働きがあり，欠乏すると上皮細胞の変性や角質化が起こり，病原菌に冒されやすくかぜなどの感染症にかかりやすくなったりする。成長促進効果，細胞の分化，抗腫瘍効果もある。一方，過剰に摂取した場合，急性症状では，吐き気，頭痛，めまいなど，慢性症状としては食欲不振，頭痛，皮膚の乾燥とかゆみなどが見られる。特に，妊婦の過剰摂取は，胎児の催奇性を引き起こすことがあるので注意を要する。

　ビタミンD　ビタミンDには，ビタミンD_2（エルゴカルシフェロール）とビタミンD_3（コレカルシフェロール）があり，両者は同等の生理活性を有する。結晶$0.025\,\mu g$が1 IU（国際単位）である。また，プロビタミンとして，体内で合成される7-デヒドロコレステロール（プロビタミンD_3），シイタケなどに含まれるエルゴステロール（プロビタミンD_2）がある。これらのプロビタミンは，紫外線を受けるとそれぞれビタミンD_3，ビタミンD_2になるので，戸外での日光浴によりビタミンDを補うことができる。

　カルシウムとリンの代謝に関与し，骨や歯の石灰化を助けている。欠乏症としては，幼児ではくる病，成人では骨軟化症など，骨形成に障害が起きる。過剰に摂取すると，食欲不振，尿意頻数，嘔吐などの症状が見られる。

　ビタミンE　α-，β-，γ-及びδ-トコフェロールがあるが，最も活性の強いのは，α-トコフェロールである。抗酸化剤としてビタミンAや油脂を多く含む食品の加工に用いられることも多い。

　細胞や組織が活性酸素などの酸化物質から障害を受けることを阻止する。この作用は，ビタミンE単独で行われるのではなく，β-カロテン，ビタミンC，グルタチオンなどと共同で行われる。ネズミでは，欠乏状態で不妊におちいることから抗不妊ビタミンといわれてきたが，人間ではこのような欠乏症は見られない。

　ビタミンK　ビタミンK_1（フィロキノン），ビタミンK_2（メナキノン），ビタミンK_3（メナジオン）がある。ビタミンK_3は合成品で最も活性が強い。ビタミンK_2は腸内細菌によって生産され供給される。K_1は緑色野菜などに広く存在する。

　ビタミンKは，血液の凝固に働くトロンビンの前駆体であるプロトロンビンの生成に関与しており，ビタミンKが欠乏すると，プロトロンビンが減少し血液凝固に要する時間が長くなる。また，抗血栓作用を持つ因子や骨の石灰化を調節する因子の生成にも関与している。大人では欠乏症は見られないが，新生児や乳児では，腸内細菌からの供給も不十分であり，さらに，母乳児ではビタミンKが不足する場合があることから，ビタミンK欠乏性出血症を起こすことがある。生後1〜2か月の乳児ではひどい場合は頭蓋内出血を起こすこともある。最近はビタミンKの経口投与を行い予防している。

2）水溶性ビタミン

　ビタミンC　ビタミンCは結合組織や骨組織の形成に関わっている。結合組織や骨組織に多量に存在するたんぱく質コラーゲンは，プロリンやリシン（リジン）が酵素により水

酸化されてできるヒドロキシプロリンやヒドロキシリジンなど他のたんぱく質には含まれない特殊なアミノ酸を含んでいる。ビタミンCは，このプロリンやリシン（リジン）の水酸化を行う酵素の補酵素として関与している。ビタミンCが不足すると，皮膚があれたり，壊血病といわれる歯肉の出血や皮下出血を起こしたりする。成長期では，骨形成に障害を起こし骨折しやすくなったり，歯の脆弱化をまねく。また，ストレスが負荷された時に分泌されるホルモンの合成や，生体異物の解毒に関与する働きがある。

強い還元力を持つため，食品の加工時に酸化防止剤として用いられることが多い。

ビタミンB₁　体内では，特にチアミン二リン酸エステル（TPP，チアミンピロリン酸ともいう）が糖質の代謝過程における補酵素として，ビタミンB₂やナイアシンとともに働く。炭水化物の摂取量が増加するとビタミンB₁の必要量も多くなる。糖質に偏った食生活を送ることにより脚気がまれに起こることがある。初期の症状としては，倦怠感，食欲不振，手足のしびれやむくみなどの症状が現れる。

ビタミンB₂　リン酸と結合したフラビンモノヌクレオチド（FMN）あるいはアデノシンリン酸と結合したフラビンアデニンジヌクレオチド（FAD）の形で存在する。水に溶けると黄緑色の蛍光を発する。酸化還元反応に関与するフラビン酵素の補酵素として働く。特にミトコンドリア中での電子伝達系，脂肪の酸化やクエン酸回路での脱水素反応などを触媒する。欠乏すると発育不良や，口角炎，口唇炎，皮膚炎などが起きる。

ビタミンB₆　ピリドキシン，ピリドキサール，ピリドキサミンおよびこれらのリン酸エステルを総称してB₆という。ピリドキサールリン酸が活性型である。アミノ基転移やアミノ酸脱炭酸反応などの補酵素としてたんぱく質の代謝に関与する。

ビタミンB₁₂　コバルトを含むビタミンで，赤橙色を呈している。葉酸とともに核酸合成に関与している。ビタミンB₁₂の腸管からの吸収には，胃から分泌される糖たんぱく質（内因子）が必要である。不足すると，悪性貧血を引き起こす。

ナイアシン　ニコチン酸及びニコチン酸アミドを総称してナイアシンという。体内でトリプトファンから合成される。数多くの酸化還元反応の補酵素として働く。欠乏するとペラグラと呼ばれる皮膚炎を起こす。NAD（ニコチンアデニンジヌクレオチド）あるいはNADP（ニコチンアデニンジヌクレオチドリン酸）として存在する。

パントテン酸　糖代謝，脂肪酸代謝に関与する補酵素コエンザイムA（CoA）の構成成分となる。

ビオチン　脂肪酸代謝，糖代謝，分枝鎖アミノ酸代謝に関係する。成人では腸内細菌による供給があり，不足することはないが，まれに，乳児に欠乏症が見られることがある。卵白中のアビジンという糖たんぱく質と結合し吸収が妨げられることがある。

葉酸　赤血球の生成，核酸合成，アミノ酸代謝などに関与している。造血因子として重要である。成長促進効果がある。欠乏すると，巨赤芽球性貧血になる。また妊娠初期の不足は，胎児の神経管閉鎖障害の発症リスクを高める。

6．水の働き

　水は，体を構成する物質のうちで最も量が多く，大人で体重の60 〜 65％を占めている。新生児においては体重の約80％にも達している。水は溶媒として色々な物質を溶かし，運搬をするとともに，化学反応の場を提供している。また体温の調節など，生命を維持していく上で非常に重要な働きをしている。

　水は飲料水だけでなく，食品中に含まれる水分や，栄養素が体内で代謝されてできる代謝水からも供給されている。一方，体外へは尿や糞から，また意識しないうちに呼吸や皮膚から不感蒸泄という形でも失われている。体内の水分は腎臓によって一定に調節されているが，乳幼児期は，腎臓の働きが未熟でありうすい尿を多量に出してしまうため，発熱，下痢，嘔吐などを起こした場合は水分補給に特に気を付けることが必要である。

2．日本人の食事摂取基準

　食事摂取基準は，健康を保ち，食習慣と密接な関連性のある生活習慣病の発病や重症化を予防することをめざして策定されている。エネルギーおよび栄養素について1日当たりの摂取量の基準が，いくつかの指標を用いて適正な範囲として示されている（巻末付録参照）。

　個人の食生活において，食事摂取基準を用い毎日の食事を計画することは難しいが，摂取した内容について，基準をもとに評価し，食生活の見直しを行うことが必要である。

1．年齢区分

　乳児については「生後6か月未満（0 〜 5か月）」と「6か月以上1歳未満」の二つの区分に分けられているが，成長にあわせてより詳細な年齢区分が必要とされると考えられるエネルギーおよびたんぱく質については，「出生後6か月未満（0 〜 5か月）」および「6か月以上9か月未満（6 〜 8か月）」「9か月以上1歳未満（9 〜 11か月）」の三つの区分に分けて示されている。

　また，1 〜 17歳を小児，18歳以上を成人，65歳以上を高齢者とし，65 〜 74歳，75歳以上の2つの区分が設けられている。妊娠期や授乳期については付加量が設定されている。

2．エネルギーの指標

　エネルギーについては，エネルギー摂取の過不足の回避を目的とする指標として，18

歳以上ではBMI(body mass index, kg/m^2)を用い，目標とするBMIの範囲が示されている。

さらに出納バランスだけでなく，エネルギー源となる三大栄養素の摂取バランスについても「エネルギー産生栄養素バランス」で示されている(31ページ参照)。

合わせて示された推定エネルギー必要量は，次式により算定されている。

成人の推定エネルギー必要量(kcal/日)＝基礎代謝量(kcal/日)×身体活動レベル

基礎代謝量は身体的，精神的に安静な状態で代謝される最小のエネルギー代謝量であって，生きていくために必要な最小のエネルギー代謝量である。身体活動レベルは1日の活動内容と時間により3段階に分けられている。

乳児，小児には成長に必要なエネルギー量を，また，妊婦・授乳婦にはそれぞれ胎児の成長ならびに授乳のために必要なエネルギー量が付加される。

3. 栄養素の指標

栄養素については「推定平均必要量」「推奨量」「目安量」「耐容上限量」「目標量」の5種類の指標が設定されている(図2-4)。

各指標を理解するための概念図を図2-5に示す。

1) 推定平均必要量

50%の人が必要量を満たすと推定される1日の摂取量をあらわす。

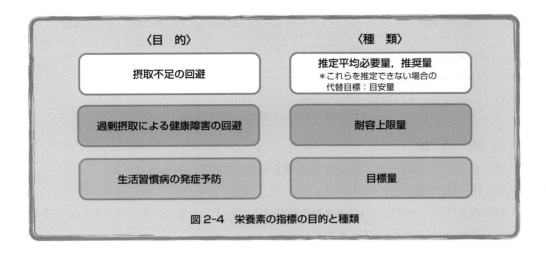

図2-4　栄養素の指標の目的と種類

栄養素			推定平均必要量(EAR)	推奨量(RDA)	目安量(AI)	耐容上限量(UL)	目標量(DG)
たんぱく質²			○b	○b	—	—	○³
脂質	脂質		—	—	—	—	○³
	飽和脂肪酸⁴		—	—	—	—	○³
	n-6系脂肪酸		—	—	○	—	—
	n-3系脂肪酸		—	—	○	—	—
	コレステロール⁵		—	—	—	—	—
炭水化物	炭水化物		—	—	—	—	○³
	食物繊維		—	—	—	—	○
	糖類		—	—	—	—	—
主要栄養素バランス²			—	—	—	—	○³
ビタミン	脂溶性	ビタミンA	○a	○a	—	○	—
		ビタミンD²	—	—	○	○	—
		ビタミンE	—	—	○	○	—
		ビタミンK	—	—	○	—	—
	水溶性	ビタミンB₁	○c	○c	—	—	—
		ビタミンB₂	○c	○c	—	—	—
		ナイアシン	○a	○a	—	○	—
		ビタミンB₆	○b	○b	—	○	—
		ビタミンB₁₂	○a	○a	—	—	—
		葉酸	○a	○a	—	○⁷	—
		パントテン酸	—	—	○	—	—
		ビオチン	—	—	○	—	—
		ビタミンC	○x	○x	—	—	—
ミネラル	多量	ナトリウム⁶	○a	—	—	—	○
		カリウム	—	—	○	—	○
		カルシウム	○b	○b	—	○	—
		マグネシウム	○b	○b	—	○⁷	—
		リン	—	—	○	○	—
	微量	鉄	○x	○x	—	○	—
		亜鉛	○b	○b	—	○	—
		銅	○b	○b	—	○	—
		マンガン	—	—	○	○	—
		ヨウ素	○a	○a	—	○	—
		セレン	○a	○a	—	○	—
		クロム	—	—	○	○	—
		モリブデン	○b	○b	—	○	—

注) 1　一部の年齢区分についてだけ設定した場合も含む。
　　2　フレイル予防を図る上での留意事項を表の脚注として記載。
　　3　総エネルギー摂取量に占めるべき割合（％エネルギー）。
　　4　脂質異常症の重症化予防を目的としたコレステロールの量と，トランス脂肪酸の摂取に関する参考情報を表の脚注として記載。
　　5　脂質異常症の重症化予防を目的とした量を飽和脂肪酸の表の脚注に記載。
　　6　高血圧及び慢性腎臓病（CKD）の重症化予防を目的とした量を表の脚注として記載。
　　7　通常の食品以外の食品からの摂取について定めた。
　　a　集団内の半数の者に不足又は欠乏の症状が現れ得る摂取量をもって推定平均必要量とした栄養素。
　　b　集団内の半数の者で体内量が維持される摂取量をもって推定平均必要量とした栄養素。
　　c　集団内の半数の者で体内量が飽和している摂取量をもって推定平均必要量とした栄養素。
　　x　上記以外の方法で推定平均必要量が定められた栄養素。

表2-11　基準を策定した栄養素と指標（1歳以上）¹

2）推 奨 量

ほとんどの人（97 〜 98％）が1日の必要量を満たすと推定される値である。

3）目 安 量

　特定の集団の人々が良好な栄養状態を維持するのに十分な量である。推定平均必要量が算定できないものについて算定されている。

　乳児（0 〜 11か月）については，実験により基準値を決定することができないので，6か月未満の乳児では，母乳中の栄養素濃度と1日の母乳の哺乳量から求められている。

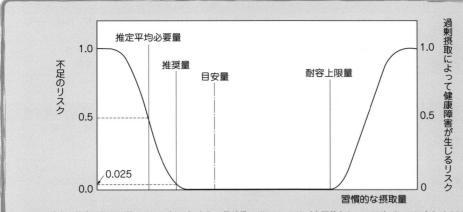

不足の確率が推定平均必要量では 0.5（50%）あり，推奨量では 0.02～0.03（中間値として 0.025）（2～3% または 2.5%）あることを示す。耐容上限量以上を摂取した場合には過剰摂取による健康障害が生じる潜在的なリスクが存在することを示す。そして，推奨量と耐容上限量との間の摂取量では，不足のリスク，過剰摂取による健康障害が生じるリスクともに 0(ゼロ) に近いことを示す。

目安量については，推定平均必要量及び推奨量と一定の関係を持たない。しかし，推奨量と目安量を同時に算定することが可能であれば，目安量は推奨量よりも大きい（図では右方）と考えられるため，参考として付記した。

目標量については，ここに示す概念や方法とは異なる性質のものであることから，ここには図示できない。

図 2-5　食事摂取基準の各指標を理解するための概念図

6 ～ 11 か月の乳児については離乳食による摂取量を加味したり，6 か月未満の乳児および 1 ～ 2 歳の小児の値から外挿して，目安量が求められている。

4）耐容上限量

健康障害をおこす危険がないとみなされる習慣的な摂取量の上限値である。

これを超える摂取によって潜在的健康障害のリスクが高まる。

5）目　標　量

生活習慣病の発症予防のために目標とすべき摂取量である。

これらの基準が示された栄養素と設定された指標は表 2-11 のとおりである。

3. 食品の基礎知識

1. 食品の分類

食品は人間に必要な栄養素や水，さらに栄養素以外の体に有効な成分を含んでいる。しかし 1 つの食品で人間の必要とする栄養素を全て十分供給してくれる物は存在しない。

それでは，栄養素を過不足なく摂取するためには，どのような食品をどれぐらい食べたらよいのだろうか。日常用いる食品の数は非常に多いので，考えやすいように食品に含ま

三色食品群

区分	赤	緑	黄
食品名	魚介, 肉, 大豆・大豆製品 乳・乳製品, 卵	野菜, 果物, 海藻	穀物, いも類, 砂糖, 油脂
働き	血や肉を作る	体の調子を整える	働く力や熱となる
栄養素	たんぱく質	ビタミン, ミネラル	炭水化物, 脂質

六つの基礎食品群

区分	第1群	第2群	第3群	第4群	第5群	第6群
食品名	魚介, 肉, 卵, 大豆・大豆製品	乳・乳製品, 小魚, 海藻	緑黄色野菜	その他の野菜, 果物	穀物, いも類, 砂糖	油脂
働き	血や肉を作る	骨・歯を作る 体の機能を調節する	皮膚や粘膜の保護, 体の機能の調節	体の機能の調節	エネルギーとなる	エネルギーとなる

四つの食品群

区分	第1群	第2群	第3群	第4群
食品名	乳, 乳製品 卵	魚介, 肉, 大豆, 大豆製品	緑黄色野菜, その他の野菜, いも類, 果物	穀物, 砂糖, 油脂
働き	栄養を完全にする	血や肉を作る	体の調子をよくする	力や体温となる

表2-12　食品の分類法

れる成分が類似した物をいくつかにグループ分けしたものが食品群である。よく用いられるものに「三色食品群」,「六つの基礎食品群」,「四つの食品群」などがある（表2-12）。

2. 食品の種類と特徴

ここでは, 六つの基礎食品群別に食品の大まかな特徴を示す。

1) 1　群

良質のたんぱく質を多く含む群で, メインのおかず（主菜）の材料となる。

魚 介 類　魚類は, 良質なアミノ酸組成のたんぱく質を15〜20％含む。脂質はイコサペンタエン酸やドコサヘキサエン酸のような高度不飽和脂肪酸が多い。魚類は肉の色によって, 白身魚と赤身魚に分けられる。白身魚はひらめ, たい, かれい, きすなどのように脂質が少なく, 味も淡白であり, 筋線維が細く消化しやすいので, 乳児の離乳食にはよく用いられる。赤身魚にはぶり, かつお, あじ, さば, いわしなどがある。加工品として, 魚肉に調味料やつなぎとなるデンプンなどを加えた練り製品のかまぼこや竹輪, はんぺんなどがある。これらは, 塩分が多いので小児に与える場合は注意する。また, 乾製品は, 生の魚介類より消化性が劣り, 脂質の酸化などの問題もある。

肉 　 類　牛肉, 豚肉, 鶏肉が主に用いられる。たんぱく質は20％前後でアミノ酸組成が優れており, 穀類に不足しやすいリシン（リジン）を多く含む。脂質含量は部位により異なるが少ないところで5％ぐらい, 多いところでは40％に達する物もある。飽和脂肪酸が多い。レバーは鉄, ビタミンA, ビタミンB_1, B_2の含量が多い。

　豚肉は他の肉に比べビタミンB_1が多いが，寄生虫がいることがあるため，よく加熱して用いる。鶏肉は，肉質も軟らかで淡白であり，消化もよいが，カンピロバクター菌による食中毒に注意が必要である。

　卵　　類　　安価で，保存性もよく，調理特性も優れており，非常に手軽に用いられる食品の1つである。加工品にも用いられることが多く，摂取過多になりやすいので注意が必要である。たんぱく質は全ての必須アミノ酸を十分な量含み，質は非常に優れているが，卵白中にはアレルゲンとなるオボアルブミンやオボムコイドなどを含んでいるので，離乳期などに用いる場合は注意を要する。また，卵黄（黄身）に含まれる脂質の2／3は中性脂肪であり，必須脂肪酸を多く含む脂肪酸組成である。サルモネラ菌に汚染されている卵もあるので，生食には十分注意することが必要である。

　大豆・大豆製品　　大豆は"畑の肉"といわれるように良質のたんぱく質や脂質を多く含み，他の豆類とは区別されて分類されている。脂質は，必須脂肪酸であるリノール酸を多く含む。古くから豆腐，納豆，味噌，醤油などの加工品としても利用されてきた。こめのたんぱく質の制限アミノ酸であるリシン（リジン）に富み，植物性たんぱくが主体であった日本人の食事になくてはならない存在であった。枝豆は，大豆が未熟時に収穫され食用に供された物である。

2）2　群
　たんぱく質とカルシウムを含む食品群である。和食献立では摂りにくい群となっている。

　乳・乳製品　　カルシウムのよい給源であり，良質のたんぱく質，脂質，ビタミンA，B_1，B_2なども含まれ，非常に消化・吸収がよい。脂質は脂肪球の形をとり，エマルジョンを形成しているので，ほかの食品に比べ消化・吸収しやすい。糖質は，ほとんどが乳糖である。加工品として，チーズ，ヨーグルト，牛乳に脂質や乳固形分を加えた濃厚牛乳，脂質を一部除去した低脂肪牛乳（ローファットミルク）などの加工乳，アイスクリーム，乳飲料などがある。アイスクリームとは，乳固形分15％以上，うち乳脂肪分8％以上の物をいい，アイスミルク，ラクトアイス，氷菓の順に乳固形分が少なくなる。

　牛乳または乳製品を主原料とし，ショ糖や着色料，香料などを加えたフルーツ牛乳やコーヒー牛乳などは，アイスクリームとともに菓子類（5群）に分類する。乳飲料は，牛乳よりかなり栄養的に劣るので，牛乳の代わりとして小児に与えるのには適さない。

　小　　魚　　骨ごと食べられる魚である。稚魚を釜茹でして干した物で，塩分含量が高い。カルシウムの吸収率は低いが，煮干などは咀しゃくの練習に使用されることがある。

　海　　藻　　カルシウム以外のミネラルも多様に含み，ヨウ素の主な給源となっており，世界的に見られるヨウ素欠乏は日本では見られない。食物繊維を多く含む。

3）3　群
　カロテンとともにビタミンCの供給源ともなる。独特な味を持つ物が多く，幼児の嫌いな食品としてあげられることが多い。料理に彩りを増す。

	緑黄色野菜	その他の野菜
葉菜類	あさつき，あしたば，おかひじき，からしな，みずな，サラダな，しそ（葉），しゅんぎく，せり，たいさい*，たかな，チンゲンサイ，のざわな，パセリ，ほうれんそう，みつば，芽キャベツ*，わけぎ，葉ねぎ，みぶな	キャベツ，はくさい，白ねぎ
茎菜類	アスパラガス*	うど，セロリー，たけのこ，たまねぎ，わらび，ぜんまい
根菜類	にんじん	かぶ，くわい，ごぼう，しょうが，だいこん，やまごぼう，わさび，れんこん
果菜類	さやいんげん*，さやえんどう*，オクラ*，かぼちゃ*，トマト*，ピーマン*	えだまめ，きゅうり，なす，もやし
花菜類	ブロッコリー	アーティチョーク，カリフラワー，きく，みょうが

注）「緑黄色野菜」の分類については，栄養指導上の観点から，カロテン含量が可食部100g当たり 600μg未満 であっても（表中・印），可食部，例えば果皮だけでなく果肉が緑色や黄色あるいは赤色の濃い野菜で，摂取量・使用頻度の高い野菜では，「緑黄色野菜」として分類してある。

表2-13 主な野菜の分類

緑黄色野菜（表2-13 野菜の分類，参照）　カロテン含量及び β カロテン当量が600μg/100g以上の野菜を有色野菜または緑黄色野菜という。しかし，カロテン含量が規定に満たないものでも，栄養指導上，緑黄色野菜として取り扱われる物もある。カロテンは油とともに調理すると吸収率が高まるので炒めたり，揚げたりするとよい。

4）4　群

3群と合わせて副菜に用いる素材である。

その他の野菜　野菜は食用部位により，葉菜類，茎菜類，根菜類，果菜類，花菜類に分けられる。サラダなどで生食されることも多いが，煮る，炒めるなどの調理方法を組み合わせると，バラエティーに富んだ物とすることができる。調理・加熱によるビタミンの損失もあるが，加熱した方が量的にはかさが減るのでたくさん食べることができる。

果　物　季節感を演出するのに役立つ。香気，鮮やかな色，甘みなど他の食品にはない特性を持ち口当たりもよいが，取り過ぎるとエネルギー過多となるので，"その他の野菜"の代わりとして用いるのは好ましくない。

5）5　群

エネルギーと食物繊維を供給する。

穀　類　主食として，こめ，こむぎ，おおむぎ，雑穀及びそれらの加工品が主として用いられる。炭水化物70〜80％，たんぱく質10％前後を含む。水分含量が少ないので，貯蔵性には富むがそのままでは食べられない。近年アレルギーに対応して雑穀もよく用いられるようになっているが，こめの炊飯に比べ，調理が難しい。リシン（リジン），トリプトファンなどが制限アミノ酸となり質的に動物性たんぱく質に劣る。ミネラルはリンが多く，ビタミンB_1は外皮や胚芽に存在し，可食部には少ない。

い　も　類　じゃがいも，さといも，さつまいも，やまいもなどがある。穀類に比べ水分が多い。やまいもは消化酵素が組織に存在するので生食できるが，その他のいもは加熱

調理が必要である。いも類はビタミンB₁やCの供給源としても有効である。

砂糖・菓子類　砂糖は，甘味物質としてだけでなく，保存性を高めたり，加熱により様々な形態を取ることなどから調理上非常に重要な役割を果たしている。消化・吸収されやすいので，疲労時のエネルギー補給によいが，腸内での発酵性が強い。はちみつは，主成分は果糖とブドウ糖で，消化・吸収もよく腸内発酵を起こさないので小児に向くが，まれにボツリヌス菌が検出されることがある。厚生労働省は，昭和62年に「乳児ボツリヌス症の予防対策について」で，1歳未満の乳児にはちみつを与えないよう通知している（98ページ参照）。

菓子は種類も多く，嗜好品として若年者の摂取量が多くなりがちであるが，糖質，脂質を主成分とし高エネルギーであること，栄養が偏っていることなどをわきまえ，上手に取り入れることが必要である。

6）6　群

調理過程に用いることが多く，洋風料理では，過剰摂取に注意する。

油脂類　不飽和脂肪酸が多い大豆油，ごま油，オリーブオイルなどの植物性油脂と，飽和脂肪酸が多く常温で固体のラード（豚脂），ヘット（牛脂），バターなどの動物性油脂，及びマヨネーズ，ドレッシング，生クリームなどの多脂性食品に分けることができる。加工油脂であるマーガリンは，植物性の油脂を用いた物も多い。

3. 食品の機能

食品には，人に栄養素を補給するという栄養機能（一次機能）だけでなく，おいしさを求める感覚を満足させるという感覚機能（二次機能）や健康を保持増進するための生体調節機構に関わる機能（三次機能）がある。近年三次機能に関する研究が進み，数多くの生体調節に関わる成分が明らかとなっている。このような機能性成分や栄養成分を含みその機能性を表示することができる食品を保健機能食品という。保健機能食品には「特定保健用食品（通称トクホ）」，「栄養機能食品」及び「機能性表示食品」がある。

「特定保健用食品」は，含まれる成分の有効性や安全性等に関する国の審査をうけ，その保健効果について表示をすることが消費者庁長官により許可される食品である。これ以外にも，関与成分の疾病リスク低減効果が医学的・栄養学的に確立されているとして疾病リスク低減表示が許可される「特定保健用食品（疾病リスク低減表示）」，許可件数が多く科学的根拠が蓄積していることから規格基準が設けられ，この規格基準を満たしているとして許可される「特定保健用食品（規格基準型）」，さらに科学的根拠が不足しているが一定の有効性がある場合，科学的根拠が限定的であることがわかる表示をすることを条件に許可される「条件付き特定保健用食品」などがある（図2−6を参照）。

「栄養機能食品」は，栄養成分の補給を目的とした食品で，国が定めた栄養成分の規格

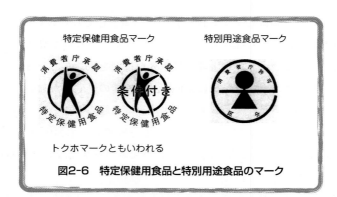

図2-6　特定保健用食品と特別用途食品のマーク

基準に適合する場合，その栄養素の機能が表示できる食品をいう。国の許可は必要としない。6種類のミネラル(亜鉛，カルシウム，鉄，銅，マグネシウム，カリウム)，13種類のビタミン(ナイアシン，パントテン酸，ビオチン，ビタミンA，B_1，B_2，B_6，B_{12}，C，D，E，K，葉酸)およびn-3系脂肪酸の規格基準が設けられている。

　「機能性表示食品」は，科学的根拠に基づき事業者の責任において機能性を表示する食品である。安全性や機能性の科学的根拠について消費者庁へ届け出が必要である。

　「特別用途食品」とは，健康増進法に基づき，乳児用，幼児用，妊産婦，病者用などの特別の用途に適する食品として消費者庁の許可を受けた食品である。一般の乳児用のミルクでは図2-6に示したマークの区分の部分に「乳児用食品」と書かれている。

4．食品の選び方

　食品を選び，組み合わせ，調理し，適量摂取するという一連の作業の繰り返しによって毎日の食生活は営まれている。これらのことを計画的に行うことで，健康の基盤となる栄養バランスのよい，さらに皆の嗜好を満足させることができる食事が可能になる。

　食品を選び，組み合わせを考える時，一回の食事で六つの基礎食品群のすべての群をとるように，また多様な食品を取るように気をつけるとよい。特に野菜類の種類を多く取り入れることを意識し，摂取する食品数を1日に25～30品目に近づけるようにしていく。

　食品を購入する時，生鮮食料品については，旬のものや鮮度の良いものを選ぶように心がけるとよい。近年，包装材や鮮度保持剤などの開発が進み，これまでにくらべ生鮮食品の鮮度を保ちやすくなっている。また，ドリップ吸収シートを用いた魚や肉の個別パックのように，見た目だけでは鮮度の判定が困難なものも多くなっているので，品質管理の良い店を選ぶことも必要である。

　食品の表示の基準は，食品衛生法，JAS法，健康増進法などの法律により決められており複雑であったが，2013(平成25)年に食品表示法が制定され一元化された。栄養表示も義務化されるなど，食品の表示はより消費者にとってわかりやすいものとなった。

生鮮物には名称と現在地表示が義務づけられている。

加工食品については，名称，原材料およびその原産地，添加物，内容量，期限表示や保存方法など，栄養表示にはエネルギー，たんぱく質，脂質，炭水化物，食塩相当量を示すことが義務づけられている。表示やマークを理解ししっかり活用して購入するようにしたい。

消費期限は，定められた方法で保存した場合に腐敗や変敗などがなく，飲食が可能と認められる期限である。賞味期限は定められた方法で保存した場合に食品の品質が十分保たれている期間であり，すぐに用いられなくなるものではない。期限表示の意味を正しく理解し，食材の無駄を少なくすることも心がけなければならない。

また，加工品は原材料がわかりにくい場合も多いため，アレルギー物質の表示制度により食物アレルギーを起こしやすい原材料については，表示が義務つけられている。(第8章2節表8-6，188ページ参照)

5. 食品構成

食事摂取基準をふまえ，食品の使用頻度などを加味して加算し，食品としての摂取量の目安を示したものが食品群別摂取量(食品構成または食構成)である。以下のようなエネルギー比率を考慮し，各群の摂取量を設定する。

- 炭水化物エネルギー比：総エネルギーの50％以上65％未満とする
- たんぱく質エネルギー比：総エネルギーの13〜20％未満とする

  (ただし高齢者においては年齢に応じて14〜15％と，下限が高めに設定される。)
- 脂肪エネルギー比：総エネルギーの20〜30％未満とする

対象者や地域によって使用する食品が異なったりするので，食品構成は一例でしかない。また，この値は，1日当たりの量であるので，朝，昼，夜に，小児の場合はこれに間食を含め配分して献立を考える。

6. 食の安全性

長い年月をかけて，人間は，人間にとって安全な食べ物を求め取捨選択してきた。食べ物は本来安全であるはずである。しかしながら，まれに食品が原因となって健康を害してしまうことがある。表2-14に，主な食中毒菌について示した。食中毒は，乳幼児や老齢者は特に影響を受けやすいため，①菌を付けない，②増やさない，③殺菌するという基本原則を実践することが予防上大切である。

また，加工品については，その製造過程で毒性を持つ物質が混入するおそれがゼロとはいえない。過去に起こったミルクによるヒ素中毒や，米油に混入したPCB(ポリ塩化ビフ

食品について知ろう

目 的

食事摂取基準を満たし，バラエティーに富んだバランスのよい食生活を送るために，食品についての知識をえる。

課題Ⅰ

① 以下に示した食品構成例を目安として，いろいろな食品を実際に量ってみよう。

② 食品概量について目や手で把握できるように訓練してみよう。

③ これらの食品を購入する時，どのような点に気を付けるべきか考えてみよう。

〔1日の食品構成例（18〜29歳女子，身体活動レベルⅡ（ふつう））〕

六つの基礎食品群別摂取量の目安

群	食品名	分 量（g）
1群	魚介・肉 卵 大豆・大豆製品（豆腐として）	120 50 80
2群	牛乳 海藻・小魚	200 10
3群	緑黄色野菜	100
4群	その他の野菜 果物	250 200
5群	穀類 いも類 砂糖	500 50 20
6群	種実類 油脂	10 15

資料）平成30年国民・健康栄養調査結果より作成した食品群別荷重平均成分表を用い，作成。

同じような栄養素を含む以下のような食品で代替することもできる。

群	食品	代替食品
1群	豆腐 100g	納豆 40g 大豆（乾）20g
2群	牛乳 100g	ヨーグルト 100g チーズ 20g
5群	米 70g	食パン6枚切り 1½ 枚 ゆでうどん 250g

① 食品の表示に注目してみよう。

　現在の食生活の中では，加工食品の使用頻度が高まっていることから，加工食品の表示に注目し，より安全で品質のよい物を選ぶように心がけることも必要である。以下に加工食品の表示例を示してある。実際に市販加工食品の表示を集め，表示を読み，次のことを考えてみよう。

- 意外な材料が使用されている場合がある。何を原料に作られている物かはっきりと知ろう。
- どの食品群に分類できるか考えてみよう。
- １単位（１袋，１枚など）で食事摂取基準のどれぐらいを満たすことができるのか概算してみよう。
- 使われている添加物の役割について調べ本当に必要なものかどうか検討してみよう。

〔食品の表示例〕

名称：クッキー
原材料：砂糖（国内製造），小麦粉，ショートニング（大豆油を含む），ココアパウダー，乳糖，異性化液糖，コーンフラワー，カカオマス，ホエイパウダー（乳製品），食塩／膨張剤，着色料（カラメル），乳化剤（大豆由来），香料
内容量：70g
賞味期限：令和５年７月13日
保存方法：直射日光のあたるところ，高温多湿なところをさけてください。
取扱い上の注意：開封後はなるべく早くお召し上がりください。
製造者：●●●株式会社
　　　　〇〇県△△市■■町1-2-3

栄養成分表示（１パック（70g）あたり）
　エネルギー　350kcal, たんぱく質 3.5g, 脂質　14.9g, 炭水化物 47.8g
　食塩相当量　0.8g

＊原材料は含まれている量の多いものから順に記入。
＊原則アレルギー物質表示は個別に記入。
＊原材料と添加物は明確に区分する。ここでは "／" で区分している。

＊栄養成分表示は義務化されている。

② 食品のマークについて調べてみよう。

　様々なマークが食品包装・容器に貼付されている。それらのマークについて調べ，食品を選ぶ時に利用してみよう。

食中毒の種類			原因微生物	主な原因食品
細菌性	感染型		サルモネラ 腸炎ビブリオ カンピロバクター	食肉，卵及びその加工品 魚介類 鶏肉
	毒素型	生体内毒素型	腸管出血性大腸菌 ウエルシュ菌 セレウス菌	保菌者・保菌動物の糞便により汚染を受けた食材 食肉・魚介類及びその加工品，カレーやシチューなどの大量加熱調理品 チャーハンなど米飯を主体とした食品やスパゲッティなど麺料理で調理後長時間経過した物
		食品内毒素型	黄色ブドウ球菌 ボツリヌス菌	調理加工の際，人の手指などの切り傷や化膿巣より汚染された食品 いずし，ハム・ソーセージなどの非加熱食品
ウイルス			ノロウイルス	二枚貝

表2-14　微生物を原因とする主な食中毒

ェニル）などはその例であろう。このような例は偶発的であるが，遺伝子組換え食品や肉骨粉を与えられBSE（ウシ海綿状脳症）を発症した牛のように，人為的に自然を操作することによって人間の都合のよい農産物が作り出され，我々がそれと知らないうちに食している物が多くなってきた。また，珍しい食品，簡便な食品などを求めるあまり，流通範囲が拡大し，本来食品中に存在しないはずの添加物や農薬など，物質が添加され人間の健康を脅かすようになってきた。近年明らかとなったホテルやデパートなどにおける表示の偽装など，あきらかな消費者への背信行為も氷山の一角であるかもしれない。

　しかし遺伝子組換え食品については，消費者運動が実り表示が義務づけられた。2022年現在義務対象は大豆，とうもろこし，じゃがいも，なたね，わた，アルファルファ，てん菜，パパイア，からしなの9つの農産物とそれを原料とする33種類の加工食品である。

　消費者として，一人一人が常に関心を持って食品を選択していくことが食品への不安をなくし，子ども達の食卓を守っていく上でとても大切であると考えられる。

4．献立作成と調理の基本

1．献立を考える

　献立は，摂取する食品や調理法を具体的に計画していくものである。食事をする人がどのような人かを把握し，栄養的な配慮だけでなく，対象者の嗜好，季節，地域性などにも考慮することが望ましい。献立を立てる場合，品数を増やすことによって摂取できる食品数は多くすることはできるが，1回に食べられる量は限られているため，主食，主菜，副

菜2～3品，または1汁3菜を目安にするとよい。

主食の決定 ━━▶ 主菜の決定 ━━▶ 副菜の決定（食品群の確認,味の確認,彩りの確認） ━━▶ 量の決定

　これを繰り返して，1日分の献立を立ててみるとよい。3食の献立を立てる場合，できるだけ食材が重ならないように注意することも必要である。量の決定については1日に何をどれだけ食べたらよいかを料理別に示した「食事バランスガイド」（巻末付録参照）を利用すると分かりやすい。

２．調　　理

　調理は，食品を安全にし，消化・吸収されやすく食べやすい物にするために行う。加熱調理と非加熱（なま物）調理とに大きくわけることができる。

　特に小児の場合，咀しゃく力や消化・吸収力にかなり差が見られるため，食品の特徴を活かした適切な調理操作を行うことが必要である。非加熱の場合，使う食材の鮮度などに留意し，衛生面に特に配慮しなければならない。

		目　的	注意事項
準備・その他の予備操作	計る	分量について把握する。調理時間や適切な温度について知る。	計る量によって，適切な道具を使用する。
	洗う	食品に付着している有害物などを取り除く。	洗う物を種類や形状によって適切な方法を選ぶ。
	浸す	乾物をもどしたり，不味成分や不要な成分を除いたりする。	浸せき液は目的によって，水，塩水，調味液などがある。
	切る	不可食部分を取り除く。形を整える。	
	おろす・する	食品を粉末状，ペースト状などに細かく砕く。	離乳食の開始時期によく行われる。
	しぼる・こす	必要な部分と不必要な部分に分ける。	
	混ぜる・泡立てる	材料を均質にする。気泡を抱き込ませる。	和える操作は食べる直前に行う。
加熱調理	茹でる	大量の水の中で加熱する。不味成分を取り除く。色よく仕上げる。	食品の5～10倍の水を使う。
	煮る	調味液の中で，味を付けながら加熱する。	素材によって，煮汁の量と煮る時間をかえる。塩味は1.5～2％とする。
	蒸す	蒸気により加熱する。	栄養の損失が少ないが，途中で調味できないのであらかじめ適切な調味が必要である。
	焼く	直火または間接焼きがある。こげ味を付け，風味を付ける。	加熱器具や形状により焼き方が異なる。
	揚げる	油脂中で加熱する。食品の持つ水分が蒸発し油脂が吸収される。	揚げ油の酸化に注意する。
	炒める	少量の油脂で加熱する。焼く操作と揚げる操作の中間。	
	電子レンジ加熱	マイクロ波を当て食品の分子間に生じた摩擦熱によって食品を発熱させる。短時間加熱でビタミンの損失や形崩れを防ぐことができる。	水分が蒸発しやすい。

表2-15　主な調理操作

1日の献立を考え，調理してみよう

目 的

食品や料理の取り合わせ，さらに3食のバランスなどを考えながら，食事摂取基準を満たすような献立を立てる力を付ける。

課題 I

① 演習②で示した食品構成例をもとに，以下に示す1日の献立例について，使用されている食品を六つの基礎食品群に分類してみよう。

② 盛り付け例を見て，1人分の分量や味の重複など問題がないか検討してみよう。

〔献 立 例〕

	料理名	材 料	分 量	作 り 方
朝食	卵と小松菜の炒め物	鶏卵 こまつな サラダ油 食塩	50g 70g 3cc 少々	1）こまつなは洗って4～5cmに切る。 2）フライパンにサラダ油を熱し，こまつな・卵を炒め調味する。
	こふき芋チーズかけ	じゃがいも 粉チーズ	40g 2g	1）じゃがいもは大きめの一口大に切り，ゆでる。 2）ゆで汁をすて，こふきにし，粉チーズをかける。
	ごはん	めし	200g	
	牛乳	普通牛乳	150cc	
	果物	りんご	70g	
昼食	焼きそば	蒸し中華めん 豚肉薄切り キャベツ にんじん もやし ピーマン しいたけ サラダ油 ウスターソース こいくちしょうゆ	250g 40g 50g 10g 20g 10g 10g 5cc 15cc 5cc	1）具の材料を適当な大きさに切っておく。 2）中華なべに油を熱し，豚肉，にんじん，しいたけ，キャベツ，ピーマン，もやしを炒め，さらにめんを加えて炒め調味する。
	トマトと貝柱のスープ	トマト ほたてがい（干貝柱） かぶ みつば 固形ブイヨン	30g 2g 20g 2g 1/2個	1）貝柱をぬるま湯少々で戻しておく。 2）水150ccに固形ブイヨンをとかし，うす切りしたかぶと，湯むきして種をのぞき荒く切ったトマトを加え煮る。 3）貝柱と戻し汁を加えみつばをちらす。
	果物のヨーグルトかけ	パイナップル キウイフルーツ ヨーグルト	40g 40g 50g	1）果物は適当な大きさに切ってヨーグルトとあえる。
夕食	焼き魚	たい 食塩 レモン	70g 0.7g 少々	1）たいに塩をして焼く。 2）レモンのくし形に切ったものを添えて盛り付ける。
	厚揚げと根菜の筑前煮	厚揚げ れんこん ごぼう さといも さやいんげん みりん こいくちしょうゆ 煮出し汁	40g 30g 20g 40g 5g 15cc 15cc 50g	1）れんこん，ごぼうは乱切りしておく。さといもは皮をむき，下ゆでしておく。 2）煮出し汁で，れんこん，ごぼう，さといもを煮，みりんとしょうゆで味付けする。途中で一口大に切った厚揚げといんげんを加え味を含ませる。

	味噌汁	たまねぎ	30g	1）煮出し汁に，うす切りしたたまねぎとなすを加え
夕		なす	20g	煮る。
		乾燥わかめ	1g	2）野菜に火が通ったら，味噌を溶き入れ，仕上げに
		ねぎ	1g	乾燥わかめと小口切りしたねぎを加える。
		みそ	13g	
		煮干しだし	150cc	
食	きゅうりと大根の即席漬け	きゅうり	40g	1）きゅうりと大根は3〜4cm長さの短冊切りにする。
		だいこん	30g	2）塩をしておき，水が出たらしっかりとしぼって盛
		食塩	1g	り付ける。
	ごはん	めし	200g	

〔栄養価〕

	朝食	昼食	夕食
エネルギー（kcal）	578	683	631
たんぱく質（g）	18.8	26.3	29.6
脂質（g）	15.3	18.1	12.7

〔材　料〕	〔配膳例〕

〔朝　食〕
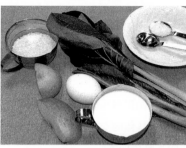 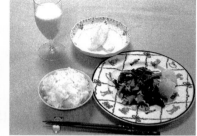

〔昼　食〕
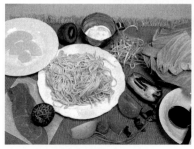 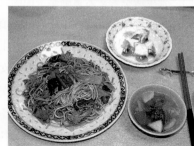

〔夕　食〕
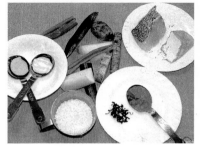 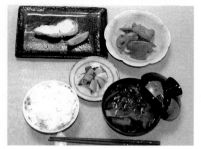

課題Ⅱ

　演習②に示してある食品構成例をもとに，1日の献立を立ててみよう。さらに，それを調理し，実際に食器に盛り付けて調理の問題はないか検討してみよう。

　表2-15に加熱方法とその他の操作についてまとめた。調理方法を変えると同じ食品でも固さ，風味などがかなり異なる。調味については，塩味は汁物で0.6〜0.8％とし，小児の場合は若干薄目にする。化学調味料などを多めに使用すると，塩味を隠してしまうので注意する。

　また，盛り付けは食欲を大きく左右するものであるから，器やテーブルセッティングなどを工夫することも大切である。食べ物には最もおいしく食べることができる適温があるので，タイミングも見計らうようにするとよい。

　クッキング保育を行う場合，調理方法の特徴をよく知り，調理過程における留意事項をしっかりと把握・習熟しておくと，危険や失敗を防ぐことができる。

5.　健全な食生活のための指標

　現代の日本の食生活は豊かで，いつでも，どこでも，どれだけでも好きなだけ世界中の食べ物を味わうことができる。しかし，食生活に無関心な人が増え，様々な問題をかかえているといわれている。

　第4次食育推進計画や，『21世紀における国民健康づくり運動（健康日本21）（第二次）』（2024年度からは，同「第三次」）により，具体的な目標値を掲げ，国民一人一人が主体的に食生活を考える運動が全国的に展開されている。

　しかしながら，改善の見られる項目があるものの，朝食の欠食率やバランスに配慮した食事をする人の割合が低いなど食生活上の問題は改善されず，生活習慣病の予防にはなかなか結び付かない。さらに，若い女性を中心に，朝食の欠食や食事内容の偏りによる各種栄養素摂取不足，やせの者の割合がたかいことなど，様々な食生活上の問題があることが指摘されている（令和元年食育白書，平成30年国民健康・栄養調査結果）。若い女性の食事傾向がそのまま妊娠期に継続されると，低出生体重児や神経管閉鎖障害の発症リスクが増加するなど胎児へ深刻な影響を及ぼすことはいうまでもない。また，胎児期の栄養不足は，小児の代謝調節に異常を引き起こし，将来の生活習慣病の発症に関わるという報告もある。

　そこで，食生活改善の具体的な行動に結び付けるための資料として『食事バランスガイド』（厚生労働省・農林水産省，2005年，〈巻末付録参照〉）が，さらに，『健康づくりのための食生活指針（対象特性別）』を補う形で『妊産婦のための食生活指針』が策定された（厚生労働省，2006年，2021年改定，『妊娠前からはじめる妊産婦のための食生活指針』〈巻末付録参照〉）。『妊産婦のための食生活指針』については，若い女性の適切な食習慣の確立という観点を含めて策定された。この指針には，妊娠期および授乳期における望ましい食事の目安として『妊産婦のための食事バランスガイド』，妊娠中の体重増加の目安とし

て「体重増加量指導の目安」が併せて示されている。

「食事バランスガイド」は，食事を選択する際に「何を」「どれだけ」食べればよいのかについてコマをイメージしたイラストで分かりやすく示されている。1日に取りたい食事内容を主食，主菜，副菜，牛乳・乳製品及び果物の5つのグループに分け，1日に取りたい量の目安を「つ(SV)」（サービングの略。日常提供される食事の提供量を指す）で示してある。イラストのうち，コマ本体は1日の食事のバランス，軸は必要な水分，そしてコマを回転させるのは適度な運動であることを示しており，食事バランスが崩れるとコマは倒れて回らず，またコマを規則的に回すためには継続的な運動が必要であることを示している。

生活活動に見合ったおおよそのエネルギー量から，図2-7を参照し，家族それぞれの5つの区分の必要な適量を算出するとよい。実際の料理の中には区分を明確にできないものもある。表2-16に主な料理の「つ(SV)」の目安を示した。現状の食生活では，主菜に偏りがちになるので，副菜を取るように意識するとよい。

食事内容のバランスだけでなく，「食生活指針」（巻末付録参照）に示されたその他の項目にも配慮しながら，家庭での食生活を営んでいくよう大人が努力することが，自身や家族の健康な生涯につながるだけでなく，子どもに対する家庭での食育の取り組みとなるものと考えられる。

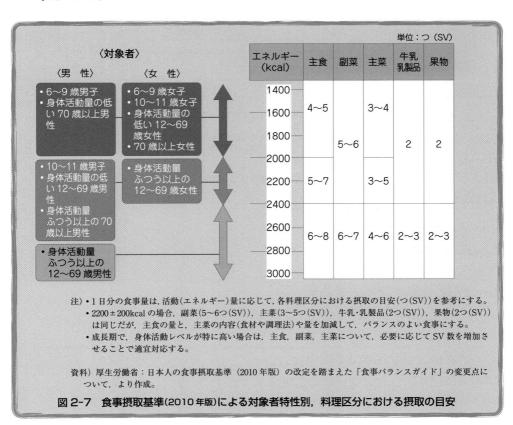

図2-7　食事摂取基準(2010年版)による対象者特性別，料理区分における摂取の目安

料理区分	食品または料理名	相当つ（SV）＊				
		主食	副菜	主菜	牛乳・乳製品	果物
主食	ごはん（小盛り 1 杯）	1				
	おにぎり（1 個）	1				
	すし（にぎり 8 個）	2		2		
	親子どんぶり	2	1	2		
	カレーライス	2	2	2		
	食パン（6 枚きり）	1				
	ロールパン（2 個）	1				
	ピザトースト	1			4	
	ハンバーガー	1		2		
	ミックスサンドイッチ	1	1	1	1	
	ラーメン	2				
	スパゲッティ（ナポリタン）	2	1			
	焼きそば	1	2	1		
	お好み焼き	1	1	3		
副菜	ほうれんそうおひたし		1			
	かぼちゃの煮物		1			
	きんぴらごぼう		1			
	きゅうりとわかめの酢の物		1			
	ひじき煮物		1			
	コロッケ		2			
	野菜の煮物		2			
主菜	鶏肉のから揚げ			3		
	ぎょうざ		1	2		
	肉じゃが		3	1		
	クリームシチュー			5		
	魚の照り焼き			2		
	茶碗蒸し			1		
	冷奴			1		
	納豆			1		
牛乳・乳製品	ヨーグルト				1	
	牛乳				2	
果物	みかん（1 個）					1
	りんご（半分）					1

注）　＊主食の 1 つ（SV）は主材料により炭水化物が約 40g 摂取できる量。
　　　副菜の 1 つ（SV）は主材料の重さが約 70g。
　　　主菜の 1 つ（SV）は主材料によりたんぱく質が約 6g 摂取できる量。
　　　牛乳・乳製品の 1 つ（SV）は主材料によりカルシウムが約 100mg 摂取できる量。
　　　果物の 1 つ（SV）は主材料の重さが 100g。

表2-16　主な料理の「つ(SV)」の目安

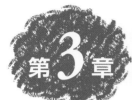

第3章 子どもの発育・発達と栄養生理

1. 子どもの発育と発達

　子どもは，常に成長と発達の過程にある。一般的に，子どもの身体が大きくなることを「成長（Growth）」と，様々な機能が成熟していく過程を「発達（Development）」といい，「発育（Growth& Development）」は成長と発達を合わせた概念をいう。なお，「成長」を「身体発育」ともいう。

　子どもの発育には，遺伝要因，環境要因が影響を与えるが，環境要因のうち「栄養」は重要な要因となる。

　ここでは，子どもの身体発育や運動機能の発達と精神発達の概要，および栄養状態の評価について述べる。

1. 小児期の区分

子どもは発育しながら成人に達するが，小児期は次のとおり分類される。

胎生期　受精から出生までの40週（280日）。さらに以下のように分類される。

　　細胞期：受精から0〜14日，　胎芽期：受精から3〜8週，　胎児期：受精から9週〜出生まで

この中で胎芽期は器官形成期であり，臨界期あるいは感受期と呼ばれている。母体の薬剤の服用，放射線の被曝，風疹の感染など，様々な環境要因の影響を受ける。

新生児期　出生から28日未満を新生児期という。医学的には生後1週間を新生児が新しい環境に適応する時期として区別し，早期新生児期という。出生後の日数は，生まれた日を0日として数える。

乳児期　満1歳未満をいう。

幼児期　1歳から満6歳未満をいう。一般的には小学校入学までをいう。

学齢期　6歳から15歳未満をいう。小学生と中学生であり，学童期ともいう。また，小学生を児童，中学生を生徒ともいう。

　その他，成熟度による区分として「思春期」があり，第二次性徴が発現する時期を指す（世界保健機関の定義では10歳代とする）。

2．発育の４原則

　発育には生物学的に見て次の4つの原則がある。

　①発育は，遺伝子により基本的な順序が決められており，一定の秩序で進行する。しかし，そこには環境要因が影響を与える。

　②発育は連続的であるが，発育速度は時期や臓器によって異なる。乳児期から思春期へと，体はしだいに大きくなって行くが，例えば身長が年間どれくらい伸びるかを身長伸び率（発育速度）で示すと，乳児期と思春期に2つの大きなピークがある（図3-1）。また，図3-2はスキャモン（Scammon）の発育曲線であるが，20歳を100％とした場合の発育の状態は体組織の部分によって異なることを示している。一般型は身長・体重など身体全体の大きさであり，乳児期と思春期に発育速度が速くなる。神経型は中枢神経系の発育であり，身体の他の部分よりも最も発育が早く，6歳頃で脳は成人の90％くらいの重量になる。生殖器は思春期になってはじめて急速に発育する。

　③発育にとって決定的な時期（感受期または臨界期）があり，その時期の生活様式，環境条件などの影響を強く受ける。

　④発育には，頭部から下肢へ，中心部から末端へ，粗い運動から微細な運動へと進む，といった方向性が見られる。

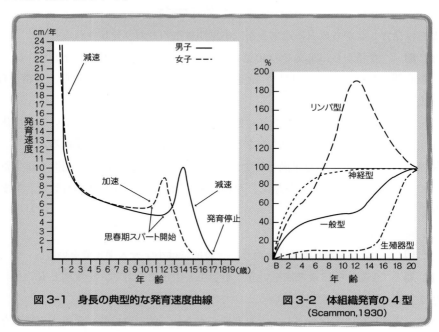

図 3-1　身長の典型的な発育速度曲線　　　　図 3-2　体組織発育の４型
（Scammon,1930）

3. 乳幼児の身体発育（成長）

　乳幼児の各年・月齢ごとの身体発育状況について，厚生労働省が10年ごとに実施する乳幼児身体発育調査（2010〈平成22〉年）の結果は表3-1のとおりである。

　学齢期の身体発育状況について，文部科学省が毎年実施する学校保健統計調査の結果は表3-2のとおりである。

年・月齢	体重（kg）		身長（cm）		胸囲（cm）		頭囲（cm）	
	男	女	男	女	男	女	男	女
出 生 時	2.98	2.91	48.7	48.3	31.6	31.5	33.5	33.1
0年1～2月未満	4.78	4.46	55.5	54.5	37.5	36.6	37.9	37.0
2～3	5.83	5.42	59.0	57.8	40.0	38.9	39.9	38.9
3～4	6.63	6.16	61.9	60.6	41.8	40.5	41.3	40.2
4～5	7.22	6.73	64.3	62.9	42.9	41.7	42.3	41.2
5～6	7.67	7.17	66.2	64.8	43.7	42.4	43.0	41.9
6～7	8.01	7.52	67.9	66.4	44.2	43.0	43.6	42.4
7～8	8.30	7.79	69.3	67.9	44.7	43.5	44.1	43.0
8～9	8.53	8.01	70.6	69.1	45.0	43.8	44.6	43.5
9～10	8.73	8.20	71.8	70.3	45.4	44.1	45.1	43.9
10～11	8.91	8.37	72.9	71.3	45.6	44.4	45.5	44.3
11～12	9.09	8.54	73.9	72.3	45.9	44.6	45.9	44.7
1年0～1月未満	9.28	8.71	74.9	73.3	46.1	44.8	46.2	45.1
1～2	9.46	8.89	75.8	74.3	46.4	45.1	46.5	45.4
2～3	9.65	9.06	76.8	75.3	46.6	45.3	46.8	45.6
3～4	9.84	9.24	77.8	76.3	46.9	45.5	47.0	45.9
4～5	10.03	9.42	78.8	77.2	47.1	45.8	47.3	46.1
5～6	10.22	9.61	79.7	78.2	47.3	46.0	47.4	46.3
6～7	10.41	9.79	80.6	79.2	47.6	46.2	47.6	46.5
7～8	10.61	9.98	81.6	80.1	47.8	46.5	47.8	46.6
8～9	10.80	10.16	82.5	81.1	48.0	46.7	47.9	46.8
9～10	10.99	10.35	83.4	82.0	48.3	46.9	48.0	46.9
10～11	11.18	10.54	84.3	82.9	48.5	47.1	48.2	47.0
11～12	11.37	10.73	85.1	83.8	48.7	47.3	48.3	47.2
2年0～6月未満	12.03	11.39	86.7	85.4	49.4	48.0	48.6	47.5
6～12	13.10	12.50	91.2	89.9	50.4	49.0	49.2	48.2
3年0～6月未満	14.10	13.59	95.1	93.9	51.3	49.9	49.7	48.7
6～12	15.06	14.64	98.7	97.5	52.2	50.8	50.1	49.2
4年0～6月未満	15.99	15.65	102.0	100.9	53.1	51.8	50.5	49.6
6～12	16.92	16.65	105.1	104.1	54.1	52.9	50.8	50.0
5年0～6月未満	17.88	17.64	108.2	107.3	55.1	53.9	51.1	50.4
6～12	18.92	18.64	111.4	110.5	56.0	54.8	51.3	50.7
6年0～6月未満	20.05	19.66	114.9	113.7	56.9	55.5	51.6	50.9

資料）　厚生労働省：乳幼児身体発育調査，2010. より作成。

表3-1　乳幼児身体発育値（平均値）

区　分		男				女			
		身　長（cm）		体　重（kg）		身　長（cm）		体　重（kg）	
		平均値	標準偏差	平均値	標準偏差	平均値	標準偏差	平均値	標準偏差
幼稚園	5歳	111.6	4.90	19.4	2.91	110.6	4.91	19.0	2.77
小学校	6歳	117.5	4.99	22.0	3.69	116.7	4.97	21.5	3.46
	7歳	123.5	5.29	24.9	4.65	122.6	5.28	24.3	4.25
	8歳	129.1	5.54	28.4	5.80	128.5	5.69	27.4	5.20
	9歳	134.5	5.79	32.0	6.96	134.8	6.44	31.1	6.36
	10歳	140.1	6.35	35.9	8.16	141.5	6.84	35.4	7.40
	11歳	146.6	7.29	40.4	9.28	148.0	6.52	40.3	7.86
中学校	12歳	154.3	8.09	45.8	10.52	152.6	5.83	44.5	8.01
	13歳	161.4	7.48	50.9	10.68	155.2	5.40	47.9	7.71
	14歳	166.1	6.50	55.2	10.60	156.7	5.36	50.2	7.72
高等学校	15歳	168.8	5.93	58.9	10.95	157.3	5.37	51.2	7.90
	16歳	170.2	5.77	60.9	10.85	157.7	5.36	51.9	7.68
	17歳	170.7	5.86	62.6	11.01	157.9	5.35	52.3	7.93

注）年齢は，令和2年4月1日現在の満年齢である。
資料）文部科学省：学校保健統計調査（確定値），2020年度．より作成。

表3-2　年齢別身長・体重の平均値及び標準偏差

1）体　重

　出生体重とは生まれた時の体重で，平均はおよそ3kgであり，日齢2～3日（生まれた日を日齢0日とする）までに出生体重が5～10％減少する。これを生理的体重減少というが，哺乳量が増してくると7～10日頃までに出生体重に回復する。乳児期は体重増加の割合が生涯で最も大きい時期である。生後3か月で2倍，1歳頃で3倍に達するが，増加の速度は年齢が進むにつれてしだいにゆるやかとなり，思春期に入るとまた一段と増加する。

　出生体重2,500g未満を低出生体重児といい，4,000g以上を我が国では習慣的に巨大児と呼んでいる。

　体重は原則として裸で測定する。乳児では授乳直後はさけ，計測台に仰向けや座位で乗せて計測する。おむつを付けている場合は，計測後におむつの重さを差し引く。幼児も食直後はさけるようにする。排尿や排便が可能であれば，それらを済ませた後に計測するのが望ましい。乳幼児があばれて計測できない時は，母親と一緒に計測し，その後に母親の体重を差し引いた値を児の体重とする。

3）身　長

　出生時の身長はおよそ50cmであり，1歳頃までに1.5倍になり，乳児期が最も増加率が高い。4歳でおよそ2倍，12歳で約3倍になる。乳児期以後身長の増加は緩やかになり，思春期に再度増加が目立つようになり，思春期が過ぎるとまもなく身長の増加は停止する。

　身長の測定は2歳までは仰臥位で，2歳以後は立位で行う。前者では計測台に仰向けに寝かせて測定する（図3-3）。2歳以後は学童と同様に立位の身長計で測定するが（図3-4），目と外耳孔の線が水平になるようにする。2歳の時点で立位と臥位で約1cmの差がある。

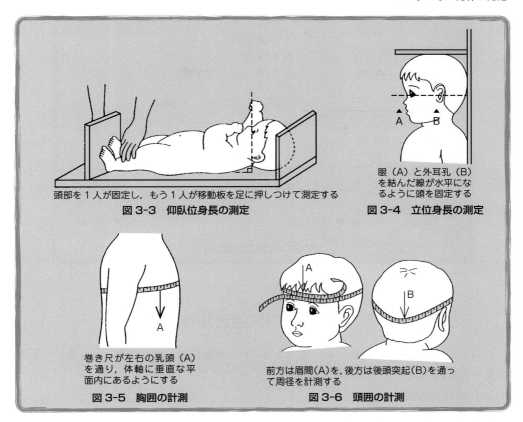

頭部を1人が固定し，もう1人が移動板を足に押しつけて測定する

図3-3　仰臥位身長の測定

眼（A）と外耳孔（B）を結んだ線が水平になるように頭を固定する

図3-4　立位身長の測定

巻き尺が左右の乳頭（A）を通り，体軸に垂直な平面内にあるようにする

図3-5　胸囲の計測

前方は眉間（A）を，後方は後頭突起（B）を通って周径を計測する

図3-6　頭囲の計測

3）胸囲，頭囲

　胸囲は自然の呼吸をしている時の呼気と吸気の中間で，背中は両側肩甲骨下角の下，前方は乳頭の高さで巻き尺を用い測定する（図3-5）。

　頭囲は後頭部の突起と前頭部の左右の眉の中間点を結んで測定する（図3-6）。

　頭囲は出生時33～34cm，満1歳で45～46cmになる。乳児期の増加が最も著しく，5～6歳で成人の90％程度に達する。中枢神経系の発育は他の身体部分よりも最も早い。体型は年齢が小さいほど頭が大きく，しだいに成人の体型に近づいていく。

　出生時には頭囲が約1cm胸囲よりも大きいが，満1年で両者はほぼ同じになり，その後，胸囲は頭囲よりも大きくなる。

4）生　歯

　乳歯は6～7か月頃から生えはじめて，図3-7のように2歳半頃までに上下10本ずつ，合計20本になる。生える順序にはかなりの個人差が見られる。う歯の発生を防止するため，乳幼児期に入ったら歯磨きを実施する。食物としては特に砂糖の多い食品の与え方に注意する必要がある。永久歯は6～7歳頃第一大臼歯（6歳臼歯）から生えはじめて，第三大臼歯（智歯・親知らず）まで生えれば合計32本になる。

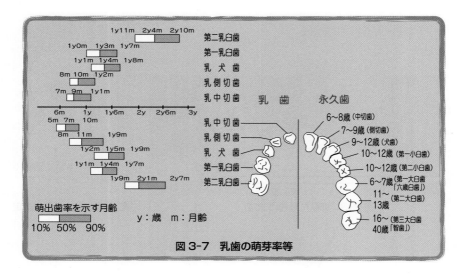

図3-7　乳歯の萌芽率等

4. 運動機能の発達と精神発達

　乳幼児期は，急激な中枢神経系の発育等に伴い，運動機能，摂食機能などに著しい発達が見られる。

1）中枢神経系の発育

　大脳は生まれた時の重量はおよそ350～400gであるが，生後6か月までに2倍を超えるようになり，3～6歳頃には成人の重量の90%前後にまで増加する。生まれた時点で脳の神経細胞の数は十分に存在しているが，未熟な状態であるために中枢神経系としての機能は成人と比較すると極めて不完全である。出生後，神経細胞から出る神経線維に髄鞘と呼ばれる部分が形成され（髄鞘化），また神経細胞間のネットワークの形成も進み，神経伝達の機能が発達してくる。このような時期は脳にとっての感受期である。

2）運動機能などの発達

　図3-8は運動機能の発達曲線であるが，個人差が大きいことに留意する必要がある。例えば歩行は，早い児は8か月過ぎた頃から，遅い児は1歳4か月頃に開始するので，その差は7～8か月に及ぶ。

　0か月　　ほとんど眠っているが，口唇周囲に物が触れるとその方向に口を動かし，捕捉して吸おうとする動作が見られる。乳首であれば吸うことにより乳汁が口腔内に入り，それを飲み込む。これらは反射として起こる。

　1～2か月　　哺乳力は向上し，かなりよく飲む時期であり，体重が増加する。手足を動かす。物を見つめたり，動く物を目で追ったりする。喃語（アー，ウーなどの声）を出すようになる。

　3～4か月　　抱いても首がしっかりしてくる（首がすわる，頸定）。図3-8に示すよう

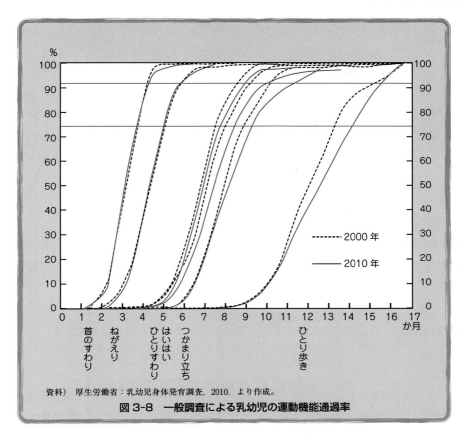

図 3-8　一般調査による乳幼児の運動機能通過率

資料）厚生労働省：乳幼児身体発育調査，2010. より作成。

に3か月でおよそ50％の児に頸定が見られ，4か月過ぎにはほとんどの乳児が頸定している。あやすと笑う。あそび飲みが見られるようになる。

　5〜6か月　寝返りができるようになる。手を出して物をつかみ，口に持っていく動作が見られる。

　7〜8か月　お座りをし，はいはいができるようになる。離乳食を食べさせる時にスプーンをにぎる動作が見られる。

　9〜11か月　つかまり立ちから伝い歩きをするようになる。コップを自分で持って飲む。

　満 1 歳　一人歩きをする児が増えてくる。満1歳でおよそ50％の児が一人歩きをする。手づかみ食べが見られる。スプーンで食べようとする。「マンマ」など単語をいう。

　2 歳 児　自由に走るようになる。スプーンをひっくり返さないで口まで持っていけるようになる。2語文をいう。

　3 歳 児　自由に走り回り，両足跳びもできるようになる。だいたい一人で食べられる。言葉によるコミュニケーションがかなりできるようになる。

　4 歳 児　教えるとはしを使えるようになる。歯磨きをする。

5 歳 児　　摂食機能は，成人とほぼ同じになる。

5. 発育に影響する諸要因

出生時の体格や出生後の発育に影響を与える要因として，遺伝要因と環境要因がある。

1）遺伝要因

出生時は男児の方が女児より大きく，思春期は女児が優り，最終的には男性が大きいという男女の性差による違いは遺伝的に決められている。また，発育は両親から受け継がれた遺伝の影響を一定程度受ける。

2）環境要因

妊娠中の要因　　母親のやせなど妊娠中の母体の栄養が不十分な場合，重労働，喫煙，飲酒などがあると出生体重は減少する。また，胎児が胎内で感染を受けたり，染色体異常症など先天異常である場合も発育に支障をきたす。

栄　　養　　出生後の栄養は，発育にとって重要な要因である。

社会的要因　　社会の経済状態や家庭の環境などが子どもの発育に影響する。

6. 栄養状態と身体発育の評価

　一般的には，子どもの身長・体重などの身体計測を行い，その結果に基づいて栄養状態・身体発育などを評価している。その他，栄養状態の評価を詳細に行う際は，臨床診査（食生活の状況を尋ねたり〈問診〉，身体観察〈皮膚の状態などを診る〉を行う）や臨床検査（血液・尿の生化学的検査〈血清アルブミン，血中脂質など〉）などを実施する。

　主な身体計測による評価方法は次のとおりであるが，身長と体重のバランスや計測値の経時的な変化に留意する必要がある。乳幼児健康診査や保育所などで実施した健康診査での計測値の経時的な変化に着目することで母乳不足，極端なアレルギー除去食の実施，児童虐待，成長ホルモン分泌不全性低身長症などの早期発見に結び付くことがある。

　なお，保護者は子どもの評価を非常に気にかけるので，安易に「異常」と判断しないこと，また身体発育の評価に関する不用意な発言（「小さい」 など）に注意する必要がある。

1）標準偏差（SD：Standard Deviation，または シグマ σ ）

学校保健統計調査（文部科学省）の結果は平均値と標準偏差が示されている（表3-2）。

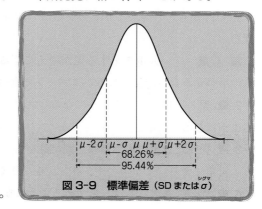

図 3-9　標準偏差（SD または シグマ σ ）

標準偏差とは，データの散らばりの度合を表す数値である。子どもの身長などは図3-9のように左右対称に分布（正規分布）し，全体の約70％が平均値±1標準偏差の間にあり，約95％が平均値±2標準偏差の間にある。このことから計測結果が+2標準偏差より大きい，または−2標準偏差より小さい場合は，そのような者はそれぞれ2.5％程度しか存在しないことになるので，異常の有無などについて慎重に検討する必要がある。

２）パーセンタイル値

　厚生労働省が10年ごとに実施する乳幼児身体発育調査の結果は「乳幼児身体発育曲線」としてパーセンタイルで表されている。パーセンタイル値とは集団の中で測定値を小さい方から大きい方に並べ，全体を100とした場合に小さい方から何番目であるかを示した数値である。おのおのの月年齢の体重と身長の3，10，25，50，75，90，97パーセンタイル値を結んだパーセンタイル曲線を図3-10，3-11に，頭囲のパーセンタイル曲線を図3-12に示す。50パーセンタイル値を中央値と呼び，ほぼ平均値と同様の値と考えてよい。3および97パーセンタイル曲線の中には94パーセントの乳幼児が入ることになり，計測値がこの間に入っていれば正常範囲と評価される。母子健康手帳には3から97パーセンタイル値が帯で示されており，計測値がこの帯から外れる場合は異常の有無などについて慎重に検討する必要がある。

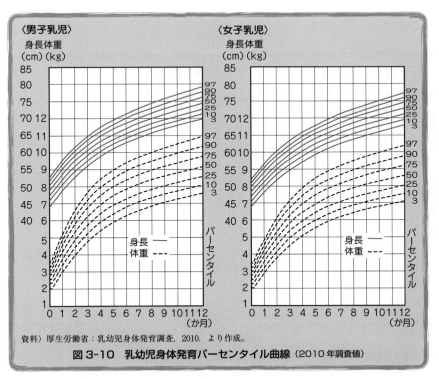

資料）厚生労働省：乳幼児身体発育調査，2010．より作成。

図3-10　乳幼児身体発育パーセンタイル曲線（2010年調査値）

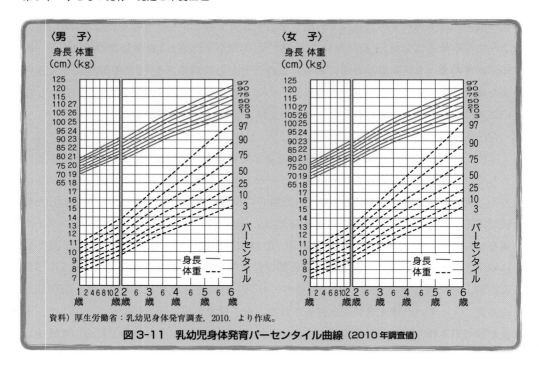

資料）厚生労働省：乳幼児身体発育調査，2010．より作成。

図 3-11　乳幼児身体発育パーセンタイル曲線（2010 年調査値）

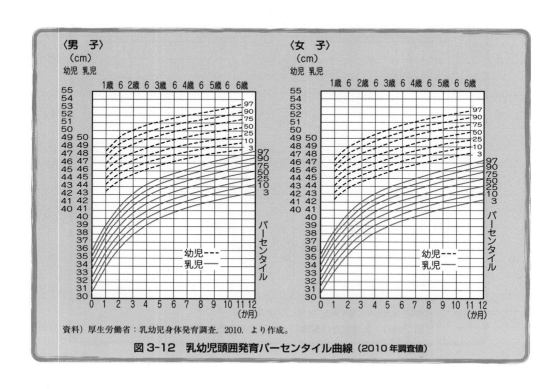

資料）厚生労働省：乳幼児身体発育調査，2010．より作成。

図 3-12　乳幼児頭囲発育パーセンタイル曲線（2010 年調査値）

3）指数などによる方法

カウプ指数：体重(g)÷身長(cm)² × 10　　カウプ指数は，乳児期は16～18が普通，18以上を肥りぎみ，20以上を肥りすぎ，16以下をやせぎみ，14.5以下をやせすぎとしてあるが，体型は年齢とともに変化していくので，カウプ指数も変化していく。乳児期は肥満傾向の時期である。しかし1歳以後急速に運動量が増して身長が伸びていくと体型はやせ形に変化していく。したがってカウプ指数も年齢とともに変化する（図3-13）。

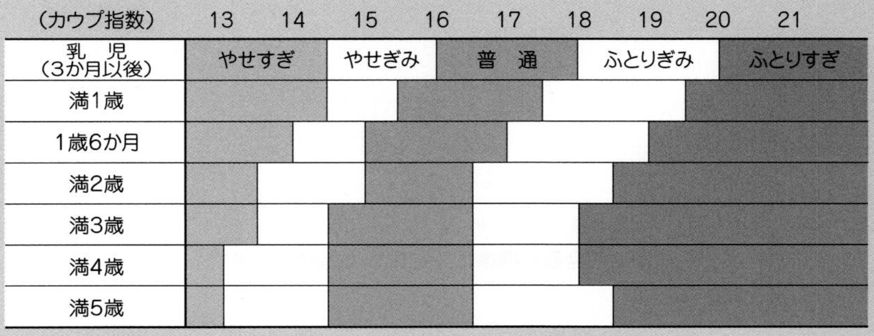

（カウプ指数）	13	14	15	16	17	18	19	20	21
乳 児 （3か月以後）	やせすぎ		やせぎみ		普 通		ふとりぎみ		ふとりすぎ
満1歳									
1歳6か月									
満2歳									
満3歳									
満4歳									
満5歳									

資料）今村榮一ほか：新小児保健 第13版，診断と治療社，2010. より作成。

図3-13　カウプ指数による発育状況の判定

ローレル指数：体重(g)÷身長(cm)³ × 10,000　　ローレル指数は，小学生と中学生を対象にする。肥満の判定には，身長150cm以上では160以上，130～149cmでは170以上，110～129cmでは180以上を肥満とする判定基準が示されているが，近年，学童期の肥満あるいはやせの判定には，一般的に「肥満度」が用いられるようになっている。

肥満度：（実測体重－標準体重）÷標準体重× 100（%）　　『児童生徒等の健康診断マニュアル（平成27年度改訂）』（日本学校保健協会，2015年8月）によると，性別，年齢別，身長別標準体重は表3-3から求められ，その数値を標準体重として肥満度を算出する。学童期以降は肥満度20%以上を肥満とする。うち，20～30%を軽度肥満，30～50%を中等度肥満，50%以上を高度肥満という。逆に－20%以下はやせとし，－30%以下は高度のやせと判定する。

幼児の身長体重曲線　　幼児のやせや肥満が簡単にチェックできる「身長体重曲線」が作成されており，母子健康手帳に掲載されている（図3-14）。この方法では，± 15%を普通としている。

BMI（Body Mass Index）：体重(kg)÷身長(m)²　　主として成人の評価に用いる。25以上を肥満，18.5未満をやせと判定する。

年齢	男子		女子	
係数	a	b	a	b
5	0.386	23.699	0.377	22.750
6	0.461	32.382	0.458	32.079
7	0.513	38.878	0.508	38.367
8	0.592	48.804	0.561	45.006
9	0.687	61.390	0.652	56.992
10	0.752	70.461	0.730	68.091
11	0.782	75.106	0.803	78.846
12	0.783	75.642	0.796	76.934
13	0.815	81.348	0.655	54.234
14	0.832	83.695	0.594	43.264
15	0.766	70.989	0.560	37.002
16	0.656	51.822	0.578	39.057
17	0.672	53.642	0.598	42.339

注）＊身長別標準体重 ＝ a ×実測身長（cm）－ b

表3-3　身長別標準体重を求める係数と計算式＊

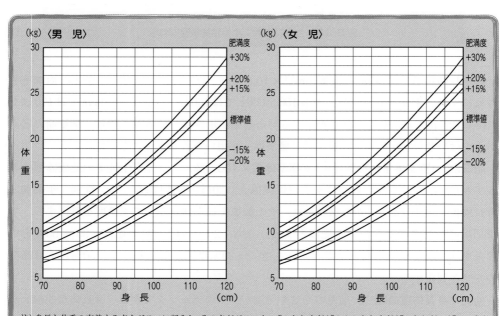

注）身長と体重の交差する点をグラフに記入し，その点がグラフ上の「ふとりすぎ」「ややふとりすぎ」「ふとりぎみ」「ふつう」「やせ」「やせすぎ」の6段階の区分のどこにあたるかで，幼児の肥満度を判定する。

呼応	ふとりすぎ	ややふとりすぎ	ふとりぎみ	ふつう	やせ	やせすぎ
区分	＋30％以上	＋20％以上 ＋30％未満	＋15％以上 ＋20％未満	－15％超 ＋15％未満	－20％超 －15％以下	－20％以下

子どものからだつきは成長とともに変化し，個人差も大きいのですが，この曲線を肥満とやせの一応の目安として下さい。「ふつう」に入らないからといってただちに異常というわけではありませんが，心配な場合は医師等に相談しましょう。身体計測を行った時はこのグラフに記入し，成長に伴う変化を見るようにしましょう。

図3-14　成長度（肥満・やせ）判定曲線（厚生労働省：母子健康手帳より）

2. 子どもの栄養と生理

保育者に必要とされる子どもの栄養と生理に関する知識として，「食欲」「味覚と嗜好」「摂食機能」「消化器」「栄養素の消化・吸収と代謝」「排泄」について学んでいこう。

1. 食欲の仕組み

　子どもが，食欲のある状態で家庭や保育所の食事時間をむかえることができれば，楽しく食べることができる。食欲の仕組みを理解し，子どものお腹のすくリズムを作ることで，快適な食事を保障できる。そこで，食欲を決める要因である，①胃の状態（胃の中にある食物の量），②生理状態（血液中のブドウ糖や脂肪酸の濃度），③精神状態（脳の機能）について学んでいこう。

1）胃の状態と食欲

　「お腹がすいた」とか「お腹がいっぱい」というのは胃の状態を表す表現だが，それだけが食欲を決めているわけではない。胃が空になれば飢餓収縮（いわゆるおなかが鳴ること）によって食欲を感じる。しかし，胃を切除した人にも食欲はあるし，胃の中が空でも食欲がないこともある。逆に，胃の中にかなり食べ物が入っている状態でも食欲を感じることがある。このように，胃の中に物があるかどうかは，食欲を決める要因の一つではあるが，最大の要因というわけではない。

2）摂食中枢・満腹中枢と血糖値

　食欲をもたらしている器官は，脳の間脳視床下部にある摂食中枢である。間脳視床下部は生きるための欲求をつかさどる部分で，食欲，喉の渇き，睡眠，感情，体温調節などの基本的な生命活動を支えている。この摂食中枢が刺激されることが，食欲をもたらす最大の要因である。逆に満腹中枢は食欲を減退させることによって食べ過ぎを防ぐ。

　摂食中枢と満腹中枢は，血液中のブドウ糖（グルコース）濃度を常に感知して，食欲をコントロールしている。食事後約30分で血糖値は上昇し，高い血糖値を満腹中枢が感知して食欲を抑制する。食後，時間を経て血糖がエネルギーとして消費され，血糖値が下がってくると，低くなった血糖値を摂食中枢が感知して食欲をわかせる。したがって，食欲がある状態にするためには，食事時に血糖値が低い状態になっている必要がある。給食や弁当を食欲がある状態で食べるためには，午前中にしっかり身体を動かしてエネルギーを使い，血糖値を下げておく必要がある。もともと，朝食と昼食（給食・弁当）の時間間隔は4〜5時間程度と短いが，朝食を食べる時刻が遅い子どもは概して登園時刻も遅いことが多く，よって午前中の活動量も少なめであり，昼食時に血糖値が下がっていないことがある。それが昼食時に食欲がない原因となっている場合がある。

　午後の間食の与え方についても，夕食時の食欲との関係で重要である。夕食までに血糖値が下がらないような間食の与え方は，夕食の食欲に大きく影響する。血糖値は少量の糖の摂取によっても上昇する。特に，砂糖はデンプンに比べて消化・吸収が早いので，短時間で血糖値を上昇させる。小児がジュースや甘い菓子類を食事の前に取ると，量的にはそれほど多くなくても血糖値が上昇してしまい，食欲は失せてしまうことがある。

　乳幼児期には，食事の時間に空腹感を感ずるように保育者が生活をアレンジする必要がある。学童期以降は食生活の組み立てを教え，食生活を自分で管理できる力を育てるようにする。

　なお，過度なダイエットによって，拒食症や過食症になる事例は，摂食中枢・満腹中枢がうまく働かなくなった結果である。

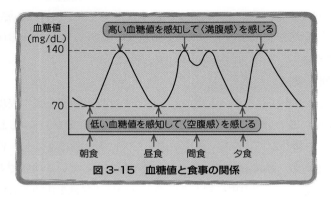

図3-15　血糖値と食事の関係

3）精神活動と食欲

　胃の中の状態，血糖値に加えて，精神状態も食欲に関与している。離乳期になり脳の仕組みが徐々にできあがり，精神活動を行うようになってくると，摂食中枢の刺激だけで食欲がもたらされるのではなく，大脳皮質で処理された外界の様々な刺激が食欲に影響を与えるようになる。親が食べている姿を見て安心して食べたり，まねをして食べるようになる。

　幼児期になって精神活動が高度になってくると，食欲に影響する因子も複雑になってくる。幼児期には，大人のおいしそうに食べる姿，楽しい雰囲気，「おいしいね」という言葉がけなども食欲に影響する。さらに，切り方，盛り付け，献立の名前などが影響することもある。また，幼児期には自分の意志によって行動をある程度コントロールすることができるようになり，自分より幼い子や大好きな先生の前で「ちょっといいところを見せよう」などと思うと，あまり食べたくなくても食べたり，嫌いな物でも食べたりということが見られるようになる。

　逆に，食べ物を無理やり口に押し込まれたり，食事を強制されたり，食事の前に叱られたりすると，血糖値が下がっていて生理的には食欲があるはずでも，食欲を感じないことがある。

2．味覚と嗜好の仕組み

1）味覚と嗜好の仕組み

　食物の味を識別する感覚が味覚である。口に入った食物の化学成分が唾液などに溶けて，舌やほおの内側などにある味蕾の中の味細胞に触れると，電気信号に変換され，味覚神経を経て脳に伝達される。この味覚情報は大脳皮質の味覚野に伝えられ，味が識別される。大脳皮質の味覚野で識別された味覚情報は扁桃体に伝えられる。扁桃体は様々な感覚情報の「快」・「不快」の評価を下している器官であり，味覚情報も扁桃体で評価される。評価の主な基準になるものは，脳の中に過去に蓄積された味覚情報である。食物の味が，脳に蓄積されたおいしい味覚情報と同じであれば，「快」と評価する。しかし，本来おいしいはずの食物でも，食べたことのない物の場合には，脳の中に同じ味覚情報がないため，「不快」と評価してしまう。

　乳幼児は味覚情報の蓄積が少ないのでどうしても，「不快」すなわち「まずい」と評価してしまう食物が多くなりがちである。これが，乳幼児に好き嫌いが多い理由である。初めて食べた時はおいしく感じられなかった物が，何回も食べているうちに，おいしく感じられるようになった体験は誰にでもあるが，それもこのような仕組みによって説明できる。

　扁桃体での「快」・「不快」判断結果は間脳視床下部に伝えられる。視床下部には食欲をわかせる働きをする摂食中枢と，食欲を抑制する働きをする満腹中枢があり，「快」の時には摂食中枢を刺激して「食べたい」という感覚をもたらし，「不快」の時には満腹中枢を刺激して「食べたくない」となる。さらに，扁桃体からの「快」・「不快」の情報は，脳内の快感物質であるドーパミンの分泌を促す刺激にもなる。ドーパミンが分泌されると「おいしいという感情」をもたらす。

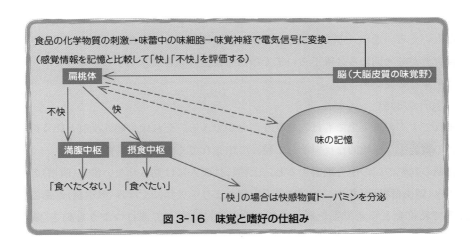

図3-16　味覚と嗜好の仕組み

2）味覚と嗜好の発達

　味覚を識別する仕組みは誰にも備わっているが，味覚の評価のもとになる味や食事の経験の蓄積は人によって異なっている。それが好き嫌いに個人差がある理由である。例えばある食物が食べられなかった子どもが食事の経験を積むことによって食べられるようになるのは，脳にその食物の味覚情報が蓄積されていくからである。

　このように，食物の味の評価基準は固定されているものではなく変化・発達していく。子どもの嗜好は，毎日の食事をとおした，働きかけによって正しく発達させていくことが可能である。そのために重要なことは離乳期からの豊かな食事体験の積み重ねである。離乳期・幼児期をとおして多くの食物や調理法を経験させることで，全ての食物を「おいしい」と評価できるようになっていけるはずである。その際に気を付けることは，なるべく薄味に調理し，素材そのものの味覚情報を脳に蓄積させることである。

　味覚が嗜好に影響する最大の因子であるが，味覚以外にも，嗜好すなわち食べ物の好みに影響を与える因子として，嗅覚（香り），触覚（固さや舌触りなど），温度，濃度などがあり，これらが複合的に扁桃体での評価に影響する。食べ物が持っている性質や情報を五感，すなわち味覚，嗅覚，触覚，視覚（色や形や見た目），聴覚（音や言葉）全てで取り入れて，その総合的評価として，「おいしさの程度」を判断している。「嫌い」の原因がこうした味覚以外の因子である場合もあるので，保育者はそれを見極めて適切に対処していく必要がある。

3. 摂食機能の発達

　食べ物を体の中に取り入れて栄養素として利用していくためには，子どもの摂食機能の発達を保障していく必要がある。哺乳期から離乳期，離乳が完了し，咀しゃくが完成する3歳くらいまでの間に，食をとおして，口の機能が発達していく。機能面での食育のスタートともいえる。近年，うまく咀しゃくができない子どもが保育現場で多く報告されている。保育者が哺乳期から3歳くらいまでの口の機能の発達のみちすじを知って，正しい働きかけをする必要がある。

1）乳汁の吸飲

　生まれてすぐの新生児でも母乳を吸うことができる。それは，哺乳反射という母乳を飲むための機能を，原始的な反射として持って生まれてくるからである。

　哺乳期の乳児の口の中を観察すると，上顎には成人には見られない歯茎（歯槽）の内側のふくらみ（副歯槽堤）があり，さらにその内側つまり中央部にくぼみ（吸啜窩）がある。このくぼみで乳首をとらえて舌を押し当て，舌が奥に向かって波打つような動き（蠕動様運動）をすることにより乳汁を絞り出している。さらに舌の蠕動様運動が奥（乳首の先端部）に到達したら，波打ってきた舌と顎を下げることによって舌と乳首の間に圧力の低い部分

を作り，吸い出す力（吸引力）として利用する。乳児はこの運動を繰り返すことによって乳を飲んでいる。

　こうした哺乳動作は，乳児が自分の意思としてではなく原始反射によって一連の動きが行われている。このため，生まれてすぐの乳児も何ら学習することなしに乳を飲むことができるのである。哺乳動作は次の４つの哺乳反射（原始反射）で成り立っている。

　　探索反射（乳を探す）……乳児の唇の周りに乳首や指が触れるとそちらを向く。

　　捕捉反射（くわえる）……乳首が口に入るとそれをくわえる。

　　吸啜反射（吸う）…………舌の蠕動運動によって乳汁を吸い出す。

　　嚥下反射（飲み込む）……口の中に入った乳汁を飲み込む。

　乳を飲んでいる乳児の口の動きは，顎を上下させていて，一見「咀しゃく」に似ているため，咀しゃくの芽生えではないかと思いがちである。しかし，実は咀しゃくとは全く異なる動きであることは，前述のとおりである。人工乳首の場合も，吸啜窩に合うものであって潰れにくく蠕動様運動がしやすいものであれば，母親の乳首の場合と飲み方に大きな差はないと考えられる。母乳をしっかり飲ませることと，噛むこと（咀しゃく）との間には，機能的な関係はない。

　哺乳反射は文字どおり反射であり，口の中に入った物は何でも吸啜し，最初は疲れるまでひたすら飲み続けることになる。したがって生後2か月頃までは飲み過ぎる傾向が見られるが，その後しだいに飲む量を調節できるようになり，生後2〜3か月頃になると自律授乳が可能になってくる。

　自律授乳とは，乳児が泣いて乳を求めた時に授乳し，欲しがるだけ飲ませる方法である。この方式は母乳栄養から始まり，現在は人工栄養にも適応されている。母子相互作用が順調に進行し，乳児の情緒の発達もよければ，1回に飲む量や回数を決めて与える規則授乳よりも有益である。

　3か月頃になると，乳汁摂取量はむしろ減少する傾向が見られる。生後の大脳（中枢神経系）の急速な発達によりしだいに反射運動は消失し，生後3か月前後になるとかなり意識的に飲むようになるため，あそび飲みが見られるようになる。また乳汁のような液体ではない有形食を口の中に入れると，反射的に舌で押し出してしまう動作（舌の押し出し反射）が見られる。この反射運動も3〜4か月頃から消え始め，やがて離乳食を食べる段階に進んでいく。

2）原始反射の消失

　生後4か月頃までは，哺乳反射が残っているため，離乳は開始できない。その頃の赤ちゃんの口にスプーンを入れると，舌で押し出してしまう。5か月から7か月頃にかけて，哺乳反射は徐々に減弱してくる。それと時期を同じくして，中枢神経系（脳・脊髄）が徐々に発達し脳と口が神経でつながってくる。認識面でも，食物への関心が出てくる。この頃に離乳を開始する。

3）離乳食の開始と摂食機能の発達（5か月〜1歳半）

　満 5 か月を過ぎて離乳期になると，乳児の口の中はくぼみ（吸啜窩）を作っていたふくらみ（副歯槽堤）がだんだんなくなってきて，口腔の体積も増えてくる。固形食を取り込むのに適した形，つまり大人の口の中の形に少しずつ近くなってくる。そして，7 か月頃から前歯（乳中切歯）も生えはじめる。前歯が生えることとは咀しゃくとは関係はないが，前歯が生えることで口の中（口腔）が広くなって固形の食物を取り込むスペースが大きくなる。やがて，前歯を食物の噛み取りのためにも使うようになってきて，こうして乳児の口の中は乳汁を吸うことから，固形食を食べるのに適した構造に変化していく。

　5，6 か月の頃には，唇をしっかり閉じてなめらかにすりつぶした状態の離乳食を口の中に取り込むこと（捕食）を身に付ける。スプーンを目で追い，上唇を閉じて（下げて）取り込むようになる。それとともに，唇をしっかり閉じて飲み込む。この時期，舌は前後に動かせるだけである。

　7，8 か月になると，豆腐程度の固さの物を舌で口蓋（上顎）に押し付けてつぶすようになる。舌は顎と協調して上下の動きをするようになる。

　9 か月頃になると，舌ではつぶせない固さ（バナナの輪切り程度の固さ）で，かつ上下の歯ぐきの間に収まる大きさの物を，将来臼歯の生えてくる部分の歯ぐきに移動させてつぶす。食物の固さに応じてつぶしかたを変えることができるようにもなる。口角（唇の端）にくぼみができていれば，歯ぐきで噛んでいることが確認できる。この時期には，舌は左右に動くようになり，舌顎と協調して口の中の食物を自由に動かせるようになっていく。

　12 か月から 1 歳半頃にかけて，最初の奥歯（臼歯）である第一乳臼歯が生えてくる。時期にはかなりの個人差があるが，この歯が生えてくることが，形のある食物を噛むことができるようになる基礎的条件である。

4）離乳の完了から咀しゃくの完成へ（1歳半〜3歳）

　乳歯のうち，離乳完了との関係で重要なのは，第一乳臼歯である。離乳完了の定義は，『授乳・離乳の支援ガイド』に「形のある食物をかみつぶすことができるようになり……」とされている。第一乳臼歯が生えて，この歯でかみつぶすことができることが離乳完了の条件である。第一乳臼歯の萌出時期に個人差が大きいことから，離乳完了期については「12 〜 18 か月頃」とされている。

　離乳の完了は咀しゃくの完成ではない。咀しゃくが完成するためには，最後に生える乳歯「第二乳臼歯」が生えて，20本の乳歯でしっかり噛めるようになる必要がある。咀しゃくの完成時期は満 3 歳

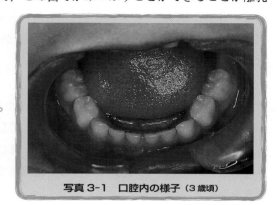

写真 3-1　口腔内の様子（3歳頃）

頃が目安になる。このため，離乳完了から咀しゃくが完成するまでの時期は，第二乳臼歯がまだ生えておらず，「咀しゃくが完成していないことに配慮した幼児食」にすることが望まれる（図3-7参照）。

5）摂食機能の発達のつまずき

近年，9か月〜3歳過ぎの子どもでも，口の前の方でつぶしている，吸うようにして食べている，飲み込んでしまう，お茶で流し込んでしまう，いつまでも口の中にためているなどの食べ方をする子どもが多く見られる。こうした子どもは，奥歯の位置に食べ物を移動させることができていないことが多い。9か月頃の調理形態に戻して「奥歯の位置へ移動させてつぶすこと」を教えるとよい。また，口を閉じない，食べ物を押し込み過ぎるなどの食べ方をする子どももいる。そうした子どもには一口量を教える必要がある。

保育者が摂食機能の発達を知って，それに沿った働きかけをしていれば，こうしたつまずきは少なくなるはずである。

月 齢	0〜4か月	5〜6か月	7〜8か月	9〜11か月	12〜18か月
調理形態	・液体	・なめらかにすりつぶした状態	・舌でつぶせる固さ	・歯ぐきでつぶせる固さ	・歯ぐきで噛める固さ
運動機能（主な働き）	・哺乳反射 ・舌の前後運動	・口唇を閉じて飲み込む ・舌の前後運動に連動した顎の運動	・口唇をしっかり閉じたまま顎の上下運動 ・舌の上下運動 ・顎の上下運動	・口唇をしっかり閉じ咀しゃく運動 ・舌の左右運動 ・顎の左右運動	・咀しゃく運動の完成
咀しゃく能力	・咬合型吸啜 ・液体を飲める	・ドロドロのものを飲み込める	・数回モグモグして舌で押しつぶし咀しゃくする	・歯ぐきで咀しゃくする	・歯が生えるに従い咀しゃく運動が完成する
口唇と舌の動きの特徴	吸飲型　咬合型遊び飲み ・半開き，舌突出 ・舌の前後運動	・口唇閉じて飲む ・舌の前後運動	・左右同時に伸縮 ・舌の上下運動	・片側に交互に伸縮 ・舌の左右運動	
口 唇	・半開き（舌を出す）	・上唇の形は変わらず下唇が内側に入る	・上下唇がしっかり閉じて薄く見える	・上下唇がねじれながら協調する	・意識的に自由に形が変えられる
口 角（口裂）	・三角形（への字期）	・あまり動かない（への字→水平）	・左右の口角が同時に伸縮する（ほぼ水平）	・咀しゃく側の口角が縮む（片側に交互に伸縮）（水平期）	・咀しゃく側の口角が縮む（水平〜U字期）
顎	・前後（上下）飲み	・上下飲み	・上下が主，時に左右	・上下左右	・自由に動く

資料）平山宗宏監修：母子健康・栄養ハンドブック，医歯薬出版，2000．より作成。

表3-4　咀しゃくの発達経過

摂食機能の発達段階と主な特徴	標準的な月齢
原始反射による哺乳	～4か月
原始反射が徐々に消失	5か月～
捕食（口唇をしっかり閉じて食物を取り込む）能力の獲得 ・スプーンを目で追い，上唇を閉じて（下げて）取り込む ・口唇をしっかり閉じて嚥下（下唇がめくれこみ両方の口角にくぼみができる）	6か月頃
豆腐程度のものを舌で口蓋に押し付けてつぶし嚥下する	7か月頃
舌でつぶせない固さのものを片方の歯ぐきに移動させ咀しゃく ・食物の固さに応じてつぶしかたを変えることができるようになる ・噛んでいる方の口角にくぼみができる	9か月頃
舌で口の中の食物を自由に動かせるようになる	10か月頃
手づかみ食べ（手の機能の発達）	11か月頃
第一乳臼歯が生える（生歯時期は個人差が大きい） ・第一乳臼歯が生えることが有形食を咀しゃくする基礎的条件である	12～18か月
第二乳臼歯が生える	1歳9か月～
咀しゃくの完成	3歳

表3-5　摂食機能の発達段階

4. 消化器の働きと消化・吸収

1）口

　口では咀しゃくによって食べ物が砕かれ，粘性の高い唾液と混ぜ合わされることで，飲み込みやすくしている。また，唾液中の酵素によって，デンプンの消化がわずかに行われる。

　唾液にはデンプン分解酵素であるプチアリン(唾液アミラーゼ)が含まれており，デンプンを麦芽糖に分解する作用がある。温かいご飯をよく噛んでいると，甘みを感ずるのは，ご飯のデンプンがプチアリンによって分解されて麦芽糖に変化するからである。プチアリンは膵液に含まれるアミラーゼと同じ作用をするが，デンプンに作用する時間が胃に入るまでの短時間であるため，デンプンの消化を中心的に担っているわけではない。デンプンの消化の大半は膵液中のアミラーゼによって行われる。なお，デンプンを摂取することがない乳児期にはプチアリンの分泌量は少ない。

2）胃

　口で咀しゃくされ唾液と混ぜられた食物は，食道を通って胃に入る。胃の働きは次のようにまとめることができる。

　飲食物の一時貯留　　食物を一時的に蓄えて少しずつ小腸に送る。

　食物の適温化　　食物の温度は胃で体温とほぼ同じになり，消化酵素の働きを受けやすくなる。

　殺　　菌　　胃酸は強い塩酸酸性であり殺菌作用がある。ただし，乳児の胃では酸性は大人ほどは強くない。

　たんぱく質の消化　　たんぱく質の消化酵素であるペプシンとトリプシンが分泌される。

乳児の胃ではレンニンという乳汁を分解する酵素も分泌される。レンニンは凝乳酵素とも呼ばれ，乳汁のたんぱく質を分解することによって凝固させる。乳の凝固した物をカード（curd）と呼ぶ。母乳ではカードが柔らかく，微細つまりソフトカードであるため消化されやすい。

　脂肪の消化　　脂肪の分解酵素であるリパーゼがわずかに分泌されるが，胃では脂肪の分解はほとんど行われない。母乳栄養では母乳中にリパーゼが存在するので一部分解される。

　水の吸収　　水の一部は胃から吸収される。

　乳児の胃の特徴として，噴門の未発達，胃の形がずん胴であることをあげることができる。噴門は胃の入り口にあるリング状の筋肉である。大人では噴門が発達しているため，いったん胃に入った食物をもどすことは少ないが，乳児では噴門が未発達なため乳汁をもどしやすい。さらに，胃の形がずん胴に近いために，よりいっそうもどしやすい。このように乳児が噴門の未発達によって，乳汁をもどすこと（口から乳をタラタラともどす状態）を溢乳という。

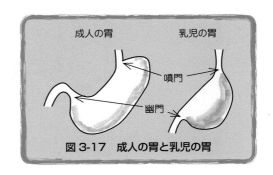

図3-17　成人の胃と乳児の胃

3）十二指腸と小腸

　十二指腸は胃に続く小腸上部の短い部分で，肝臓で作られた胆汁と膵臓で作られた膵液が流入する。小腸は消化管のうちで一番長く，乳児でも3〜5mに達する。主要な栄養素はここで消化され吸収される。小腸の管の内側は無数のヒダがあり，絨毛，微絨毛で覆われている。このため，小腸の表面積は非常に広く，消化・吸収を行うのに適した構造になっている。

　糖質は単糖類に，たんぱく質はアミノ酸に，脂肪はグリセリンと脂肪酸に消化されて小腸から吸収される。また，ミネラル，ビタミンも小腸で吸収される。

4）大　　腸

　大腸の働き　　消化の大半とたんぱく質・糖質・脂質・ミネラル・ビタミンの吸収は小腸で行われる。したがって，大腸では不消化物に含まれていた水分が吸収されて便が形成される。

　腸内細菌　　大腸には腸内細菌が多数棲息している。その数は便1g当たりで10^{11}〜10^{12}個にも達する。かつては乳児の腸内細菌には母乳と人工乳では違いが見られ，母乳栄養児の大腸にはビフィズス菌が多く，人工栄養児ではビフィズス菌は少なく大腸菌が多いとされていたが，最近では人工乳の改良によって，人工栄養児でもビフィズス菌が優位となっている。母乳および人工乳のオリゴ糖やムコ多糖などがビフィズス菌増殖因子として

機能している。

　ビフィズス菌はビタミンB$_1$，B$_2$，B$_6$，葉酸，ナイアシンなどを合成して乳児に供給する。ただし，ビフィズス菌はビタミンKは作らない。このため，母乳栄養児はビタミンKが欠乏する可能性があるので，経口投与を行う必要がある。また，ビフィズス菌は大腸内で乳酸や酢酸などの酸性物質を作ることによって，酸性に弱い病原菌が腸管から感染するのを抑制する作用が期待できる。

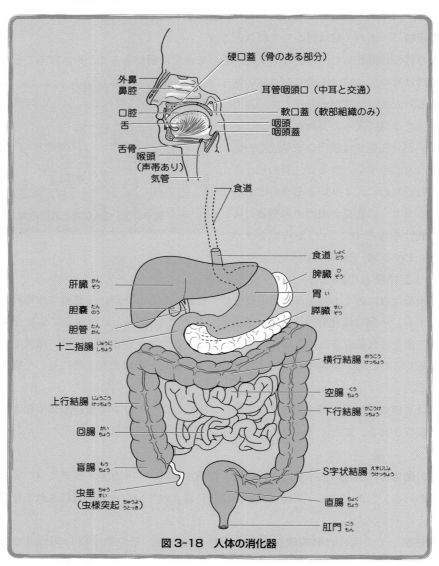

図3-18　人体の消化器

5．栄養素の消化・吸収・代謝

1）糖質の代謝

（1）糖質の消化と吸収

　食事中に多く含まれる糖質は，多糖類であるデンプンと二糖類であるショ糖（砂糖），乳糖である。いずれも消化酵素によって単糖類に分解されて吸収される。

　デンプンの消化　　デンプンは，唾液に含まれるプチアリン（唾液アミラーゼ）でわずかに分解されるが，多くは膵液のアミラーゼによって消化される。デンプンは膵液アミラーゼによって麦芽糖（マルトース）に分解され，さらに腸液マルターゼによってブドウ糖（グルコース）に分解され，小腸から吸収される。

　ショ糖（砂糖：スクロース）の消化　　ショ糖は腸液スクラーゼによってブドウ糖と果糖（フルクトース）に分解され小腸から血液中に吸収される。

　乳糖の消化　　粉ミルクや母乳中の糖質のほとんどは乳糖である。乳糖を消化する酵素は腸液ラクターゼ（β-ガラクトシダーゼともいう）である。乳糖はブドウ糖とガラクトースに分解されて小腸から血液中に吸収される。

　ラクターゼが少ないか欠損しているために，乳糖を含む母乳やミルクを摂取すると下痢

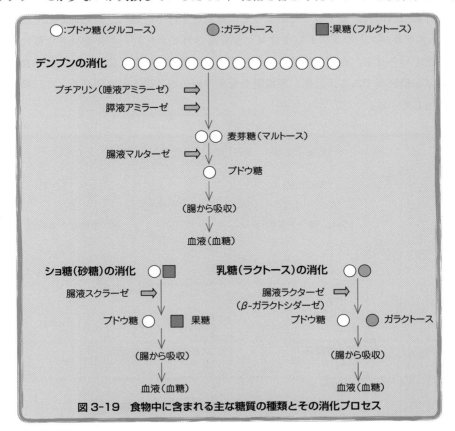

図3-19　食物中に含まれる主な糖質の種類とその消化プロセス

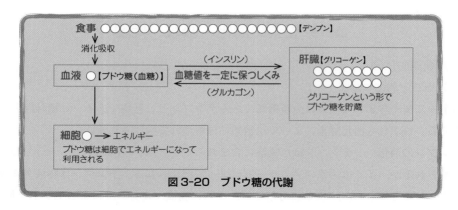

図 3-20　ブドウ糖の代謝

をする乳児がいる。これを乳糖不耐症と呼ぶ。その場合には，乳糖をあらかじめ分解してある，乳糖不耐症用のミルクを与える必要がある。

（2）血糖の調節

　食事中の糖質は単糖類に分解され，腸で吸収されて血液中に入り血糖となる。血糖値（血液中のブドウ糖濃度）はいくつかのホルモンによって一定の範囲に保たれている。すなわち，食事後で血糖値が高い時には，「インスリン」が分泌され血糖をグリコーゲンに変えて肝臓や筋肉に貯蔵することによって血糖値を下げる。逆に，血糖値が低くなった時には，「グルカゴン」や「アドレナリン」が分泌されてグリコーゲンをブドウ糖に変えて血糖値を上昇させる。血糖値調節の仕組みが正常に働かないことによって，高い血糖値が続く病気が糖尿病である。近年，不規則な食事や糖の取り過ぎが原因となって，糖尿病患者が急増している。

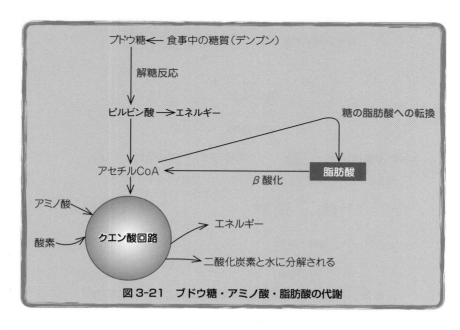

図 3-21　ブドウ糖・アミノ酸・脂肪酸の代謝

（3）糖質のエネルギーとしての利用

　血液中のブドウ糖（血糖）は，細胞でエネルギーとして利用される。それぞれの細胞に取り込まれた血糖は，解糖反応とクエン酸回路（TCAサイクル）によって最終的には二酸化炭素と水に代謝される。それによってエネルギーが生み出される。

　なお，アミノ酸・脂肪酸も糖の代謝経路につながっており，エネルギーになることができる。

（4）糖質の中性脂肪への転換

　糖質がエネルギーとして完全に利用されればよいが，運動不足や食べ過ぎの場合には糖質が余ることになる。糖質はグリコーゲンとして蓄えるわずかな量以上には蓄えられない。そこで，過剰な糖質は，多くのエネルギーを貯蔵可能な中性脂肪に転換して蓄える。

　こうして中性脂肪が体内に蓄えられ，それが過剰になった状態，すなわち体脂肪率が高くなった状態が肥満である。

２）たんぱく質の代謝

（1）たんぱく質の消化と吸収

　たんぱく質は，まず最初に胃液のペプシンとカテプシンによって比較的大きなペプチドに分解される。さらに，膵液のトリプシン，キモトリプシン，エラスターゼによって小さなペプチドに分解され，最終的に腸液アミノペプチダーゼ，カルボキシペプチダーゼ，ジペプチダーゼによって最終的にアミノ酸にまで分解され小腸から吸収される。

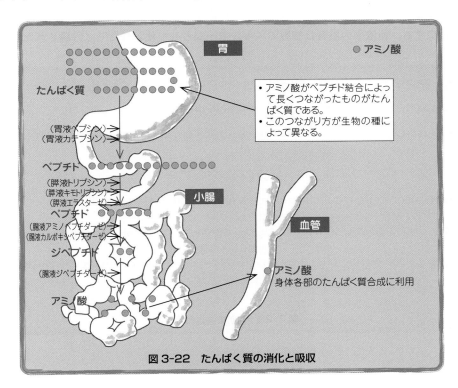

図3-22　たんぱく質の消化と吸収

　小腸で消化しきれなかったペプチドは，大腸内の細菌によって分解されて，便特有のにおいの成分を発生させる。

（2）アミノ酸の代謝

　小腸から吸収されたアミノ酸は，血管から肝臓にいたる。アミノ酸は肝臓をはじめ各組織の細胞で次のように利用される。

　　体内のたんぱく質を作る材料　　アミノ酸の多くはたんぱく質の素材となる。

　　糖や脂質に変換　　ごく一部は糖や脂質に変換される。

　　生体内の様々な物質の素材　　ポルフィリン，核酸の塩基，メラニンなど様々な物質の素材となる。

3）脂質の代謝

（1）脂質の消化と吸収

　食品中の脂質の99％は脂肪（中性脂肪：トリグリセリド：グリセリンに3分子の脂肪酸が結合した物）である。脂肪は十二指腸で流入する胆汁中の胆汁酸によって，水とまざり合う状態になる。この状態を乳化という。脂肪は乳化されることによって，消化酵素の作用を受けるようになる。乳化された脂肪は膵液のリパーゼによって消化され，グリセリンと脂肪酸に分解される。コレステロールやリン脂質などの脂質も，作用を受ける酵素が異なるが，ほぼ同様の仕組みで分解される。分解されたグリセリン，脂肪酸，コレステロールなどは小腸でリンパ管に吸収され，再び脂質に合成される。その際，脂質はある種のたんぱく質と結合してリポたんぱく質という，血液中に混ざることのできる粒子になって体内を循環する。血液中の脂質は細胞でエネルギー源として使われたり，貯蔵されたりする。

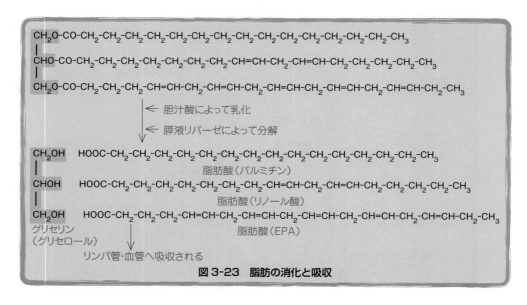

図 3-23　脂肪の消化と吸収

（2）脂質の体内代謝

脂質のほとんどは脂肪である。脂肪はグリセリンと脂肪酸でできている。脂肪酸は細胞に取り込まれると，β酸化という仕組みでアセチルCoAに分解され，クエン酸回路によってエネルギーとして利用される。グリセリンは糖の代謝経路である解糖反応を経てエネルギーとして利用される。

（3）脂質代謝と生活習慣病

脂質を過剰に取ったり，脂質や糖質の量がエネルギー消費量より多い場合には，血液中に中性脂肪やコレステロールが多くなる。その状態を脂質異常症（高脂血症）という。脂質異常症にはコレステロールが多い高コレステロール血症と，中性脂肪が多い高中性脂肪血症がある。高コレステロール血症は動物性脂質の過剰が原因であることが多く，高中性脂肪血症は砂糖や果糖の過剰が原因となりやすい。

脂質異常症は血液中に過剰な脂質がある状態であり，動脈硬化を進行させる。近年は小児の血中のコレステロールや中性脂肪の値が高くなってきていることが，非常に懸念されている。食生活の洋風化，食べ過ぎ，運動不足が，成人のみならず小児の生活習慣病の原因になっている。

> **高脂血症**
> 　「高脂血症」という名称は，「低HDLコレステロール血症」を含む病名としてはまぎらわしいため，日本動脈硬化学会は「動脈硬化性疾患予防ガイドライン2007年版」で，従来「高脂血症」と呼ばれていた病態を「脂質異常症」と呼ぶように提言している。

分泌部位	消化液	消化酵素			非酵素成分
		糖 質	たんぱく質	脂 質	
口	唾 液	プチアリン			
胃	胃 液		ペプシン カテプシン レンニン（乳児）	リパーゼ	塩 酸
十二指腸	膵 液	アミラーゼ マルターゼ	トリプシン キモトリプシン エラスターゼ	リパーゼ	炭酸水素ナトリウム
	胆 汁				胆汁酸（脂質の乳化作用） 胆汁色素
小 腸	腸 液	スクラーゼ ラクターゼ	アミノペプチダーゼ カルボキシペプチダーゼ ジペプチダーゼ		

表3-6　主な消化液と消化酵素

（4）その他の食品成分の吸収

ミネラル，ビタミンは消化酵素の作用は受けない。小腸で吸収される。水は胃で少量吸収され，大腸で大部分が吸収される。食品添加物・残留農薬・環境ホルモンなども消化酵素の作用は受けない。

6. 排　泄

1）便

（1）新生児の便

　出生後4日頃までの黒褐色の便を胎便という。出生前に子宮で飲み込んだ羊水や腸の細胞などを胎便として排泄する。ねばねばしていてほとんど無臭である。母乳を摂取することによって黄色がかった便に移行していく。

（2）乳児の便

　乳汁だけを飲んでいる乳児の便は不快臭がなく弱酸臭がする。色はきれいな黄色でねっとりしている。この色は胆汁色素（ビリルビン）の色である。かつては母乳栄養児の便と人工栄養児の便でははっきり違いがあったが、近年は人工栄養の改良によってほとんど差がなくなった。

　乳児期には緑色の便（緑便）が出ることがある。本来の便の色は黄色であるが、腸内が酸性になっているとビリルビン（黄色）が酸化されてビリベルジン（緑色）に変化することがある。また、排泄後に空気中の酸素によって酸化された場合にもビリベルジンになって緑色となる。このように、緑便は化学反応によって起こるわけであり、何らかの病気のサインではない。

（3）離乳期以降の便

　離乳期の便は食物によって影響を受ける。野菜などの食物がそのままの形で混ざっていることもある。幼児期の便はほぼ大人に近くなってくる。

（4）異　常　便

　下　痢　便　　下痢の場合には正常な便より水分が異常に多くなり、排便回数も多くなる。乳児の下痢便は液体（水様便）であり、幼児の下痢便には不消化物が混ざっている。乳児の下痢の多くはウイルス（ロタウイルス、アデノウイルスなど）や細菌の感染が原因である。乳児は消化管の機能が未成熟なため感染しやすく下痢を起こしやすい。病原性大腸菌O-157の場合には腐敗臭のある下痢便が出て、やがて血便が出るとともに腹痛、吐き気、嘔吐、発熱が見られる。近年保育所等でO-157の集団感染が見られるので注意が必要である。

　浸透圧の高いミルク（成分濃度の高いミルク、アミノ酸や小さなペプチド分子が多く含まれるアレルギー用のミルクなど）では下痢をしやすくなる。

> **浸透圧**
> 　溶液は成分濃度が高いほど水を引き付ける力（浸透圧）が強い。ミルクの浸透圧が乳児の体液の浸透圧よりも高い場合には、乳児に吸収されにくくなり、下痢を起こしやすくなる。

血　　便　　血液が混じった状態の便を血便という。黒くなった血液が混じったタール便の場合と赤い血が混じった鮮血便の場合がある。タール便は胃や十二指腸など消化管の上部での出血，鮮血便の場合は小腸下部や大腸での出血である。便の表面に鮮血が付着している場合は肛門もしくは直腸での出血である。

　タール便の原因としては胃潰瘍，十二指腸潰瘍が考えられる。鮮血便の原因としては腸重積，肛門裂傷が考えられる。このうち，腸重積は症状が急激に進行するので，ただちに医師の診断を受ける必要がある。下痢状の鮮血便が混じる場合には細菌性の腸炎が疑われる。

粘 液 便　　細菌や潰瘍が原因で大腸が炎症を起こしている場合に粘液便となる。下痢を伴ったり，血便となったりする場合も多い。

白 色 便　　便の色が白色またはうすいクリーム色をしている場合である。先天性胆道閉鎖症の場合には胆汁色素が分泌されないので，白色便となる。

　下痢を伴う白色便の場合はロタウイルスによる下痢で，白色便性下痢，白痢などと呼ばれ，冬期に多く発生する。

兎糞状便　　便秘や栄養不足の場合にはウサギの便のようにコロコロした状態の便となる。

（5）幼児期の便秘

　不規則な排便習慣の幼児が増加している。このため，幼児にも便秘が増加している。便が直腸へ到達するとその情報が脳に伝わって「排便反射」が起こり，便を出そうとする。しかし，便意があってもがまんをしたり，急がされたりといった理由で排便しないと，便の水分が吸収されて直腸内の便は固くなる。こうなると直腸の感受性が下がって「排便反射」が起こりにくくなって便秘となる。こうしたことを繰り返していると不規則な排便習慣となってしまう。幼児期から毎日規則的に朝食後に排便する習慣をつける必要がある。また，食事の量の不足，食物繊維の不足は直腸にいく便の量が不足するので便意が起こりにくくなる。

　また，他人の家へ行くなどの環境の変化や，トイレがこわいなどの理由で心因性の便秘を招くこともある。

２）腎臓の機能と排尿

（1）腎臓の機能

　腎臓は腰の上あたりの左右1対の臓器である。その機能は血液をろ過して体内の物質の最終代謝物や血液中の過剰物質を排泄することである。尿素，尿酸，クレアチニン，食塩などの血液中の不要・過剰な物質は腎臓で水分とともにろ過されるが，水はその約99％が再吸収される。これによって不要な物質は少量の水の中に濃縮され，尿となるのである。腎臓はこの仕組みによって，血液の状態を一定に保つ役割を果たしている。乳幼児の腎臓は未発達であり濃縮力が弱く，尿の濃度は薄い。つまり，不要な物質を排泄するのに多く

の水分を必要とするわけである。このため，濃厚
な乳汁は腎臓に負担がかかる。

便と尿はともに排泄物だが，尿は体内の代謝産
物であり，不消化物である便とは全く異なる。

	1日の尿量（mL）	排尿回数（回）
乳　児	300〜600	10〜20
幼　児	500〜800	10
学　童	800〜1,200	5〜6

表3-7　尿の量と回数の目安

腎臓で作られた尿は膀胱にたまり，排尿される。
尿の量の目安はおよそ表3-7のようであるが，気温や水分の摂取量によって差が大きい。

（2）排　　尿

腎臓で作られた尿は膀胱にたまるが，その量が多くなって膀胱の内圧が高まると尿意を
もよおす。しかし，乳児では尿意を感じず，膀胱の内圧が高まると反射的に排尿する。1
歳頃から尿意を感じるようになり，1歳半〜2歳になると，昼間は意志によって排尿のコ
ントロールができるようになる。ただし，夜間はまだおねしょが多い。おねしょは少なく
なるのは4歳くらいからであるとされるが，個人差が大きく，学童期になってもおねしょ
が続く小児も珍しくない。

子どもの発育・発達と食生活Ⅰ
―授乳期・離乳期・幼児期―

1. 授乳期の意義と食生活

　授乳期の栄養法は，母乳栄養，混合栄養，人工栄養のいずれかである。

　授乳期は母子の健康面でも，愛着形成面でも重要な時期であり，授乳期の意義を親が理解することが必要である。授乳期の栄養法の内訳を経年的に見ると，図4-1のような推移となっている。2005年までは混合栄養が増加傾向であったが，近年は母乳栄養が増加傾向にある。ただ，図4-2に示すように，母親の就業状況による差がある。保育者として，

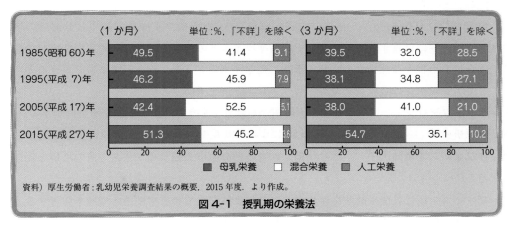

資料）厚生労働省：乳幼児栄養調査結果の概要，2015年度．より作成。

図4-1　授乳期の栄養法

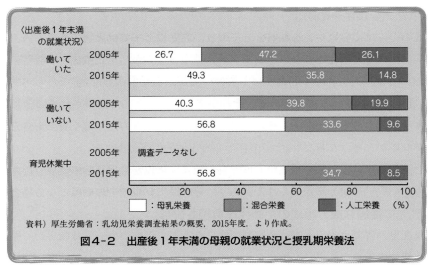

資料）厚生労働省：乳幼児栄養調査結果の概要，2015年度．より作成。

図4-2　出産後1年未満の母親の就業状況と授乳期栄養法

母子が健やかな授乳期を過ごせるよう支援していく必要がある。

1. 母乳栄養

　母乳栄養は，①感染抑制作用があることから，感染症の罹患率が低く，重症になる割合も低い，②牛乳アレルギーのリスクがない，③乳児に最適な成分組成のため代謝負担が少ない，④母子関係が良好に形成される，⑤出産後の母体の回復が促進されるなどの利点がある。また，母乳栄養児の方が人工栄養児に比べ，肥満になるリスクが低いことや，小児および成人での2型糖尿病の発症リスクが低いという報告もある。母乳育児の利点は妊婦・授乳婦に広く認識されており，「母乳で育てたい」と思う割合は96％に達している。

1）感染抑制作用

　母乳は次のような感染抑制物質を含んでいるために，人工栄養に比べて感染症の罹患率が低い。

　免疫グロブリンA(IgA：Immunoglobulin A)　　細菌やウイルスに対する分泌性の抗体で，腸管壁に付着することによって細菌やウイルスの侵入を阻止し，新生児期の感染性下痢をはじめ様々な感染性の病気の予防に効果がある。また，IgAが腸粘膜を覆うことによってアレルゲンの吸収量を減少させ，アレルギーを予防する。

　ラクトフェリン　　ブドウ球菌や大腸菌から鉄分を奪うことによって繁殖を抑制する。

　リゾチーム　　溶菌作用（菌を溶かす）によってサルモネラ菌や大腸菌の繁殖を抑える。

　ビフィズス菌増殖因子　　オリゴ糖，ムコ多糖などは大腸でビフィズス菌の増殖を促進する。

　ビフィズス菌は乳酸や酢酸を産生することによって腸での有害細菌の増殖を阻害する。ビフィズス菌はビタミンB_1，B_2，B_6，葉酸，ニコチン酸なども合成し，乳児に供給する。

2）牛乳アレルギーの防止

　人工乳のたんぱく質は牛乳を原料としており，乳児にとっては異物である。人工乳も完全にアミノ酸にまで消化されればアレルゲンにはならないが，消化機能や小腸壁の未熟な乳児においては，人工乳の牛乳たんぱく質の一部が未消化な状態で（すなわちペプチドの状態で）乳児に吸収されることがある。それがアレルゲンとして認識されることによってアレルギーが起こる場合がある。それに対して，母乳はヒトのたんぱく質であるため，乳児にはアレルゲンとはならない。

　ただし，母乳中には本来の母乳たんぱく質の他に，母親が食事として摂取したたんぱく質の断片（ペプチド）が分泌されることがあり，それがアレルギーの原因となる場合がある。

3）乳児に最適な成分組成のため代謝負担が少ない

　母乳は乳児の胃でカードと呼ばれる凝固物になるが，母乳のカードは軟らかく微細なため，消化機能の未熟な乳児にも消化されやすく，吸収率も高い。また，濃度が適切である

ため，生理機能の未熟な乳児に対して負担が少ない。さらに，母乳たんぱく質のアミノ酸組成は乳児の発育には理想的である。ヒトの母乳は他の哺乳動物に比べて成分濃度が低いが，ヒトの乳児はゆっくり成長していくのが特徴であり，それに適した濃度であるといえる。

4）母子関係が良好に形成される

母乳栄養は栄養・発育の点からだけでなく，母子相互作用の点からも重要である。乳児を抱いて授乳することは，乳児のみならず母親にもよい影響を与える。母性愛の確立を促し，その後の養育態度や母子の心理的関係にもよい影響を与えるものと思われる。ただし，母乳を与えなければ母性愛が育たないというわけでは決してない。

5）出産後の母体の回復が促進される

6）安全・衛生的，簡便・経済的である

母乳は，粉乳や調乳のための器具等から細菌や有害物質が混入するリスクを除ける。また，夜間や外出時にも調乳する手間がなく，常に適温で授乳でき，経済的でもある。さらに，乳幼児突然死症候群（SIDS*）の危険率は人工乳に比較して低い。

---

*SIDS（シズ）：Sudden Infant Death Syndrome（乳幼児突然死症候群）
　それまで元気な乳幼児が，主として睡眠中に突然死亡状態で発見される疾患。ほとんどは1歳未満の乳児に起こり，生後2か月から6か月に多い。日本での発症頻度はおおよそ出生7,000人に1人と推定され，2019年には約80人が亡くなっている。妊婦や養育者の喫煙，非母乳保育，うつ伏せ寝などがリスク因子である。人工乳が乳幼児突然死症候群（SIDS）を引き起こすというわけではないが，母乳育児ではリスクが下がる。
参考）● 厚生労働省研究班：乳幼児突然死症候群（SIDS）診断ガイドライン〔第2版〕，2012年10月.
　　　● （一般財団法人）厚生労働統計協会：国民衛生の動向 2021/2022，2021.

母乳栄養の意義は以上のように大変大きい。保育者としてはこうした意義を保護者に十分理解させて，自信をもって母乳栄養を行えるよう指導・援助することが望ましい。しかし，様々な条件のもとで，どうしても母乳栄養を行うことができない母親も少なからず存在する。母乳栄養の意義を強調し過ぎることで，こうした母親の不安をいたずらに増幅させることは避けなければならない。

2．母乳栄養の支援

母乳育児の支援は，妊娠中から，妊婦自身の体の変化や赤ちゃんの存在をイメージでき，母乳育児が実践できるようにするような支援をスタートさせる。具体的には，『妊娠前からはじめる妊産婦のための食生活指針』を踏まえた支援を行う（巻末付録参照）。

３．母乳分泌の仕組み

1) 母乳の合成と分泌の仕組み

　十分な量の母乳を出すことが母乳育児を進める上で必要であり，そのためには，母乳の合成と分泌の仕組みを知らなければならない。母乳は，いわば乳児と母親との共同作業によって合成され分泌される。

　乳児が乳首を吸うと(吸啜刺激)，その刺激が神経によって間脳視床下部に伝わる。さらにその情報が脳下垂体前葉に伝えられ，「プロラクチン」というホルモンが血液中に分泌される。プロラクチンは血液によって乳腺に運ばれ，母乳の合成を促進する。このようにして合成された母乳は乳房の腺胞という部分に蓄えられる。妊娠中に胎盤や卵巣から血液中に分泌されるホルモン「エストロゲン」は，プロラクチンの作用を抑制する働きをしているが，分娩前に分泌されたエストロゲンは分娩後も数日間は血液中に残っているため，その間はあまり母乳が合成されない。しかし，その間も乳児に乳首を吸わせることによってプロラクチン合成のための刺激を与える必要がある。数日間で血中のエストロゲン濃度が下がってきて抑制が解除されるので，たくさんの母乳が合成されるようになる。このため，出生直後には母乳の分泌量は少ない。

　腺胞に蓄えられていた母乳が乳管を経て乳首から分泌されるのにも，乳児の吸啜刺激が必要である。つまり，乳児が乳首を吸うことによって物理的に母乳を吸い出すだけではなく，吸啜刺激が母親の脳下垂体後葉から「オキシトシン」というホルモンを分泌させ，それが血液によって腺胞に到達すると，腺胞が収縮して乳管に母乳が分泌されるのである。乳管に分泌された母乳を哺乳動作によって乳児が吸うわけである。

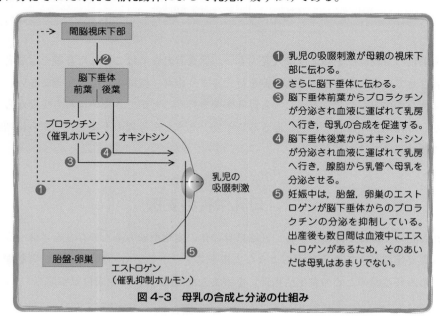

図4-3　母乳の合成と分泌の仕組み

　母乳の量には個人差があるが，母乳分泌の仕組みを理解して努力をすれば90％程度の母親は，母乳育児を進めるのに十分な量を分泌することができると考えられている。精神的な不安やストレスは「オキシトシン」の分泌に影響を与えるので，母乳の分泌量にも影響する。

2）授乳婦の食事と母乳の成分

　授乳婦は，非妊時に比べて母乳生産のためのエネルギーおよび各種栄養素が必要なため，食事摂取基準に付加量が示されている。授乳期には非妊時に比べて栄養素等が多く必要であるにもかかわらず，必要量が確保できていない授乳婦も多く存在している。授乳婦は，『妊娠前からはじめる妊産婦のための食生活指針』（巻末付録参照）を参考にして，バランスの取れた食生活に努めることが大切である。

　母乳は乳腺で血液中の栄養成分や免疫体を素材にして作られる。もちろん，血液中の栄養成分は食事に由来する。したがって，食事の内容が母乳の成分に影響を与える。たんぱく質や乳糖はあまり変動しないが，脂質やカロテン，ビタミンＣなどは食事内容の影響を受ける。いずれにせよ，母乳の素材は全て母親が食べた食物である。質のよい母乳を出すためには，授乳期はもちろん，それ以前から安全な食品を選び，バランスの取れた食生活を送ることにより，母親自身が健康に生活することが大切である。

　また，アレルギー体質の乳児の場合は母親が摂取したアレルゲンが母乳中に分泌され，その母乳を飲むことによってアレルギー症状が現れることもある。

3）母乳の成分変化

　初　　乳　　分娩後4〜5日頃までに分泌される母乳のことを初乳という。初乳にはカロテンが多いため黄色が濃い。たんぱく質も多いためやや粘度が高い。初乳は分泌量は少ないが，感染抑制作用のある免疫グロブリンＡ（IgA）やラクトフェリン，補体，溶菌作用のある酵素であるリゾチームなどを多量に含んでいるので，新生児にはなるべく飲ませた方がよい。

　成熟乳（永久乳）　　初乳は日数が経つにつれてしだいにその濃度が薄くなり，移行乳を経て，分娩後10日以上経つと成熟乳すなわち通常の母乳になる。成熟乳は淡黄白色で芳香があり，甘味がある。

4. 母乳育児の実際

1）母乳の授乳法

　授乳の間隔　　母乳の与え方は，乳児の生活リズムに合わせて要求に応じて欲しがるだけ与える自律授乳という方法が一般的である。ただしこれは泣いたら必ず授乳をするという方法ではない。母乳を要求しているのか，別の原因で泣いているのかを見極めなければならない。

　新生児期は授乳間隔が定まらず，1日当たり7〜10回程度で不規則であることが多い。生後1か月を過ぎると母乳の分泌もよくなり，授乳間隔も3時間程度と規則的になり，1日当たり6〜7回の授乳回数となる。2か月以降ではおよそ4時間ごとになり夜中の授乳をやめてもよい。

　1回の授乳時間　　1回の授乳時間はおよそ15分以内である。授乳時間が長すぎる場合は母乳不足の疑いがある。

2）母乳分泌の促進法

　母乳をよく吸わせる　　母乳は，乳児の吸啜刺激によって脳下垂体前葉から出てくる催乳ホルモン（プロラクチン）の作用によって合成される。したがって母乳は，乳児に吸わせれば吸わせるほど多く作られることを知っておくとよい。

　規則的な生活を送る　　過労や睡眠不足は母乳の分泌を妨げる。夜間の授乳や夜泣きのために，授乳期の母親は睡眠が不足しがちである。周囲の協力を得て，できるだけ生活を規則的にし，睡眠と休養の確保に努める。また，不安や心配のために母乳の分泌が悪くなることもある。家族や保育者の思いやりや励ましは，精神の安定につながる。また，母親自身が母乳で子どもを育てようという強い意志を持つことも大切である。

　適切な栄養を摂取する　　授乳中の母親の食事は，母乳の分泌に大きく影響する。たんぱく質や脂質が不足しないように注意を払うとともに，野菜などもたくさん摂取する。ただし，あまり高カロリー食を摂取するとかえって分泌が妨げられることもある。

　飲み残した母乳を搾っておく　　乳房に母乳が残っていると分泌量が減少する。このため1回の授乳で飲み切れなかった残りは次回までためておこうなどと考えず，搾っておくとよい。

　乳房のマッサージ　　母乳の分泌が悪い時は乳房マッサージや温湿布を行うとよく出るようになることもある。

3）母乳不足

　母乳栄養において注意しなければならないのは母乳不足である。次のような場合には母乳不足を疑ってみる必要がある。

　授乳間隔が短い場合　　授乳後短時間でまた欲しがるといった場合である。乳児の授乳間隔はおおむね3〜4時間であるが，これより短くなる場合は母乳不足の可能性がある。

　1回の授乳時間が長い場合　　いつまでも母乳を吸っているような場合である。1回の授乳時間はおよそ15分以内である。最初の5分程度で全哺乳量の50〜60％を飲み，10分ほどで大半を飲みつくしてしまう。その後はそれほど分泌されない。30分以上も乳房から離れない場合は母乳不足を考えてみる必要がある。

　よく泣き，睡眠が浅い場合　　母乳が足りていても，母乳を飲んだらすぐ寝るとは限らないが，母乳不足のため空腹でよく眠れないことが，機嫌の悪い原因となっている場合もある。

排便回数，尿量が少ない場合　排せつ物が少ない場合，母乳不足が考えられる。

体重増加が少ない場合　1週間間隔で体重を測定し，その増加が少ない場合は母乳不足の可能性がある。3か月以前の乳児が1日当たりおよそ25g程度以上増加していて，発育曲線に沿っていれば心配ないが，1日当たりの体重増加が20g以下の場合には母乳不足の可能性がある。

月齢 （月）	1日当たりの体重増加量（g）	
	男児	女児
1～3	25～35	23～31
3～6	13～18	15～17
6～9	9～11	9～10
9～12	6～12	7～8

表4-1　体重増加量の目安

4）哺乳量の測定

母乳不足が疑われる場合は，哺乳量を測定することによってこれらの徴候が本当に母乳不足によるものか，その他の原因によるものかを確認するとよい。哺乳量の測定には10～20g目盛りの体重計を用い，授乳の前後に着衣のまま体重を測定しその差を計算すればよい。その量が少ない場合には，母親は母乳分泌を促進するための努力を行う必要がある。それでも改善が見られない場合は人工乳で補うようにする。

月　齢	1回の哺乳量（g）	1日の哺乳量（g）
1週頃	60～70	400～500
2週頃	80～100	500～600
1か月頃	100～120	600～700
2か月頃	120～160	700～800
3か月頃	160～180	800～900
4か月以降	180～200	900～1000

表4-2　哺乳量の目安

5）冷凍母乳・冷蔵母乳

母乳は滅菌したポリエチレンの袋などを用いて冷凍保存することが可能である。そのための使いやすい専用の袋も市販されている（母乳バッグ，母乳フリーザーパックなど）。－18℃以下で冷凍して1か月以内であれば成分変化はわずかで安全性も問題はなく，保育所等での受け入れが広がっている。保育所としては，冷凍庫の設置，解凍する手間などの負担もあるが，積極的に受け入れを進めるとともに，母乳育児の母親を励ますようにしたいものである。

冷凍母乳を解凍する場合は常温で自然解凍するか，急ぐ場合はぬるま湯で解凍して哺乳びんに移し湯せんで温める。電子レンジや熱湯につけての解凍は，母乳の成分を変化させるので好ましくない。母乳は冷蔵保存することも可能である。搾乳後，冷蔵庫に保存した場合は12時間位は細菌繁殖もあまりなく，冷凍・解凍をしないので，成分変化もない。しかし，保存できる時間が短いために，朝の授乳の残りを冷蔵して保育所に持参するなどの他は，実際上はあまり利用する機会はないと思われる。

6）母乳をやめる時期

自然に母乳がやめられる（卒乳）ことが望ましいとされている。かつて，満1歳には原則として断乳（母乳をやめること）することが奨励された時期もあったが，現在は母子のスキンシップなどの観点から，満1歳以降も無理に母乳をやめさせる必要はないとする考え方

が主流になってきている。このため，断乳という言葉自体を使わなくなってきている。ただし，母乳は成分濃度が低いため，離乳後期（9か月）以降は，栄養的な意味は小さくなるので，自然にやめられるのであればやめても構わない。

　離乳食に興味が出てきて自然に母乳がやめられるのが理想だが，一方で，10か月を過ぎても母乳を飲む量が多く離乳食が進まないような場合には，母乳をやめた方がよいという考え方もある。離乳食の食べ方が少なかった乳児が母乳をやめることによって，食欲が出てきたり，母乳をやめたことをきっかけに，いろいろな物に興味が出てくる場合もある。

5．母乳栄養の留意点

　乳児にとって母乳は最良の栄養であるが，次のような留意すべき点を知っておく必要がある。これらの点に留意して母乳栄養を行うことにより，さらに母乳の価値は高くなる。

1）鉄分などが少ないこと

　母乳の成分的な特徴として，鉄・たんぱく質などの濃度が低いことがあげられる。母乳の成分濃度が低いことが，月齢の低い消化機能・腎機能の未熟な乳児に適合している。生後5か月くらいまでは，母乳のみで育ててまったく問題はない。その理由は胎児の時に多くの鉄を体内に蓄えて生まれてきているからである。蓄えてある鉄を少しずつ消費しながら成長していくので，鉄の少ない母乳でもかまわないわけである。

　しかし，離乳期には鉄分が欠乏しやすいので，母乳には鉄分が少ないことを念頭において，離乳食には努めて鉄の多い食品を用いるようにする。

2）新生児生理的黄疸を長びかせること

　血液中のヘモグロビンは代謝されてビリルビンという黄色の物質になる。ビリルビンは成人では胆汁中に胆汁色素として排泄されるが，新生児では十分に処理しきれず，その結果生後まもなくの時期に黄疸が現れる。これを新生児生理的黄疸といい，生理的現象である。母乳にはビリルビンの排泄を阻害する因子が含まれているため，新生児生理的黄疸が長引く。軽い黄疸の場合はそのまま母乳を飲ませてもさしつかえないが，黄疸症状が特に重い場合には，母乳を一時中断せざるをえないこともある。

　新生児には生後10日程度まで新生児生理的黄疸が見られるが，母乳の場合には1か月以上黄疸が続くことがあり，母乳黄疸と呼ばれている。

3）ビタミンKの不足

　母乳栄養児にはビタミンKが不足する傾向がある。ビタミンKが不足する原因は，母乳中にビタミンKが比較的少ないこと，母乳栄養児では腸内細菌がビフィズス菌優位となるため，ビタミンKを合成する作用を持つ大腸菌が少なくなることによる。

　ビタミンKは血液凝固に必要なビタミンであり，欠乏すると発生頻度は低いとはいえ1〜2か月の乳児が頭蓋内出血を起こす原因となることがある。

　そこで，頭蓋内出血を予防するために，母乳栄養児に対してビタミンKのシロップを出生日，7日目，30日目くらいを目安にそれぞれ2mg程度経口投与することが広く行われている。

4）母乳を介したアレルギー

　母乳のたんぱく質そのものはアレルゲンにはならないが，母親の摂取した食物（鶏卵，牛乳など）のたんぱく質が未消化のまま吸収され，母乳中に分泌されることがある。それが乳児にアレルギー症状をもたらすことがある。

　この場合には，母親が乳児のアレルギーの原因となる食物を除去しなければならない。当然，アレルゲンを含む食物を加工した二次製品にも注意する。ただし，この時期には血液検査などによって原因物質を特定することは困難であるので，母親が食事日誌をつけて，食物と症状の関係から原因物質を見付ける。母乳を介したアレルギーが見られるのは胎児の時にすでに感作（アレルギー症状が起こる状態になること）されているか，ごく微量のアレルゲンによって感作されたわけであり，比較的重症のアレルギーである可能性があるので，早めにアレルギーの専門医に受診する必要がある。

　なお，母乳を介した牛乳アレルギーを予防する目的で，牛乳たんぱく質を一部分解してアレルゲン性を下げた授乳婦用のペプチドミルク（森永乳業『Eお母さん』など）が市販されている。

5）環境汚染物質の分泌

　環境汚染物質のうち有機塩素系の化合物は，脂溶性（油脂に溶ける）で安定性の高い（分解されない）物質であり，人体の脂肪組織に蓄積する。蓄積したこれらの物質は母乳中の脂質に混入して分泌される。

　塩素を含む物質の焼却の際に発生するダイオキシン類，農薬として使用されたBHC，DDT，ディルドリン，工業原料として使用されたPCBなどがこれに当たる。PCB，BHC，DDT，ディルドリンはすでに使用禁止になってから年月を経ており，母乳中の濃度は低下してきている。しかし，ダイオキシンについては，母乳中に分泌される量が厚生労働省の定める耐容1日摂取量をはるかに上まわっていること，内分泌撹乱化学物質（環境ホルモン）としての毒性や発育への影響が解明されていないことなどから，母乳育児を行う上で大きな不安要因となっている。ダイオキシンについては，今後の研究成果を注視する必要がある。

　安全な食物が安心して食べられ，その食べ物を材料にして母体で作られる母乳を，安心して乳児に与えられる環境を取り戻したいものである。

6）母親の飲酒・喫煙の影響

　母乳栄養を行っている母親はなるべく飲酒は慎んだ方がよい。アルコールが母乳中に分泌されるからである。母乳中に分泌されるアルコールは乳児の害になるほどではないという説もあるが，やはり少しでも乳児に影響が及ぶ可能性のある物は避けたほうがよい。も

テーマ
母乳育児を支援するために具体的にどのような取り組みが必要か学習してみよう

目 的

母乳育児を支援するために必要な知識について幅広く調べてみよう。

課題Ⅰ

『日本人の食事摂取基準2020年版』における，授乳期の摂取基準について調べ，摂取したほうがよい食品を調べて，記入してみよう。

栄養素			女性18～29歳	女性30～49歳	授乳婦（付加量）	多く含まれている食品
ビタミン	脂溶性	ビタミンA	推奨量	650μg RAE/日	700μg RAE/日	+450μg RAE/日	
		ビタミンD	目安量				
		ビタミンE	目安量				
	水溶性	葉酸	推奨量				
		ビタミンC	推奨量				
ミネラル	微　量	鉄	推奨量				
		亜鉛	推奨量				
		ヨウ素	推奨量				
		セレン	推奨量				

課題Ⅱ

① 厚生労働省の『授乳・離乳の支援ガイド』の「授乳編」を読み，母乳育児の利点と授乳支援のポイントの重要性について，まとめてみよう。

② 自分が住んでいる地域の保健所や保健センターへ行き，各所で行われている「授乳支援の取り組み」を調べてみよう。

注） 保健所は，疾病の予防，健康増進，環境衛生など，公衆衛生活動の中心的機関として，地域住民の生活と健康に極めて重要な役割を持っている。

　　また厚生労働省は，1978（昭和53）年度から高度化しつつある対人保健分野における保健需要に対応するため，市町村保健センターの整備を推進している。

　　センターでは，健康相談，保健指導及び健康診査その他地域保健に関し，地域住民に身近な対人保健サービスを総合的に行っている。

保育所で冷凍母乳を行うに当たっての注意点を考えてみよう。

● 冷凍母乳の取り扱い方の確認事項 ●

冷凍母乳は直接授乳と違っていろいろな過程を経るので，衛生的な配慮，手順が大切になる。

①冷凍母乳は搾乳後すみやかに冷凍し，冷凍後1週間以内のものを原則として，受け入れることとする。

②冷凍母乳を受け取る際には名前，搾乳日時，冷凍状態を確認し，冷凍庫（−15℃以下）で保管する。

③専用の冷凍庫がない場合，他の食品に触れないように，専用の容器やビニール袋に入れて保管する。

④母乳はそれを飲む子どもの母親のものであることを確認する。病気感染などの防止のため，間違いのないようにする。

⑤授乳時間に合わせて解凍する。

⑥解凍する時は，母乳バッグのまま水につけ，数回水を取り替える。熱湯や電子レンジでは解凍しない。

⑦1度解凍したものは，使わなくても再冷凍はしない。また，飲み残しは捨てる。

⑧解凍した母乳を40℃程度（体温に近い温度）の湯せんで加温する。

⑨成分が分離しやすいので，ゆっくり振り混ぜあわせてから与える。

⑩解凍した母乳は，母乳バッグの下の切り込み部分を引き裂いて，哺乳瓶に注ぐ。

厚生労働省：児童福祉施設における食事の提供ガイド，2010．より作成

① 保育所において冷凍母乳を扱う時の注意事項を考えてみよう。

② 冷凍母乳を行う母親に対する指導・援助のポイントをあげてみよう。

③ 冷凍母乳を使用しないほうがよい場合を考えてみよう。

し飲む場合も最少量にすべきである。

　タバコについては，毒性の強いニコチンが母乳中に検出されるので，やめたほうがよい。また，ニコチンは血管を収縮させる作用があり母乳の分泌を悪くする。

　さらに，乳児のいる部屋でタバコを吸うと間接喫煙（受動喫煙）の害もある。母親以外の者も，乳児のいる部屋での喫煙は厳に慎むべきである。タバコに含まれるニコチンは毒性が強く，乳幼児が誤って食べてしまう事故も多い。こうした誤飲事故を避けるためにも乳幼児の環境にはタバコを置くべきではない。

　また妊娠中の喫煙についても，低体重児が生まれやすい，流産・早産になりやすいなどのデータもある。将来妊娠の可能性のある女性は，男性にもまして喫煙すべきではない。

7）母親の服薬

　母親が何らかの病気で薬を処方される場合は，授乳中であることを医師に告げることが必要である。母乳中に分泌されてそれが乳児に影響を与えるおそれのある薬については，授乳中は避けたほうがよい。母親の病気によっては服用せざるを得ない薬もあり，その薬が乳児に影響する場合は母乳を一時中止する。鉄剤や市販のかぜ薬などの多くは問題ない物も多いが，薬を服用する場合には母乳への移行と乳児への影響の有無を確認してからにすべきである。

8）母乳を介したウイルス感染

　母親がウイルスの感染者である場合には，母乳を介して乳児に感染する可能性がある。成人Ｔ細胞白血病（ATL）ウイルスは，母乳を介して15〜20％感染するとされている。AIDSウイルス（HIV）については，感染率は不明である。しかし，母親がこれらのウイルス保有者である場合は，母乳を介して乳児の感染する危険をさけるため，与えない方がよいと思われる。

成　分	母　乳	牛　乳	レーベンス「はいはい」	ステップ
エネルギー（kcal）	61	61	67.3	66.8
たんぱく質（g）	1.1	3.3	1.48	1.61
脂　質（g）	3.5	3.8	3.61	2.61
炭水化物（g）	7.2	4.8	7.28	9.28
灰　分（g）	0.2	0.7	0.31	0.57
カルシウム（mg）	27	110	49.4	116.7
鉄（mg）	0.04	0.02	0.91	1.31
水　分（g）	88.0	87.4	87.3	86.4

注）・母乳・牛乳（普通牛乳）は日本食品標準成分表 2020 年版（八訂）による。（100g 当たり）
　　・レーベンス「はいはい」（育児用ミルク），ステップ（フォローアップミルク）は製品の表示と調乳濃度より計算。（調乳時・100mL 当たり）

表4-3　母乳・牛乳・育児用ミルク・フォローアップミルクの主要成分組成

6. 人工栄養

様々な理由で母乳栄養が行えず，母乳の代替品で乳児の栄養を行うことを人工栄養という。現在は育児用ミルクもしくは特殊用途粉乳で行っている。

1）人工栄養の種類と特徴

（1）育児用ミルクの種類

現在我が国では6つのメーカーが育児用ミルクを製造，販売している。基本的な成分組成には大きな差はない。いずれも乳児の発育に十分な物であり，牛乳アレルギーなどがなければ，心配なく使用してよい。現在は次の6種類が市販されている（2022年12月）。

- ソフトカード「ほほえみ」（明治）
- ドライミルク「はぐくみ」（森永乳業）
- ネオミルク「すこやかM1」（雪印ビーンスターク）
- レーベンス「はいはい」（和光堂）
- バランスミルク（アイクレオ）
- ぴゅあ（雪印メグミルク）

（2）育児用ミルクの成分

現在市販されている育児用ミルクは，表4-4，4-5にあげた6社が販売する6種類である。製品間で主要成分の差はほとんどない。エネルギー，脂質，糖質については母乳とほぼ同

	ソフトカード ほほえみ （明治）	ドライミルク はぐくみ （森永乳業）	ネオミルク 「すこやかM1」 （雪印ビーン スターク）	レーベンス 「はいはい」 （和光堂）	バランス ミルク （アイクレオ）	ぴゅあ （雪印メグ ミルク）
エネルギー（kcal）	506	512	514	518	518	514
たんぱく質（g）	11.1	10.5	11.1	11.4	11.4	11.7
脂 質（g）	26.1	27.0	27.8	27.8	27.8	27.8
糖 質（g）	57.7	57.5	56.1	56.0	55.8	55.4
灰 分（g）	2.3	2.3	2.2	2.4	2.2	2.3
調乳濃度（%）	13.5	13	13	13	12.9	13

表4-4　育児用ミルクの主要成分（粉末100g当たり）

	ソフトカード ほほえみ （明治）	ドライミルク はぐくみ （森永乳業）	ネオミルク 「すこやかM1」 （雪印ビーン スターク）	レーベンス 「はいはい」 （和光堂）	バランス ミルク （アイクレオ）	ぴゅあ （雪印メグ ミルク）
エネルギー（kcal）	68.3	66.6	66.8	67.3	66.4	66.8
たんぱく質（g）	1.50	1.37	1.44	1.48	1.52	1.52
脂 質（g）	3.52	3.51	3.61	3.61	3.56	3.61
糖 質（g）	7.79	7.48	7.29	7.25	7.09	7.20
灰 分（g）	0.31	0.30	0.29	0.31	0.28	0.30

表4-5　育児用ミルクの主要成分（調乳時100mL当たり）

じであり，たんぱく質については母乳より消化吸収率が低い点を考慮して少し多めになっている。カルシウムと鉄が多いため，灰分が高くなっている。

　育児用ミルクの主要成分のうち，たんぱく質と乳糖は牛乳を原料としている。脂質は乳脂肪をはじめ，パーム・サフラワー・エゴマ・魚油など様々な物が原料となっており，製品によって多少違いがある。

　育児用ミルクを製造している各社は，母乳が乳児栄養の理想であるという観点から，牛乳の成分をできる限り母乳に近いものに改良する工夫を重ねてきた。ひところ育児用ミルクはたんぱく質，糖質の濃度が高くそのため乳児の発育が早かった。現在はたんぱく質，糖質，脂質の組成を母乳に近づけている。そのため，乳児の哺乳量，発育，便性は母乳栄養児と人工乳栄養児ではほとんど同じになった。

　育児用ミルクのメーカーは，母乳の優れた特性を化学的に研究し，表4-6のような微量成分を添加しており，一層母乳に近づいた。母乳には鉄やビタミンKが不足しがちであるが，育児用ミルクではそれも適量加えられているので栄養的にはほぼ完全に近い。ただし，母乳に含まれる免疫体(IgA)については添加することができないので含まれていない。

成　分　名	主　な　作　用
タウリン	神経伝達物質　中枢神経　網膜の発達
オリゴ糖	大腸でのビフィズス菌の増殖促進
ラクトフェリン	静菌作用
β-カロテン	抗酸化作用
α-リノレン酸	体内でDHAへ変化
ＤＨＡ	脳や網膜の発達
シアル酸	免疫強化・中枢神経の機能発達
ヌクレオチド	消化管の発育・免疫強化・脂質代謝の改善・大腸でのビフィズス菌の増殖促進
亜　　鉛	いくつかの酵素の成分，欠乏すると成長に影響
アラキドン酸	脂肪酸のバランスを母乳に近づける
セレン	抗酸化作用　いくつかの酵素の成分

表4-6　育児用ミルクに添加されている微量成分と作用

２）特殊用途粉乳

（1）牛乳アレルギー予防用ミルク

　牛乳の乳清たんぱく質を，たんぱく質分解酵素によって部分分解したペプチドを原料として使用している。抗原性は残存しているので，すでに牛乳アレルギーの症状がある乳児には使用できない。体質的にアレルギーの心配がある乳児にはアレルギー予防効果がある程度期待できるが明確なエビデンスがある訳ではない。ただし，育児用ミルクに比較して味はよくないが，アレルギー用ミルクよりは味はよい。現在市販されているのは次の商品である（2022年12月）。

　　• ペプチドミルクE赤ちゃん（森永乳業）

（2）牛乳アレルギー用大豆粉乳

牛乳アレルギーの乳児のために，牛乳ではなく大豆たんぱく質を原料としたミルクである。大豆にアレルギーがある場合には使用できない。現在市販されているのは次の商品である（2022年12月）。

- ボンラクトi（和光堂）

（3）牛乳アレルギー用アミノ酸乳

牛乳中のたんぱく質をプロテアーゼによって小さなペプチドとアミノ酸に分解したものを原料として使用したミルクである。牛乳アレルギーの乳児のほとんどに有効である。ただし，たんぱく質を分解してある分，浸透圧（水を引き付ける力）が高くなるので，下痢をしやすくなる。さらに味や匂いも悪いのが大きな問題点である。

これらの銘柄は，ほぼ同様の考え方で作られているが，種類によって，牛乳の分解の仕方に違いがあり，残っているペプチドの大きさや種類が異なっていると思われる。牛乳ア

種類・用途	主な特徴	商品名（メーカー）	アミノ酸等の原料	コメント
牛乳アレルギー用大豆粉乳	牛乳アレルギーの乳児のために，大豆（豆乳）をたんぱく質原料とした粉乳。大豆に対するアレルギーがある場合には使用不可。	ボンラクトi（和光堂）	大豆たんぱく	大豆アレルギーがある場合には使用不可。大豆アレルギーが発症しないように注意する。乳糖不耐症用としてよく用いられる。
牛乳アレルギー用アミノ酸乳	牛乳のカゼインたんぱく質を小さなペプチドとアミノ酸にまで分解したものを原料として使用。浸透圧が高いので下痢をしやすくなる。味もよくない。	ニューMA-1（森永乳業）	カゼイン消化物	苦みと臭いため，好んでのまない子どももいる。
	牛乳の乳清たんぱく質を原料にして，小さなペプチドとアミノ酸まで分解してある。乳清たんぱく質を原料にしているのは，主に風味を改善する目的である。	MA-mi（森永乳業）		ニューMA-1の「栄養バランス」「風味」「溶け」を改良。
		ミルフィーHP（明治）	乳清たんぱく質消化物	乳清たんぱく質を小さなペプチドとアミノ酸にまで分解したものを原料として使用。
アミノ酸調製粉末	たんぱく質を原料とせず，アミノ酸を原料としているためアレルギーは起こさない。ただし，味や匂いはかなり悪く，価格も高価。	エレメンタルフォーミュラ（明治）	精製アミノ酸	牛乳由来の成分は一切含まれていない。浸透圧が高いため下痢を起こしやすいことに注意。
牛乳アレルギー予防用ペプチドミルク	アレルゲンになりやすいたんぱく質を，部分的に分解したペプチドを原料として使用。アレルゲン性は残っている。体質的にアレルギーの心配がある人工栄養児に対しては，牛乳アレルギー予防効果がある程度期待できる。	ペプチドミルクE赤ちゃん（森永乳業）	乳清たんぱく消化物，カゼイン消化物，ラクトフェリン消化物	牛乳アレルギーの子どもには使用できない。大豆レシチンを使用しているため，大豆アレルギーの場合も使用できない。

表4-7　アレルギー用・アレルギー予防用のミルク

レルギーの程度が軽い場合にはどの銘柄を使っても問題ないが，重いアレルギーの場合には種類を変えてみて一番合った物にするとよい。また，脂質の原料も銘柄によって異なっているので，脂質の種類が合わないことがアレルギー症状に関係していると予想される場合には銘柄を変えてみる。

ただし，これらのミルクにはごくわずかにアレルゲン性を持ったペプチドが含まれている可能性があるので，アレルギー症状が重くてこれらのミルクでも症状が出る場合にはアミノ酸調製粉末を使用する必要がある。なお，これらのミルクは乳糖も分解してある。現在市販されている物は次の商品である（2022年12月）。

- ニュー MA-1（森永乳業）
- MA-mi（森永乳業）
- ミルフィー HP（明治）

（4）アミノ酸調製粉末

アレルギー用のミルクで症状が出る場合にはこれを使用する必要がある。アミノ酸を原料としているので，このミルクではたんぱく質に対するアレルギーは起こらない。現在市販されている物は次の商品である（2022年12月）。

- エレメンタルフォーミュラ（明治）

（5）乳糖不耐症用ミルク

乳糖を分解する酵素（ラクターゼ：β-ガラクトシダーゼ）が少ないか欠損しているために下痢をしてしまう乳児用のミルクである。乳糖を分解してある。なお，アレルギー用粉乳にも乳糖は含まれていない。現在市販されている物は次の商品である（2022年12月）。

- ノンラクト（森永乳業）

3）調乳法・授乳法

（1）粉乳の扱い方

粉乳は期限を確かめて新しい物を購入する。成分変化を避けるため，乾燥した涼しい場所に保存する。冷蔵庫に保存すると，出してすぐ開けた時に湿ってしまうのでやめたほうがよい。開缶後はなるべく早く使い切る。粉乳の容器に書かれている説明を読み，粉乳ひとさじをできあがり何mLに溶かすのかを必ず確認する。

（2）哺乳びんと人工乳首

現在我が国では十数種類の哺乳びん・人工乳首が市販されている。人工乳首の形は様々でありそれぞれ工夫を凝らしている。乳首の形に近い丸型の物が多いが，乳児がくわえたときの口腔内での乳首の形に似せてある偏平な物，偏平で内部に弁がついた物などもある。また，母乳トレーニング用の特殊な乳首なども市販されている。

使用用途に合わせて選択する。保育所などで使用する場合には家庭で使用している物と同一の物にする。人工乳首の素材としては，シリコンゴム（透明），イソプレンゴム（薄い

黄色），天然ゴム（茶色）があるが，可塑剤の溶出，ゴム臭，べとつきなどの問題がなく，比較的耐久性があるシリコンゴム製が優れており，最近はシリコンゴム製が主流となっている。人工乳首の選択に当たっては次の点を目安にするとよい。

- 哺乳動作の際に上顎のくぼみ（吸啜窩）に合う物であること
- 舌の蠕動運動がしやすく，つぶれにくい構造であること
- 空気を飲んでしまわないこと
- 適切な穴の大きさの物で10 〜 20分で必要量を飲めること

(3) 乳首の穴の形・穴の大きさ

人工乳首の穴の形や大きさもまちまちである。また，穴の位置が乳首の頂点ではなく上部の横にある物（ヌーク）もある。

月齢，吸う力や飲む量によって，穴の形（丸穴，クロスカット，スリーカットなど）やサイズを変える必要がある。それぞれ使用する人工乳首の使用説明書を熟読するとともに，出すぎたり，出なさすぎたりせず，10 〜 20分程度の授乳時間で必要量を飲むことができる穴の物を使用するようにする。

(4) 哺乳びんの材質

哺乳びんについては材質としてガラス製とプラスチック（ポリカーボネート）製がある。ポリカーボネート製は，その原料であるビスフェノールＡが微量溶け出す可能性がある。ビスフェノールＡは内分泌撹乱化学物質（環境ホルモン）の疑いもあるので，ガラス製の物を使用することが望ましい。

(5) 調乳法—無菌操作法—

① 調乳場所を清潔にする。

② 調乳に必要な次の器具を全て揃える。

- 哺乳びん　・哺乳びんの蓋　・乳首　・粉乳　・計量用スプーン
- 哺乳びんはさみ　・皿
- 鍋（消毒する器具が全て入る物）　・やかん

③ 手指の洗浄・消毒を行う。薬用セッケンできれいに手を洗い，できれば逆性セッケン液で消毒する。

④ 器具の消毒を行う。鍋に哺乳びん，哺乳びんはさみ，皿を入れ，水を注いで蓋をして火にかける。

沸騰後2 〜 3分したら乳首を入れ，さらに1 〜 2分消毒を行い火を止める（乳首を後から入れるのは，ゴムが長時間の熱で劣化するのを防ぐためである）。

⑤ 消毒済みのはさみで，皿を取り出し，その上に乳首をおく。

⑥ 乳が触れる所には手で触れないようにして，哺乳びんをセットする。

⑦ やかんでいったん沸騰した湯を70℃ぐらいに冷まし，調乳する量の1/2から2/3量入れる。

⑧　粉乳を計量用スプーンですくい取り，粉乳の缶にセットされたすりきり棒で，すりきって量り，所定の量を哺乳びんに入れる。

⑨　哺乳びんを静かに振って粉乳を完全に溶かす。哺乳びんを目の高さにして，できあがり量まで湯を注ぐ。

⑩　乳首をきっちり付け，さらによく溶かす。

　なお，多くの乳児がいる場合には1日分の調乳をまとめて行い，最後に殺菌を行う終末殺菌法もある。しかし，ビタミンCの損失などを考慮すると，保育所等ではよほどのことがない限り1回分ずつ調乳するのが望ましい。

(6) 授 乳 法

　心構え・抱き方　授乳は乳児と母親(保育者)を結ぶ大切な時間であり，母親の愛情を示すかけがえのない機会でもある。保育者は母親の気持ちになって乳児をしっかりひざ深く抱き，静かな環境の中で落ち着いた気分で授乳に専念することが大切である。生後間もなくの乳児でも，授乳している母親の顔に目の焦点が合っている。優しい笑顔で乳児と目を合わせて，話しかけながら与える。

　乳の温度　授乳時の乳の温度は乳児によって多少の好みがあるが，だいたい体温より少し高め(37 ～ 40℃)ぐらいが適当である。哺乳びんがガラス製であれば，頬に当ててみて少し熱く感じるぐらいならよい。あるいは下腕の内側に2 ～ 3滴落としてみて熱くも冷たくも感じなければよい。

　乳首の穴の調節　乳首の項で述べたように，乳児の月齢，吸う力に合った乳首を選択する。楽に出すぎてしまう乳首は適当ではない。かといってその乳児の能力からして吸えないような乳首でもいけない。乳首の種類によって穴のサイズ表示や使い分け方法が様々であるので，その説明書を熟読する。

　飲み方，飲み残しの観察　授乳中は，乳児の飲み方がふだんとかわらないかよく観察する。飲み終わったら飲んだ量を記録する。飲み残した場合は，病気以外に次のような原因を疑ってみる。

- 乳首の穴が小さすぎた。
- 空気をたくさん飲み込んでしまい，空気で胃が満たされてしまった。
- 乳が冷めてしまった(冬季にはよくある)。
- 乳の分量，濃度が乳児に適さない。
- 果汁などを授乳の前に与えたために乳が飲めない。

　乳児の食欲には波がある場合が多いので，他に異常が認められず，上記のいずれの原因にも該当しない場合には，無理強いしないで様子をみる。

　排　　気　授乳が終わってそのまま寝かせると，授乳時に飲み込んだ空気をゲップとして出す時に，乳も一緒に戻してしまうことがある。これを溢乳という。溢乳を避けるために，授乳後には乳児をたて抱きにして軽く背中をたたいたりさすったりしてあらかじめ

ゲップを出しておく。これを排気という。

4）人工栄養・母乳栄養と乳児保育

初めて子どもを育てる保護者にとって，0歳の時期は乳と離乳食について，わからないことや不安なことが多い。母乳や育児用ミルク，離乳食を原因としたアレルギーが発症しやすい時期でもある。0歳児の食事は，子どもの月齢，健康状態，家庭の状況などによって，母乳，育児用ミルク，アレルギー用ミルク，フォローアップミルク（生後9か月以降），離乳食が様々な組み合わせになっている。乳児保育に携わる保育者・給食担当者は，それらの特徴，利点，留意点について深く学んだ上で，保護者を指導・援助していく必要がある。

保育者が確かな知識と日々の意思疎通によって保護者を支えることで，子育てにおける余計な不安を払拭することができる。一方で，この時期の子どもは，日々成長・発達していく。保護者と保育者が子どもの発育をともに喜び合う関係を築くことで，親は子育てに，保育者は日々の保育に喜びを見いだすことができる。

月齢が低い時期には，母乳は理想的な栄養だが，現在の育児用ミルクの成分はかなり母乳に近くなっているので，何らかの事情で母乳を与えることができない場合にも，安心して与えることができる。保育者はこのことを保護者に伝えて，人工栄養の場合にも自信をもって子育てできるようにする。

保育所に預けながら，冷凍母乳を活用して母乳で育てることを選択した保護者に対しては，快く冷凍母乳を受け入れることはもちろんだが，母乳育児を続けることを励まし援助する。

7. 混合栄養

1）混合栄養が必要な場合

母乳の他に人工乳を加えて乳児の栄養を行うことを混合栄養という。混合栄養が行われるのは，母乳が不足する場合，母親が就業などの理由で毎回の授乳の全てを母乳にできない場合である。

2）混合栄養の実際

（1）母乳不足の場合の混合栄養

母乳不足の兆候が見られたら早めに混合栄養にする必要がある。混合栄養においてもなるべく母乳の割合が多いほうが望ましいことはいうまでもない。そのためになるべく母乳を吸わせる機会を多くすることが必要である。

授乳時に毎回人工乳を補う方法　　毎回母乳を十分吸わせたあと，人工乳を与えて不足分を補うようにする。この方法は毎回吸啜刺激を受けるので，かなり長い間混合栄養を続けることができる。

テーマ

無菌操作法によって育児用ミルクを調乳し，授乳してみよう

目 的

　調乳・授乳器具の種類や扱い方について理解した上で，無菌操作法による育児用ミルクの調乳法を習得し，授乳法も習得する。

課 題

　第4章第1節3)調乳法・授乳法(86ページ)を参照して，実際に調乳・授乳を行う。

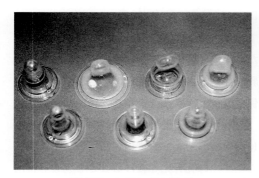

写真①　いろいろな乳首
市販されている人工乳首の例

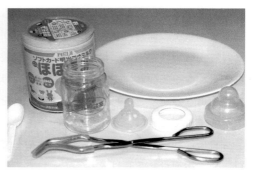

写真②　調乳器具

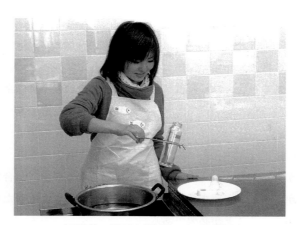

写真③　器具を消毒している様子

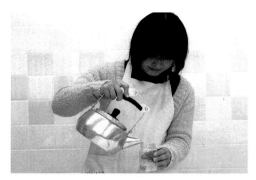

写真④　哺乳びんに湯を注ぐ

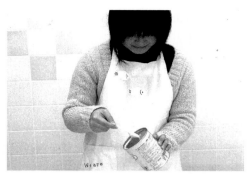

写真⑤　粉乳を量る

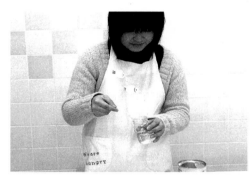

写真⑥　粉乳を哺乳びんに入れる

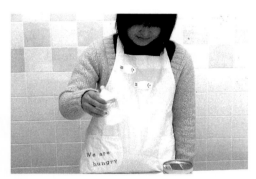

写真⑦　哺乳びんを静かに振って粉乳を溶かす
　　　　このあと，できあがり量まで湯を注ぐ

・写真③から写真⑦までが，「無菌操作法」の簡単な流れである。

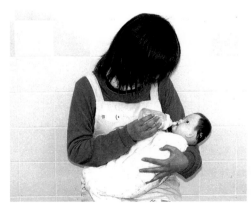

写真⑧　授乳しているところ

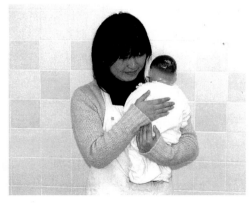

写真⑨　排気しているところ

母乳と人工乳を交互に与える方法　　母親によっては，疲労などのために授乳を休まないと母乳がたまらないことがある。この場合には母乳と人工乳を交互に与えざるを得ない。この時もなるべく乳児に乳首をふくませて吸啜刺激を与えておいた方が分泌促進になる。

（2）母親の就業等による混合栄養

　母親が就業している場合には，直接母乳を与えることができない時間帯がある。職場と保育所等の条件を整えて，保育所等で冷凍母乳を与えてもらうのが理想的である。それが無理な場合には保育所では人工乳を与えることになり，混合栄養となる。勤務時間の前と後に母乳を与える回数をなるべく多くするとともに，勤務している間でも育児時間に搾乳して冷凍母乳を作るようにするとよい。乳房に母乳がたまったままにしておくと，母乳の分泌はだんだん悪くなってしまうためである。

　保育所で授乳する際に，人工乳首の穴が大きすぎる物を使うと，乳児が楽に飲むことに慣れてしまうために母乳を嫌がるようになる場合があるので注意する。

2．離乳期の意義と食生活

1．離乳の意義

　生まれてから幼児期までの数年間は，栄養を取る方法が大きく変化する時期である。生後5か月くらいになると，それまでの乳汁だけの栄養法に加え，新たに離乳栄養が開始される。離乳期は，食物の口への取り込み・咀しゃく・嚥下といった，ヒトとしての食行動の土台が完成する時期であり，さらに，生涯の食習慣の基礎を作るという重要な時期である。

　離乳の目安となる『授乳・離乳の支援ガイド』（巻末付録参照）では，離乳について，乳児の食欲や発育の様子，あるいは地域の食文化や家庭の食習慣を考慮して無理なく進めていくこと，また一人一人の個性を尊重し画一的な進め方にならないように留意することが示されている。離乳の実際では，子どもの環境や状況，発育の個人差に合わせて進めていく。

1）離乳の定義

　「離乳とは，成長に伴い，母乳又は育児用ミルク等の乳汁だけでは不足してくるエネルギーや栄養素を補完するために，乳汁から幼児食に移行する過程をいい，その時に与えられる食事を離乳食という。この間に子どもの摂食機能は，乳汁を吸うことから，食物をかみつぶして飲み込むことへと発達する。摂取する食品の量や種類が徐々に増え，献立や調理の形態も変化していく。また摂食行動は次第に自立へと向かっていく。」とされている。母乳・育児用ミルクだけの単調な繰り返しから，次第に多くの食品や様々な献立に慣れていき，やがて自分で食べることができるようになる。離乳期は，乳児期の哺乳から食事が自立する幼児期への発達の過程である。

2）離乳食の必要性と役割

栄養の補完　　乳児が，母乳や育児用ミルクだけで順調に発育できるのは，生後5，6か月くらいまでである。その後は発育に必要な栄養量が増加するので，水分の多い乳汁（母乳は88％，ミルクは約87％が水分）では必要量を摂取することが難しくなる。離乳食は乳汁からの栄養の不足を補い，やがて栄養の主体になっていく。また，胎児期に蓄えられた貯蔵鉄は，生後5，6か月くらいまでに使い果たされてしまうので，食事によって補う必要がある（母乳には鉄がわずかしか含まれていない。82ページ，表4-3参照）。

摂食機能の発達　　哺乳反射が次第に見られなくなる生後5〜6か月頃から，なめらかにすりつぶした状態の食物が口に入ると，舌の前後の動きで，口の前から奥に移動させて飲み込むことを覚える。そして，次第に固さが増していく食事を食べることで，唇，舌，歯ぐき，顎を連携させた動きが少しずつできるようになる。こうした食事の経験が摂食機能の発達を促し，子どもは'かみつぶして飲み込む'ことを身に付けていく。

消化機能の発達　　生後6〜8か月頃になると歯が生えはじめ，唾液などの消化液の分泌が増加するとともに消化酵素の活性も高まって，乳汁だけではなく他の食品を受け入れる準備が少しずつ整ってくる。この時期に離乳食として様々な食品を食べることは，胃や腸の消化機能の強化に役立つ。ただし，消化機能は未熟なので，食事の固さや量，食品の種類などには注意が必要である。

精神機能・運動機能の発達　　離乳食を食べることで，五感（視覚，聴覚，嗅覚，味覚，触覚）が刺激され，変化に富んだ献立は子どもの経験を豊かにして，精神発達を促す。さらに，手づかみ食べやスプーンなど食具を使って食べるなどの食行動は運動機能の発達とも関連している。また家族や仲間との食事を通して，社会性が育まれていく。これらが幼児期の発達につながるので，それぞれの発達段階に応じた離乳食を経験することが大切である。

望ましい食習慣の基礎　　たくさんの味やいろいろな舌ざわりの物を食べることは，味覚を育てるとともに将来の望ましい食習慣の土台になる。また，決まった時刻に決まった場所で食べるという食習慣のスタートも離乳食であり，食事は毎日の規則正しい生活のリズムを作る要素として位置付けられていく。食品や調理法，与え方や食卓の雰囲気などにも気を配り，楽しく食事ができるように心がける。

2．離乳の開始と完了

1）離乳の開始

離乳の開始とは，なめらかにすりつぶした状態の食物を初めて与えた時をいう。その時期は生後5，6か月頃が適当である。離乳を開始する時期の発達の目安は，首のすわりがしっかりして寝返りができ，5秒以上座れる，食物を見せると，口を開ける，目で追う，

手を出したりするなど食べ物に興味を示す，スプーンなどを口に入れても舌で押し出すことが少なくなる（哺乳反射の減弱）などである。

　離乳開始前に果汁やイオン飲料を与えることについては，『授乳・離乳の支援ガイド』では栄養学的意義は認められていないとした。また食べる機能の発達の観点から，スプーン等の使用は離乳開始以降でよい（巻末付録参照）。

２）離乳の完了

　離乳の完了とは，形のある食物を噛みつぶすことができるようになり，エネルギーや栄養素の大部分が母乳または育児用ミルク以外の食物から取れるようになった状態をいう。その時期は生後12〜18か月頃（『授乳・離乳の支援ガイド』による）である。時間をかけて，食物の固さや大きさ・献立の種類を変化発展させ，幼児食に近づけていく。近年は開始・完了時期とも若干遅くなっており，これを踏まえて開始・完了時期が示されている。

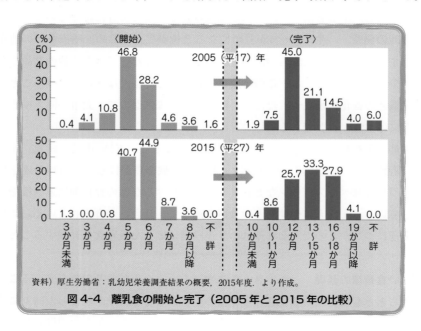

図4-4　離乳食の開始と完了（2005年と2015年の比較）

3. 離乳食の進め方

１）進め方の原則

（1）個人差を尊重する

　月齢が同じでも，発育は子どもによって個人差があるので，離乳は『授乳・離乳の支援ガイド』を目安に，子ども一人一人の様子を見ながら，その子なりのペースで進める。

（2）急がず計画的に進める

　栄養補給や摂食機能発達のために，離乳にはある程度の計画が必要である。しかし，体調を崩したり食べ方にムラがあるなど，離乳は予定通りに進まないことがあるので，あま

り綿密な計画にこだわらず，無理のない状況で進めていく。また，離乳の段階が次に進む時には，少しずつ慣れさせていくことを心掛けて，急に変化させないように注意する。

2）離乳開始前の準備
（1）授乳時刻を規則的にしておく
離乳食は授乳の時刻に与える。消化に負担をかけないように，食事回数が少ない離乳開始の頃から，できれば毎日同じ時刻に与えるのが望ましい。食事の回数が増えていく際にも，時刻が定まっていると無理なく対応することができる。離乳食のリズムは授乳のリズムが土台である。

（2）健康状態を良好にしておく
離乳開始までは負担の少ない乳汁だけで発育してきた乳児が，それ以外の食品を少しずつ受け入れていくためには，健康であることが条件である。離乳は，消化器官をはじめ全身の健康状態がよい時期に開始する。発育に遅れがある場合は医師に相談する。

3）離乳の計画
離乳は早く始めて早く終わるのがよいのではない。適切な時期より早く開始したり離乳の進め方が早すぎると，摂食機能の発達がうまく進まなかったり食物アレルギーを起こしやすくなるので注意する。

（1）離乳初期（生後5か月〜6か月頃）
- 1日1回食から2回食へ。
- 食事の固さ：なめらかにすりつぶした状態(ポタージュくらい)。
- 摂食機能：口に入った物を，嚥下反射が出る位置まで送ることを覚える時期。

離乳食
- 初めは1日1回1種類の物を1さじから与える。

  つぶしがゆ(米がゆ)から始め，様子をみながら2〜3さじと量を増やしていく。つぶしがゆに慣れたら，すりつぶした野菜などを1さじから，さらに豆腐や白身魚などのたんぱく質食品を1さじからと組み合わせて，食品の量と種類を増やしていく。
- 衛生・飲み込みやすさに気を配る。

  この時期は離乳食を飲み込むこと，その舌ざわりや味に慣れることが主体である。一方，乳児は細菌への抵抗力が弱いので，なめらかな状態にするための調理器具に細菌の付着や汚染がないようにする。加熱時間や取り扱いにも十分に注意して調理し，でき上がったら長時間室温に放置せずに，すぐに与えるのが原則である。まとめて作った場合は，1回分ずつ取り分けて冷凍保存するとよい。
- 開始して1か月頃から2回食にしていく。

  2回目の食事は，授乳を1回はさんだ後に与えると，消化に負担がかからない。また，新たに加える食事は，初めは少量を与えて次第に量を増やしていき，2回の食事量が同じになるように進めていくとよい。

授　乳　離乳食を食べさせた後，母乳または育児用ミルクを欲しがるだけ授乳する。離乳食とは別に，離乳開始前と同様に同時に授乳する。

(2) 離乳中期（生後7か月〜8か月頃）

- 1日2回食。
- 食事の固さ：舌でつぶせる固さ（豆腐くらい）。
- 摂食機能：口の前の方を使って食べ物を取り込み，舌と上顎でつぶしていく動きを覚える。

離 乳 食

- 2回食のリズムが定着する。

　新たに加える2回目の食事は，初めは少量から与えて次第に量を増やしていき，2回の食事量が同じになるように進めていくとよい。

- 食品の種類を増やし，栄養への配慮を始める。

　数多くの味や舌ざわりに親しむようにする。また，離乳食から取る栄養の割合が次第に増えてくるので，穀類，たんぱく質性食品，野菜・果物など数種類を，毎食上手に組み合わせる。

授　乳　離乳食の後は，これまでと同様，欲しがるだけ授乳する。離乳食とは別に，母乳は欲しがるままに，育児用ミルクは1日3回程度与える。

(3) 離乳後期（生後9か月〜11か月頃）

- 1日3回食。
- 食事の固さ：歯ぐきでつぶせる固さ（指でつぶせるバナナくらい）。
- 摂食機能：舌と上顎でつぶせない物を，歯ぐきの上でつぶすことを覚える。

離 乳 食

- 早朝と就寝前以外の昼間の時間は，3回の離乳食を食べるようになる。
- 食品や献立の種類をさらに広げ，食事量を増やしていく。

　薄味で固さが離乳の目安に合っていれば，家族の食事から取り分けるなどして，多彩な食事内容になるように心がける。

- 鉄の不足に配慮する。

　この時期は特に鉄の不足が起こりやすいので，食品の選択には注意が必要である（98ページ参照）。

授　乳　離乳食後は欲しがるだけ授乳する。離乳食とは別に，母乳は子どもの欲するまま，育児用ミルクは1日2回程度与える。

(4) 離乳完了期（生後12か月〜18か月頃）

- 1日3回食と間食1〜2回。
- 食事の固さ：歯ぐきで噛める固さ（肉だんごくらい）。
- 摂食機能：口へ詰め込みすぎたり，食べこぼしたりしながら，一口量を覚える。手づ

かみ食べが上手になるとともに，食具を使った食べる動きを覚える。

・食事量の目安：主食・副菜・主菜はそれぞれ成人の1/2弱程度。果物は1/2程度。

離 乳 食

・食事の時刻は朝・昼・夕になる。

　離乳食を与える時刻は，それまでの授乳の時刻から家族と同じになるので，規則的な食事によって生活リズムが整ってくる。

・離乳が完了したとはいえ，固さ・味付けにはまだ配慮が必要。

　家族と一緒に食べるようになるが，味の濃い物や刺激の強い物は避けて，薄味を心がける。また，奥歯が生えそろわないと十分に噛むことができない。奥歯の生え方には個人差があるが，咀しゃく機能は奥歯が生えるに伴い乳歯の生え揃う3歳くらいまでに獲得される。離乳の完了は咀しゃく機能発達の完了ではないので，この時期はまだ食事の固さや大きさについても配慮が必要である。

・自分で食べる楽しみを経験する。

　この頃は運動機能や精神の発達が進み，自分で食べたがるようになる。手づかみ食べがしやすいように，おにぎりなど手に持てるように調理をする，子ども用のお皿を使用する，汁は少量にする，エプロンをつけ床にシートを敷くなどの配慮をする。保護者や保育者は必要に応じて手助けをして，子どもが自分で食べる楽しみを経験できるように配慮する。

授　　乳　　母乳または育児用ミルクは，一人一人の子どもの離乳の進行および完了の状況に合わせて与えるので，離乳の完了は，母乳または育児用ミルクを飲んでいない状態を示すものではない。

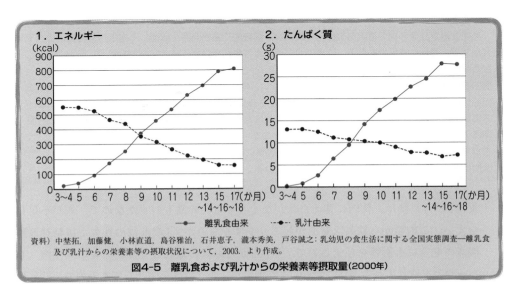

資料）中埜拓，加藤健，小林直道，島谷雅治，石井恵子，瀧本秀美，戸谷誠之：乳幼児の食生活に関する全国実態調査—離乳食及び乳汁からの栄養素等の摂取状況について，2003．より作成。

図4-5　離乳食および乳汁からの栄養素等摂取量（2000年）

４．離乳食の進め方の目安

１）食事の目安

（1）食品の選択と進め方

穀　　類　　離乳開始につぶしがゆが適しているのは，消化に負担がかからずアレルギーの心配も少ないからである。こめをはじめ，うどん，じゃがいも，パンなどは消化しやすく固さや大きさを調節しやすいので，5，6か月から離乳期を通して使用できる。

たんぱく質性食品

- 卵：十分に加熱した卵黄はアレルギーの抗原性が比較的少ないので，卵黄（固ゆで）だけから始めて，離乳が進むにつれて次第に全卵を使用していく。
- 魚：5，6か月頃に与えるのは，脂肪の少ない白身魚がよい。次いで，赤身魚，青皮魚へと進めていく。
- 肉：7，8か月頃から，食べやすく調理した脂肪の少ない鶏肉を用いる。脂肪の多い豚肉などは少し遅らせる。
- 乳製品：牛乳や塩分の少ないチーズはスープやおかゆとして，無糖ヨーグルトはそのまま使用する。
- 豆腐，大豆製品：豆腐はなめらかにすりつぶして5，6か月頃から与えることができる。離乳が進めば，刻んだ納豆やきな粉なども使用できる。

油 脂 類　　食品や献立の種類が多くなるころから，サラダ油やバターなどを調理に少しずつ使用していく。

（2）食品選択の留意点

- はちみつは，乳児ボツリヌス症予防のため，満1歳までは使用しない。

> **乳児ボツリヌス症**
> 　乳児がボツリヌス菌の芽胞を経口的に摂取し，腸管内で菌が発芽・増殖して産生した毒素によって発症する。便秘，哺乳力の低下，泣き声が弱くなる等の初発症状に続き，筋力の低下，筋肉の麻痺による呼吸困難等の症状が現れる。致死率は3％以下とされる。生後2週間から1歳未満の乳児に発生し，腸内細菌叢が発達する 1 歳以上での発症例はない。厚生労働省は 1987（昭和 62）年に，1歳未満の乳児にはちみつを与えないよう通知している。さらに，2017（平成29）年2月に離乳食としてジュースに混ぜて与えたことによる死亡事案が発生したことを受け，同年4月，自治体衛生主管部宛に「食中毒の発生について―1歳未満の乳児にはちみつを与えないでください―」を改めて事務連絡した。ボツリヌス症は「感染症の予防及び感染症の患者に対する医療に関する法律」（1999年施行）で，医師に届出義務のある四類感染症に分類されている。

- 生後9か月以降は，体内に蓄えた鉄がなくなり母乳の鉄もわずかなので，鉄が不足しやすい。この頃から鉄欠乏貧血が起こりやすくなるが，1歳前後の鉄欠乏は精神運動機能の発達にも影響を与えるので，生後9か月以降の離乳食では，赤身の魚や肉，レバーなどを取り入れるようにする。また育児用ミルクは鉄を強化してあるので，授乳以

外にも離乳食の調理で使用するとよい。鉄を多く含むベビーフードなども利用できる。

一方，牛乳の鉄はごくわずかであり，吸収率も10%程度と低い。牛乳は優れた食品であるが，鉄の補給が必要な時期に牛乳だけを多く飲むと，鉄欠乏になりやすい。飲み物として牛乳を与えるのは1歳以降が望ましい。

- 食物アレルギーを引き起こすおそれのある食品について，消費者庁より表4-8の食品が示されている。これらのうち，卵，小麦（製品としてパンやうどんなど），鶏肉，大豆（製品として豆腐など），果物類などは，離乳食で使用する頻度も高い。医師の指示を受けずに除去を行うと，必要な栄養が不足して成長・発達を損なうことがある。家族にアレルギー疾患があったり，すでに発症している子どもの場合は，勝手な判断はせず，医師の指示のもとに適切な対応が必要である（第8章第2節参照）。

特定アレルギー体質を持つ場合に，血圧低下，呼吸困難または意識障害等の重篤な健康被害を引き起こすおそれがあるもの	
発症数が多く，重篤度が高いもの（特定原材料，表示義務）	重篤な健康被害がみられているもの（表示推奨）
卵・乳・小麦・くるみ・落花生・えび・そば・かに（くるみは令和5年特定原材料に指定。2年間の経過措置が規定されている。）	いくら・キウイフルーツ・大豆・バナナ・やまいも・カシューナッツ・もも・ごま・さば・さけ・いか・鶏肉・りんご・まつたけ・あわび・オレンジ・牛肉・ゼラチン・豚肉・アーモンド

表4-8　食物アレルギーを引き起こすおそれのある食品

2）離乳食調理の基本

（1）衛生的である

離乳食は，水分が多く薄味なので，わずかでも細菌が付着していると短時間に腐敗しやすい。一方，子どもは細菌への抵抗力が弱いので，調理を行う際は衛生面に配慮する。特に裏ごし器やすり鉢など，不衛生になりやすい調理器具は，使用後よく洗って乾燥させる。離乳開始頃は，器具を煮沸消毒したり熱湯をかけてから使用するとよい。十分に加熱して調理し，調理した後は，すぐに与えるのが原則であり，室温には長く放置しない。

（2）薄味で口当たりがよい

離乳の開始頃では調味料は必要ない。離乳の進行に応じて，食塩，砂糖など調味料を使用する場合は，食品の持つ風味を生かしながら，薄味でおいしく調理する。油脂類も少量

離乳食への応用法	メニュー例
・調理の途中で離乳食に取り分ける。 ・離乳食用に味付けして取り出してから大人用に味付けする。	表4-10　参照
・でき上がった物に手を加える。	ミートソース・ホワイトソース（スープなどでのばす） ポタージュ（牛乳・スープなどでのばす） 野菜や白身魚のてんぷら（煮てほぐす）（後期〜）など
・大人用が薄味なら，'きざむ・ほぐす'などでそのまま利用できる。	お浸し　　蒸し鶏　　茶碗蒸し オムレツ（後期〜）　焼き魚（後期〜）　サラダ（後期〜） 揚げ出し豆腐（後期〜）（表4-10参照）　など

注）1．いずれの場合も，味付けは薄味にする。
　　2．十分に火の通った材料を取り分けて，離乳の各期に適した調理形態にする。

表4-9　家族の食事から離乳食への応用

の使用とする。献立が多様になるにつれて，しょうゆ，みそなどの調味料も使用できる。塩分の味付けの目安は，大人の半分以下（0.5%程度）を目安にするとよい。

	離乳期	離乳初期 生後5〜6か月頃		離乳中期 生後7〜8か月頃		離乳後期 生後9〜11か月頃 から 離乳完了期 生後12〜18か月頃	
	調理形態	なめらかにすりつぶした状態		舌でつぶせる固さ		歯ぐきでつぶせる〜 歯ぐきでかめる	
	月　齢	5か月	6か月	7か月	8か月	9〜11か月	12か月〜
炭水化物性食品	こめ	つぶしがゆ（すりつぶし）		かゆ　雑炊　ドリア		硬かゆ　軟飯　ご飯 おにぎり　　チャーハン	
	パン	パンがゆ（すりつぶし）		ミルク煮		フレンチトースト　サンドイッチ 白い部分の小さい角切り　トースト	
	いも類	煮つぶし（すりつぶし） マッシュ		柔らか煮（つぶし）		柔らか煮　　コロッケ	
	麺類		くたくた煮つぶし	にゅうめん　くたくた煮		柔らか煮　焼きうどん	
	パスタ類			マカロニクリーム煮スープ 煮		グラタン　サラダ スパゲティミートソース	
たんぱく質性食品	卵　黄	固ゆでのペースト		かき玉汁			
	全　卵			卵とじ　炒り卵　玉子豆腐 プディング　茶碗蒸し		オムレツ　卵焼 ココット	
	白身魚	すりながし汁		煮魚ほぐし　　クリーム煮 トマト煮		蒸し煮　焼き魚　ムニエル　マリネ 揚げ魚煮	
	赤身魚			煮魚ほぐし　　トマト煮		蒸し煮　焼き魚　ムニエル　マリネ 揚げ魚煮	
	青皮魚					蒸し煮　焼き魚　ムニエル　揚げ魚 煮	
	レバー		レバーペースト	そぼろ　トマト煮		ソテー　焼きとり	
	鶏　肉		ペースト	そぼろ　あんかけ　オムレツ		ミートボール　　から揚げほぐし 蒸し鶏ほぐし　　チキンライス	
	豚肉・牛肉				そぼろ　あんかけ　シチュー	ハンバーグ　　ミートボール シューマイ　　ワンタンスープ	
	ハム・ソーセージ					シチュー　ソテー　チャーハン	
	豆腐	煮つぶし（すりつぶし）		汁の実　炒り豆腐　豆腐煮		炒め煮　揚げだし豆腐	
	牛乳・乳製品	パンがゆ（すりつぶし） チーズがゆ　ヨーグルト		クリーム煮　シチュー プディング		グラタン　スティックチーズ チーズ焼き	
ビタミン・ミネラル性食品	にんじん・かぼちゃ	ペースト 煮つぶし（すりつぶし）		汁の実つぶし　柔らか煮 クリーム煮		グラッセ　ソテー	
	ほうれんそう・こまつな	ペースト　　ゆで（みじん切り）		クリーム煮　煮びたし（みじん） 和え物・お浸し（みじん切り）		和え物・お浸し　ソテー	
	たまねぎ・キャベツ	汁の実（すりつぶし）		シチュー　煮びたし（みじん切り）		ソテー　サラダ	
	果　物	果汁　ペースト		すりおろし　コンポート 粗つぶし		粗きざみ　うす切り　サラダ	
	海　藻	だしとして		汁の実（みじん切り）		もみのり	
油脂類	バター		マッシュ　シチュー　クリーム煮			ソテー	
	植物油			シチュー		ソテー　ムニエル　　揚げ物	
	マヨネーズ					サラダ	
	ごま					ごま（すりつぶし）和え	

表4-10　離乳各期の調理法例

（3）必要な栄養量が補給できる

　主として7，8か月以降では，哺乳量が減っていくにつれて，必要な栄養量を離乳食で補給していくので，献立は，主食，主菜，副菜をそろえるように心がける。そのためには，幅広く食品を使用するとともに，多様な献立になるように配慮する。

（4）固さや大きさが発達に合っている

　離乳食は，子どもの食べる機能や消化機能の発達に合わせて，変化させていくのが基本である。与える際に，子どものくちびる，舌，歯ぐきの動きなどを観察し，食事の取り込みから，舌や歯ぐきでつぶす様子，嚥下までの発達を確認しながら着実に進めていく。

（5）家族の食事から取り分けて調理の負担を少なくする

　離乳開始当初の離乳食は，十分にゆでたり煮た物を，つぶしたりおろしたりして調理するが，離乳が進むにつれてその他の調理法も選択できるようになる。また，家族と一緒に食事を楽しむことも離乳の大切な要素である。そのため，離乳食作りの負担を減らして多彩な献立とするために，離乳が進むにつれて，家族の食事から取り分けて離乳食を作ることも勧められる。家族の食事からの応用のポイントと，離乳の各段階に適した調理法例を表4-9，4-10に示した。

3）成長の目安

　与えている離乳食の量が適切かどうかは，子どもの成長の過程を見ることで評価する。できれば定期的に身体測定をして，得られた身長，体重の数値を成長曲線（第3章図3-10，49ページ参照）のグラフに記入し，成長曲線のカーブに沿って発育しているかどうかを確認する。健康で離乳食が適切に与えられていれば，その子なりのペースで順調に発育していくので，成長のプロセスを観察することが大切である。

　体重増加が見られない場合や，成長曲線から大きくはずれて急激に体重が増加していく場合などは，食生活を振り返るとともに医師と相談し，その後の変化を観察しながら適切に対応する。

　近年，乳幼児期の肥満は，生涯にわたる健康，特に成人した後の2型糖尿病や高血圧，循環器疾患といった生活習慣病の発症と関連のあることが報告されている。食事内容とともに食事のリズムも評価し，離乳期から肥満にならないように注意する。

4）離乳食の与え方

　離乳開始頃の1回食を与える時刻は，午前中の授乳時（2回目の授乳時）が望ましい。乳児にとっては朝の授乳から時間が経っているので空腹であり，この時刻を基準にすると，2回食や3回食へと食事の回数を無理なく増やしていくことができる。また，与えた離乳食が原因で，嘔吐・下痢・発疹などの症状が見られた場合に，翌日の対策が立てやすいことも午前中に与える利点である。

離乳食を作ってみよう（離乳初期・中期・後期・完了期）

目 的

『授乳・離乳の支援ガイド』における離乳各期の調理形態と食事量の目安を把握し，適した調理法や食材の扱い方を学ぶ。

課題Ⅰ 〔離乳初期（1日1回食）〕

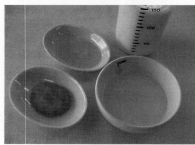

写真①
つぶしがゆ，にんじんペースト，白身魚の
すり流し汁，育児用ミルク

時　刻	献　　　立	材　料	分　量（g）
午前6時	育児用ミルク		200
10時	つぶしがゆ*1	10倍がゆ	様子を見ながら1さじから与える
	にんじんペースト*2	にんじん	
	白身魚のすり流し汁*3	白身魚（かれいなど），だし，片栗粉	
	育児用ミルク（目安）		140
12時	果汁，湯ざまし，麦茶など*4		
午後2時	育児用ミルク		200
6時	育児用ミルク		200
10時	育児用ミルク		200

＊1 つぶしがゆを1さじから始める。様子を見ながら少しずつ量を増やしていく。
＊2 つぶしがゆに慣れてきたら，なめらかにすりつぶした野菜を1さじから加える。
＊3 つぶしがゆや野菜に慣れたら，さらに，なめらかにすりつぶした豆腐や魚などを様子を見ながら与える。
＊4 様子を見て，必要に応じて適度な量の水分を補給する。

〔栄 養 価〕

	エネルギー（kcal）	たんぱく質（g）	脂　質（g）
離乳食・果汁	子どもの様子を見ながら少しずつ与える		
育児用ミルク	628	15.2	32.7

＊調乳濃度13％で算出。

〔作 り 方〕

つぶしがゆ

　10倍がゆ（〔おかゆの種類と作り方〕参照）を，すり鉢でなめらかにすりつぶす。

にんじんペースト

　① 皮をむいたにんじんを薄切りにしてやわらかくゆでる。

　② 離乳食用のすり鉢でなめらかにすりつぶす。必要ならゆで汁を少量加えてなめらかにする。（にんじんの他，濃度が調整しやすいかぼちゃなどで作ってもよい）。

白身魚のすり流し汁

　① 白身魚（刺身なら1切れ）はよくゆでてから，すり鉢ですりつぶす（骨や皮があれば除く）。

② ①を小鍋に入れ，だし（大さじ２～３弱）を加えて弱火で煮る。

③ 水溶きかたくり粉で，ごくゆるくとろみを付ける。

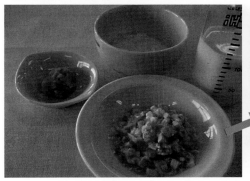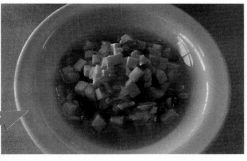

舌でつぶすのに慣れたら一辺の長さを大きくして徐々に
ステップアップ。

写真②

かゆ，豆腐と白身魚と沢煮風，かぼちゃの
やわらか煮つぶし，育児用ミルク

〔栄 養 価〕

	エネルギー（kcal）	たんぱく質（g）	脂 質（g）	食塩相当量（g）
離乳食	134	6.4	1.8	0.3
育児用ミルク	561	13.5	29.3	0.4
合 計	695	19.9	31.1	0.7

＊離乳食と育児用ミルクの使用での栄養価
　脂肪エネルギー比率　40.1％　　食塩相当量　0.7g

〔献立② 離乳中期（２回食）〕

時刻	献 立	材 料	分量(g)	時刻	献 立	材 料	分量(g)
午前6時	育児用ミルク		200	午後2時	育児用ミルク		200
10時	しらす入り雑炊	全がゆ	50	6時	かゆ	全がゆ	50
		しらす	3		豆腐と白身魚の沢煮風	絹ごし豆腐	30
		ほうれんそう（葉先）	5			たい	10
		だし	80			にんじん	5
		こいくちしょうゆ	ごく少々			はくさい	5
	つぶしトマト	トマト	20			だし	50
	育児用ミルク		120			しょうゆ	1
						かたくり粉	少々
					かぼちゃのやわらか煮つぶし	かぼちゃ	15
						砂糖	1
						こいくちしょうゆ	ごく少々
						だし	適宜
					育児用ミルク		120
12時	果汁＊，湯ざまし，など			10時	育児用ミルク		200

＊様子をみて，必要に応じて適度な量の水分を補給する。

〔おかゆの作り方〕

① 米をといで分量の水に浸けて，30分くらい置く。

② ふたをして強火にかける。煮立ったら火を弱めて
そのままふきこぼれないように注意し，40分から１時
間ほど炊いて10分蒸らす。（米の量が少ない場合はや
や早めに炊き上がる。）

・離乳開始時には，10倍がゆをさらになめらかにす

〔おかゆの種類と作り方〕

種 類	使用時期の目安	容 量 比米：水
10倍がゆ	離乳初期	1：10
全がゆ	離乳中期	1：5
硬かゆ	離乳後期（生後９か月～）	1：4
軟飯		1：3

りつぶす。

・おかゆは量がまとまったほうが作りやすく味もよいのでまとめて炊いておき，離乳食に使用する時には1回分ずつ取り分けて，冷凍保存しておくのもよい。

・少量のおかゆを作るには，やや深めの耐熱容器に分量の米と水を入れ，炊飯器の中央に置いて，ご飯と一緒に炊く方法もある。

〔作り方〕

全がゆ

　〔おかゆの作り方〕参照。

しらす入り雑炊

① しらすは茶こしに入れて熱湯をかけ，湯を切って細かく刻む。

② ほうれんそうは熱湯でゆで水にさらした後，水気をしぼり葉先をみじん切りにする。

③ だしを煮立て，全がゆとしらすを加えて，さっと煮てほうれんそうを加える。

豆腐と白身魚の沢煮風

① 豆腐は5mm角に切る。にんじん，はくさいはやわらかくゆでてみじん切りにする。

② 刺身用のたいは熱湯でゆでて細かくほぐす。

③ 鍋にだしを入れて，豆腐，野菜類，たいを加えて煮る。

④ しょうゆで調味をして，水溶きかたくり粉でうすくとろみを付ける。

（離乳初期から移行して間もない頃は，舌でつぶしやすいようにすり鉢でつぶす。）

かぼちゃのやわらか煮つぶし

① かぼちゃは皮と種を取り1cm角くらいに切る。

② だしと調味料を合わせて，かぼちゃをやわらかくなるまで煮る。

③ かぼちゃの硬さにより，舌でつぶせるくらいにスプーンかすり鉢でつぶす。

課題Ⅲ〔離乳後期（3回食）〕

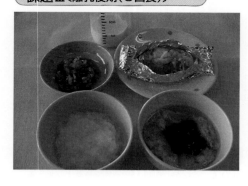

写真③
かゆ，すまし汁，白身魚のホイル蒸し，かぼちゃの
そぼろ煮，育児用ミルク

〔栄　養　価〕

	エネルギー （kcal）	たんぱく質 （g）	脂　質 （g）	食塩相当量 （g）
離乳食	396	17.3	11.0	1.2
育児用 ミルク	368	8.9	19.2	0.3
合　計	764	26.2	30.2	1.5

脂肪エネルギー比率　　35.6%
食塩相当量　　1.5g

〔作り方〕

みそ汁

① なすは皮をむいて3～4mmの厚さのいちょう切りにし，水にさらしてアクをとる。

② だしでなすをやわらかく煮て，みそを溶き入れひと煮する。

時刻	献立	材料	分量（g）	時刻	献立	材料	分量（g）
午前6時	育児用ミルク		200	午後6時	かゆ	全がゆ	90
10時	かゆ	全がゆ	90		すまし汁	鶏卵	10
	みそ汁	なす	15			ほうれんそう	10
		だし	80			だし	80
		米みそ	3			しょうゆ	0.5
	焼きマッシュポテト	じゃがいも	20		白身魚のホイル蒸し	たら	15
		まぐろ（缶詰油漬）	10			にんじん	5
		普通牛乳	5			えのきだけ	5
		サラダ油	2			有塩バター	0.5
	トマト	トマト	15			レモン汁	少々
	ブロッコリー	ブロッコリー	10		かぼちゃのそぼろ煮	かぼちゃ	25
	育児用ミルク		50			鶏ひき肉	10
午後2時	煮込みうどん	うどん（ゆで）	40			だし	50
		鶏ささみ	10			砂糖	2
		にんじん	5			こいくちしょうゆ	1
		たまねぎ	10		育児用ミルク		50
		だし	120	10時	育児用ミルク		200
		こいくちしょうゆ	少々				
		食塩	少々				
	キャベツとみかんのサラダ	キャベツ	15				
		みかん	10				
		マヨネーズ	4				
	育児用ミルク		50				

焼きマッシュポテト

① じゃがいもは皮をむき，7mm角くらいに切ってゆでる。

② つぶしたじゃがいもにツナと牛乳を混ぜ，小さな小判型にまとめる。

③ フライパンに油を熱して②の両面を焼き，食べやすい大きさに切ったトマトとゆでたブロッコリーを添える。

煮込みうどん

① うどんは2cmくらいの長さに切る。にんじん，たまねぎはみじん切りにする。

② ささみはゆでて細かくほぐしておく。

③ だしでうどんと野菜を煮る。

④ やわらかくなったらささみを加えてひと煮して，しょうゆと塩少々で薄味に調える。

キャベツとみかんのサラダ

① キャベツはやわらかくゆでて，4～5mm角のみじん切りにする。

② みかんは一房を食べやすい大きさに切る。

③ キャベツとみかんをマヨネーズであえる。

すまし汁

① ほうれんそうはゆでて1cmくらいに切り，水気をしぼっておく。

② だしを熱してしょうゆで調味，溶き卵を回し入れて火が通ったらほうれんそうを加える。

白身魚のホイル蒸し

① にんじんはゆでて小さな薄切り，たらは皮と骨を取り除き，えのきだけは短く切る。

② アルミホイルを広げて内側にバターを塗り，材料をのせてホイルを閉じる。

③ 蒸し器で蒸して，食べる時にレモン汁を少々かける。

かぼちゃのそぼろ煮

① かぼちゃは皮と種を取り，8mm角くらいに切る。

② だしに砂糖，しょうゆを合わせて鶏ひき肉をほぐしながら煮る。

③ かぼちゃを加えてやわらかく煮る（食べづらいなら水溶きかたくり粉でとろみを付ける）。

課題IV〔離乳完了期（3回食＋間食）〕

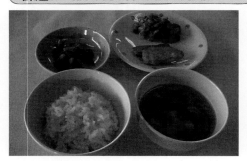

写真④
ご飯，みそ汁，鮭のムニエル，かぼちゃとピーマンの炒め物

栄 養 価

	エネルギー （kcal）	たんぱく質 （g）	脂　質 （g）	食塩相当量 （g）
合　計	801	27.1	21.1	1.9

脂肪エネルギー比率　　23.7%
食塩相当量　　1.9g

〔作 り 方〕

バナナサンド

① サンドイッチ用の食パンを2枚に切り，内側にジャムをぬる。

② 薄切りにしたバナナをはさんで食べやすい大きさに切る。

温野菜オーロラソース

① にんじんは5mmくらいの厚さの半月切りにしてやわらかくゆでる。

② さやいんげんはすじを取り，にんじんと同じくらいの長さに切ってゆでる。

③ にんじんとさやいんげんを器に盛り，マヨネーズとケチャップを混ぜて野菜に添える。

ひじきご飯

① ひじきは短く切る。にんじんも短めの千切りにする。

② 小鍋に油を熱してひき肉を炒め，パラパラになったらひじきとにんじんを入れ，だしと調味料を加えて，水気が無くなるまで炒り煮する。

③ 卵は砂糖を加えてほぐし，細かい炒り卵にする（油は使用しない）。

④ ひじき煮をご飯に混ぜ，上に炒り卵をのせる。

青梗菜とたまねぎのスープ

① チンゲンサイは食べやすい大きさに，たまねぎは千切りにする。

② スープで野菜を煮て，塩少々で調味する。

ほうれん草のごま和え

① ほうれんそうはゆでて水気をしぼり，1～2cmの長さに切る。

② すり鉢でごまをすり，砂糖としょうゆを加えてほうれんそうをあえる。

みそ汁

① 豆腐は8mm角のさいの目切り，はくさいは1cm角くらいに切る。

時刻	献立	材料	分量（g）	時刻	献立	材料	分量（g）
朝食	バナナサンド	食パン	30	3時	ボーロ	ボーロ	10
		あんずジャム	5		牛乳	普通牛乳	100
		バナナ	20	夕食	ご飯	ご飯	80
	温野菜	にんじん	10		みそ汁	木綿豆腐	10
	オーロラソース	さやいんげん	10			はくさい	10
		マヨネーズ	3			だし	80
		ケチャップ	3			米みそ	3
	ヨーグルト	ヨーグルト	60		鮭のムニエル	さけ	20
					キャベツ	食塩	少々
					トマト	小麦粉	1
10時	いちご	いちご	30			サラダ油	2
		コンデンスミルク	5			キャベツ	10
	麦茶					トマト	10
昼食	ひじきご飯	ご飯	80		かぼちゃとピーマ	かぼちゃ	20
		ひじき（戻して）	10		ンの炒め物	ピーマン	5
		豚ひき肉	15			食塩	少々
		にんじん	5			サラダ油	2
		サラダ油	2				
		だし	30				
		砂糖	2				
		こいくちしょうゆ	3				
		鶏卵	10				
		砂糖	0.5				
	青梗菜とたまねぎ	チンゲンサイ	10				
	のスープ	たまねぎ	5				
		スープ	80				
		食塩	少々				
	ほうれん草のごま	ほうれんそう	30				
	和え	ごま	2				
		砂糖	1				
		こいくちしょうゆ	1				

② だしではくさいを煮て火が通ったら豆腐を加え，みそを溶き入れてひと煮する。

鮭のムニエル

① さけは皮と骨を除き，塩をごく少々ふり，小麦粉をまぶす。

② フライパンに油を熱して，さけの両面を焼く。

③ ゆでたキャベツの千切りと食べやすく切ったトマトを添える。

かぼちゃとピーマンの炒め物

① かぼちゃは皮をむき，3～4mmの厚さのいちょう切り，ピーマンは短い千切りにする（ピーマンは千切りにした後，さっと熱湯を通してもよい）。

② フライパンに油を熱し，かぼちゃをゆっくり炒める。

③ ピーマンを加えてさらに炒め，塩少々で味を調える。

● **レポート課題** ●

① 手作りの離乳食と市販のベビーフードについて，形状，固さ，味，食品本来の風味などの観点から比較し，両者の特徴をまとめてみよう。

② ドラムドライ，フリーズドライ，びん詰め，レトルトの各ベビーフードを試食して，製品に表示されている月齢の固さに合っているか確認してみよう。また，食材の固さ・大きさ，味付けなど，それぞれの違いと特徴を理解しよう。

（1）食べさせ方

　与える時には，乳児を食卓椅子に座らせて顔や手をふきエプロンをつける。開始当初は，上半身が起きた状態で横に抱いてもよく，乳児の姿勢を少し後ろに傾けるようにする。最初は口に入れても外へ出してしまうことがあるが，飲み込みやすいなめらかな物を少しずつ与えるようにして，ゆっくりと慣れさせていく。離乳中期は，平らなスプーンで離乳食を少しとって乳児の下くちびるにスプーンをのせ，上くちびるが閉じるのを待つ。離乳食が口に取り込まれたら，スプーンをまっすぐに引く。離乳後期からは丸み（くぼみ）のあるスプーンを使う。またこの頃には，やわらかめの物を前歯でかじりとらせる経験もさせる。離乳完了期には手づかみ食べの時期になるので，必要以上には手を出さず，手づかみしやすいように配慮する。発達に応じてスプーンなどを持たせて，食具を使って食べる動きを経験させる。

（2）与え方の方針

　無理強いしない　　離乳期は食べる楽しさを経験していく時期である。嫌がって食べない時には無理に与えない。味や調理法を見直し，しばらくしてから再び与えてみる。1歳前後は食事に集中せず遊び食べなども見られるようになるが，30〜40分の食事時間を過ぎても食べないようなら片付けて，不規則に与えないようにする。

　時刻を決める　　規則正しい食習慣のスタートになるので，離乳を開始したら決まった時刻に決まった場所で与えるようにする。食事に一定の間隔があくと，消化・吸収に負担をかけず空腹で次の食事を迎えることができる。また1日の生活のリズムも整ってくる。

　自分で食べようとする意欲を尊重する　　1歳頃になると‘自分でやりたい’気持ちが芽生え，食事を手でつかんで口へもっていく行動が見られるようになる。手づかみ食べは，目で食べ物の位置や大きさ・形を確かめ，手でつかんで食べ物の固さや適当な握力の感覚を体験し，口と手を協調させて食べ物を運ぶという，目・手・口の協調運動であり，「自分で食べる」機能の発達を促す観点から，この時期の手づかみ食べは重要な役割を担っている。したがって，散らかしたりこぼしたりしてもおおらかに見守るゆとりを持ち，子どもに適した器を選んで食べやすい位置に配置するなど，適切な配慮のもとに手づかみ食べを十分にせさて，子どもの食べる意欲と自分から進んで食べる行動を手助けする。

5．乳児保育と離乳

　離乳の支援に当たっては，子どもの健康を維持し，成長・発達を促すとともに，健やかな母子・親子関係の形成と，保護者に育児の自信を持たせることが基本である。これらを果たすために，保育者は以下の点に留意する。

1）『授乳・離乳の支援ガイド』を目安に

　子どもは成長するにつれて個人差が表れてくる。離乳の進み具合も一人一人のペースが

ある。集団生活においても，それぞれの健康状態や発達に合わせた個別な対応が必要となるので，『授乳・離乳の支援ガイド』の内容を目安に進める。

2）保護者と保育者の連携

順調な離乳の進行と，食物アレルギーなど健康のトラブルを防ぐために，保護者は家庭での，保育者は保育所での様子をお互いに知らせ合い協力し合うことが必要である。そのため，保育者は子どもの健康状態を把握し，食べた離乳食の種類や量，食欲や食後の様子，便などを常に観察し，必要な場合は記録をしておく。保育所での離乳の取り組みは保護者にとって大きな支えであり参考にもなるので，保育者は離乳の進め方や離乳における留意点などを保護者の必要に応じて助言し，育児支援の立場から適切にサポートする。

3）保育所内での多職種の連携

体調不良，食物アレルギーなど，一人一人の子どもに合わせた離乳を進めるためには，保育者同士の協力が必要である。また，危機管理の観点から，常に複数の保育者が離乳に関わることが求められる。さらに，離乳食の内容について，食べやすさや味・量が適しているか，与える前と後の健康状態とその対応など，保育者として子どもに直接関わることで得られる情報を，それぞれの専門職員と共有し，対策を検討することが大切である。したがって，保育者は離乳食作りを担当している管理栄養士・栄養士や調理員，健康管理の立場から嘱託医・かかりつけ医や看護師とも連絡を取って協力する。

4）子どもの発達を促し「自分で食べる」ことへの支援

子どもの食べる機能の発達と「自分で食べる」という食事の自立を促し，望ましい食習慣を養うために，保育者は子どもの意欲や自発的行動を尊重して，食事を楽しくおいしく食べることができるように，子どもの発達に応じた援助をする。

6. ベビーフード

ベビーフードとは，乳児や幼児への栄養を補い，順次一般食に適応させることを目的として製造され販売される食品である。現在，500種類以上が市販されており，生産量も増加傾向にある。ベビーフードは，食品衛生法をはじめとする公的規格と業界の自主規格に基づいて製造されており，残留農薬・外因性内分泌かく乱物質（環境ホルモン）などを規制し，遺伝子組換え食品の使用制限，食品添加物の必要不可欠な場合に限った最小限の使用，放射線照射した原料は使用しないなどが定められている。安全性についてはほぼ問題がない内容となっている。

1）種　類

果汁類，果実・野菜類，米飯・穀物類およびその混合食品が市販されており，製法によって，開ければそのまま与えることができるウエットタイプと，熱湯などを加えよく混ぜてから使用するドライタイプがある。

2）望ましい使用法

　表4-11に示したように，ベビーフードは便利で安全ではあるが，離乳食として使用する際に留意する点も合わせ持つ食品である。ベビーフードだけに偏らず，手作りの離乳食と組み合わせて使用することによって，

- 負担をかけず手軽に調理できる。
- 栄養価を高めることができる。
- 献立に変化が付けられる。
- ベビーフードに欠けている固さを補える。

など，双方のよい点を生かすことができる。手作り離乳食に水分が少ない場合にベビーフードを加えて食べやすくしたり，手作りに不足している食品をベビーフードで補うなど，離乳食の材料の一つとしてベビーフードを用いるとよい。

3）使用する際の留意点

　製品によって固さに違いがあるので，表示されている月齢にこだわらず，子どもの離乳の進行にあった固さになっているかを与える前に確認する。ベビーフードの利点を生かして用途に応じて使用し，栄養の配慮が必要になる頃からは，主食・主菜・副菜がそろうように心がける。

　また，ベビーフードは開封する前は長期の保存が可能だが，開封後は保存がきかないので注意する。レトルト製品やびん詰などウエットタイプの物は，開封後はすぐに与える。保存する場合は与える前に清潔な器に取り分けて，冷凍または冷蔵保存する。食べ残しや作り置きは与えない。

ウエットタイプ	レトルト製品	特殊なフィルムの袋に料理済み食品を入れて密封し，高圧・高温で殺菌処理したもの。形や固さが料理したままの状態を保っている物が多い。
	びん詰	料理済み食品をびんに詰めて入れて密封し，加熱殺菌処理した物。形や固さが料理したままの状態を保っている物が多い。
ドライタイプ	乾燥製品	調理した物を乾燥させて砕いた物。熱湯を加えるだけで使用できる。なめらかな出来上がりになるのと濃度を調節できるので，離乳期の比較的早い時期から使用できる物が多い。
	フリーズドライ（真空凍結乾燥品）	調理した後，急速に冷凍してから真空状態で乾燥させた物。規定量の熱湯を加えて使用する。工程における品質の変化が少なく，乾燥製品より食品の組織や固さを比較的とどめている。

表4-11　ベビーフードの種類

利　点	問題点
・調理の時間と手間が省ける。 ・献立に変化を付けられる。 ・外出や旅行時に携帯できる。 ・衛生的で安全である。 ・離乳食を作る際に，固さ・味つけなどの参考になるものもある。	・表示されている離乳期にふさわしい固さや大きさになっていないものがある（びん詰製品など）。 ・数種類の材料を取り合わせて煮込んだ物が多く，素材の風味を味わうことができない。 ・手作りと比較して水分が多いので，重量あたりの栄養価が劣る傾向がある。 ・固形食品がドロドロしたソースにからまっていたり，あんかけ状になっているものが多く，手づかみ食べには適していない。

表4-12　ベビーフードの利点と留意点

7. フォローアップミルク

フォローアップミルクは，牛乳に不足している鉄を補い，生後9か月から3歳くらいまでの乳幼児用に，牛乳に代わる飲物として開発されたミルクである。

1）成分の特徴

牛乳の鉄は0.02mg/100mL（103g）とごくわずかであるのに対し，フォローアップミルクは100mL中におよそ1mgの鉄を含む。母乳・育児用ミルクと比較すると，鉄，たんぱく質，炭水化物，カルシウム，鉄の吸収を促進するビタミンCは多いが，脂質は少ない。また銅・亜鉛は添加されていない（育児用ミルクは添加が許可されている）。また，脳や網膜の発達に必要なDHA，腸内のビフィズス菌増殖因子であるオリゴ糖，β-カロテンなどを強化し，感染抑制物質などが添加されている製品もある。フォローアップミルクは，鉄をはじめとする発育に必要な栄養を補うためのミルクと考えてよい。

2）使用について

『日本人の食事摂取基準（2020年版）』における月齢6〜11か月の鉄の推奨量は，男児5.0mg/日，女児4.5mg/日であるが，この時期は哺乳量も少なくなるので，離乳食で鉄を補わないと必要量を取ることは困難になる。フォローアップミルク400mLで鉄必要量のおよそ90％程度を満たすことができるので，鉄の補給源として優れたミルクである。

一方で，栄養素が豊富だからとフォローアップミルクを多く与え過ぎると，離乳の進行を妨げることがある。9か月以降は離乳食からの栄養が主体になっていく時期なので，フォローアップミルクは，離乳が順調に進まず鉄の不足が心配される場合など，必要に応じて使用する。また，月齢の低い乳児に与えると，未熟な消化器官に負担をかけるばかりでなく，脂質，銅，亜鉛などが不足する。フォローアップミルクは，母乳や育児用ミルクの

（調乳時100mL当たり）

成分（単位）	明治ステップ	ビーンスタークつよいこ	森永チルミル	和光堂ぐんぐん	アイクレオフォローアップミルク	雪印たっち	平均値
エネルギー（kcal）	67	65	62	66	66	66	65
たんぱく質（g）	1.6	1.6	1.9	2.0	2.1	2.0	1.9
脂質（g）	2.6	3.0	2.4	2.8	3.0	2.8	2.8
炭水化物（g）	9.3	8.1	8.2	8.3	7.7	8.2	8.3
灰分（g）	0.6	0.5	0.5	0.5	0.5	0.5	0.5
カルシウム（mg）	117	97	97	101	99	98	102
リン（mg）	59	49	51	56	53	49	53
鉄（mg）	1.3	1.3	1.2	1.3	1.1	1.3	1.3

表4-13　各社フォローアップミルクの成分組成（2022年1月現在）

演習⑦ 離乳期の食育

テーマ

乳児期，特に離乳期における食育の意義を考え，実践の方法を検討してみよう

目　的

食育は特別な活動だけを指すのではなく，食事を含めた「食に関する様々な体験」であることを確認し，子どもにとって離乳食はどのような体験となるのか，その内容と実践の方法を検討する。

課題Ⅰ

特に離乳期における食育の目標について学ぶ。

『楽しく食べる子どもに～食からはじまる健やかガイド～』（厚生労働省，2004年）には，「楽しく食べる子ども」に成長していくために，目標とする具体的な5つの子どもの姿が示されている。これらの目標とする子どもの姿は，それぞれに独立したものではなく，関連し合うものであり，それらが統合されて一人の子どもとして成長していくことを目標としている。

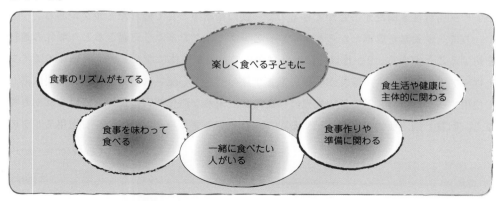

- 食事のリズムがもてる子どもになるには，空腹感や食欲を感じ，それを適切に満たす心地よさを経験することが重要です。生活全体との関わりが大きいので，家庭，保育所，幼稚園，学校，塾など，子どもが食事時間を過ごしたり，その可能性のある機関が連携して環境を整える必要があります。
- 食事を味わって食べる子どもになるには，離乳期からいろいろな食品に親しみ，見て，触って，自分で食べようとする意欲を大切に，味覚など五感を使っておいしさの発見を繰り返す経験が重要です。
- 一緒に食べたい人がいる子どもになるには，家族や仲間などとの和やかな食事を経験することにより，安心感や信頼感を深めていくことが重要です。安心感や信頼感を持つことで，人や社会との関わりを広げていくことができます。
- 食事作りや準備に関わる子どもになるには，子どもの周りに食事作りに関わる魅力的な活動を増やし，時には家族や仲間のために作ったり準備したりすることで満足感や達成感を得る経験も必要です。
- 食生活や健康に主体的に関わる子どもになるには，幼児期から食事作りや食事場面だけでなく，遊びや絵本などを通して食べ物や身体のことを話題にする経験を増やし，思春期には自分の身体や健康を大切にする態度を身に付け，食に関する活動への参加など情報のアンテナを社会に広げるようにします。

発育・発達過程に応じて育てたい“食べる力”

授乳期・離乳期 —安心と安らぎの中で食べる意欲の基礎作り—

● 安心と安らぎの中で母乳（ミルク）を飲む心地よさを味わう
● いろいろな食べ物を見て，触って，味わって，自分で進んで食べようとする

課題Ⅱ

これまで学んだことを踏まえて，離乳期にふさわしい食育を展開するための方法を検討し，発表してみよう。

①子どもが，離乳食をおいしく食べるために

・保育者としての望ましい関わり方を考えてみよう。

・離乳の進行に合わせて，主食・主菜・副菜がそろった離乳食を経験していく意義を考えてみよう。

・離乳食作りの負担を減らして，子どもがいろいろな食べ物に親しむことができるように，おとなの食事から取り分けた離乳食の献立をいくつか作り，どの点に工夫したのかをまとめてみよう。

②子どもが，自分から進んで食べようとするために

・食べる意欲はどのように引き出されるのかについて，考えてみよう。

・保育者として食事を支援する際に，どのような点に配慮したらよいのかを考えてみよう。

代替品ではない。

　フォローアップミルクは9か月になったら必ず与える物ではなく，鉄が多い食品やベビーフードを使用するように心がけ，離乳が順調に進んでいれば，母乳や育児用ミルクでよい。1歳以降は，離乳の完了に応じて牛乳を与える。

３．幼児期の心身の発達と食生活

１．幼児期の成長と発達

１）身体発育と運動機能

　幼児期になると，それまでの乳児期と比較すると発育の速度はややゆるやかになる。体重の増加量は1年間で2～3kgであり，身長は4歳で出生時の約2倍(100cm)になる。発育とともに活動が盛んになり，骨格や筋肉の発達に伴ってエネルギー消費量が増加するので，乳児の頃の丸みを帯びた体型から，次第にほっそりした体つきへと変化していく。また，運動機能も，体の中心が主体の粗い動きから，はしを使うなどの手指の微細な動きができるようになる。3歳頃には乳歯20本も生えそろい，咀しゃくの基礎が完成する。

２）精神発達

　中枢神経系は，体組織の中で最も発育が早い。脳の形態的変化を見ると，新生児で約350～400gの脳の重さは，生後8か月で約2倍となり，3歳で約3倍の1,000g，6歳で成人の約90%に達する。幼児期は，記憶や知能が発達するとともに，言葉の獲得も進んで，次第に自分の意思や感情を言葉で表現できるようになる。また，2歳頃になると，自我の育ちの表れとして，強く自己主張をする姿も見られるようになる。自我がよりはっきりしてくる幼児期では，食事においても，偏食・遊び食べ・食欲不振などの問題が起こりやすいが，4歳頃は，相手の気持ちを察して，少しずつ自分の気持ちを抑えられたり，我慢ができるようになり，5～6歳になると食事の準備への参加や，保護者や保育者の言葉に応じようとする態度も見られるようになるので，こうした発達を踏まえて，食事への関心を高めたり，偏食などをなくす働きかけも必要である。

３）食行動の発達

　離乳完了の頃から，自分で食べたがるようになり，次第にスプーンやフォークが上手に使えるようになる。2歳頃は，食事も自分でしようとするようになり，3歳頃には，食事もほぼ自立できる。その後は，食事に家族などとのコミュニケーションの要素が加わり，集団の中で社会性を育みながら楽しく食事ができるようになる。食行動のおよその発達の目安を表4-14に示す。

およその時期	摂食行動
1歳前半	コップを自分で持って飲む。
1歳後半	一人で食べようとする。 片手でスプーンや茶碗が使える。
2歳	こぼさないで飲める。 スプーンやフォークを使って上手に食べる。
3歳	はしを使って食事ができる。 はしと茶碗を両手で使用できる。
4歳	はしを上手に使い完全に一人で食事ができる。

表4-14　食行動の発達の目安

２．幼児期の栄養と食生活

１）幼児期の栄養の特徴

（1）体のわりに多くの栄養の必要性

　幼児期は，盛んな成長・発達と運動量の増加のために，多くの栄養が必要な時期である。1～2歳の体重は約11kg，3～5歳は約16kgであり，成人女子（18～29歳）の平均的な体重約50kgのそれぞれ1/4 以下，1/3程度であるが，成人のおよそ1/2程度，あるいはそれ以上の栄養を必要とする。体重1kg当たりのエネルギーや各栄養素の必要量を成人と比較すると，幼児期は成人の2～3倍であり，年齢が低いほど必要量は多い。

		エネルギー (kcal/kg体重/日)		たんぱく質 (g/kg 体重/日)		カルシウム (mg/kg体重/日)		鉄 (mg/kg体重/日)		ビタミンD (μg/kg体重/日)	
		男性	女性	男性	女性	男性	女性	男性	女性	男性	女性
幼児	1～2歳	83	82	1.7	1.8	39	36	0.4	0.4	0.2	0.2
	3～5歳	79	78	1.5	1.6	36	34	0.3	0.3	0.2	0.2
成人	18～29歳	42	39	0.9	1.0	13	13	0.1	0.2	0.1	0.1
	30～49歳	39	38	0.9	0.9	9	12	0.1	0.2	0.1	0.1

資料）「日本人の食事摂取基準（2020年版）」より作成。

表4-15　体重1kg当たりのエネルギー・栄養素の必要量の比較

（2）未熟な消化器官

　胃の容量は成人でおよそ1.3Lであるのに対し1歳児では460mLくらいであり，体の大きさに比例して幼児の消化器官は容量が小さい。そのうえ機能も未熟なので，多くの栄養が必要であるにもかかわらず，一度にたくさんの食事を食べることができない。したがって食品の種類や食事の配分などに，幼児期ならではの配慮が必要になる。

（3）弱い抵抗力

　胎盤を通して胎児期に得た免疫（先天免疫）や母乳などからの免疫物質の効果は乳児期までで，幼児期に入ると自分の体内で後天免疫（獲得免疫）を得るようになるが，その獲得の速度は遅いので，幼児期は細菌に対して抵抗力が弱い時期である。食中毒の場合は年齢が

低いほど短期間で重症になりやすいので，食事からの細菌感染がないように十分注意する必要がある。

2）食事摂取基準と食品構成

（1）食事摂取基準

　小児期の食事摂取基準は，健康を維持するために必要な量に，成長に利用される量と，成長に伴って体内に蓄積される量を加味する必要がある。

　推定エネルギー必要量は，0〜5か月の乳児期から3〜5歳の幼児期までは，身体活動レベルにおけるⅠ，Ⅱ，Ⅲの区分はなく，Ⅱに相当する量が示されている。脂質(%エネルギー)および炭水化物(%エネルギー)は，いずれも成人と同じである。

	1〜2歳		3〜5歳	
	男性	女性	男性	女性
参照体重　（kg）	11.5	11.0	16.5	16.1
エネルギー　（kcal/日）	950	900	1,300	1,250
たんぱく質　（g/日）	20		25	
脂質（%エネルギー）	20〜30			
炭水化物　（%エネルギー）	50〜65			
カルシウム　（mg/日）	450	400	600	550
鉄（mg/日）	4.5		5.5	

資料）「日本人の食事摂取基準（2020年版）」より作成。

表4-16　幼児期の食事摂取基準（抜粋）

（2）食品構成

　食事摂取基準に示されている望ましいエネルギーや栄養素を摂取するために，献立や食品の視点から，1日分の適量(g)を食品構成例として示した(表4-17)。

料理パターン	食品分類	六つの食品群	1〜2歳	3〜5歳	各食品の目安
主　食	米（ごはん）	第5群	220	330	ごはんの重量として 1〜2歳子ども茶碗1膳(70〜80 g)×3 3〜5歳おとな茶碗軽く1膳(約110 g)×3
主　菜	魚介類	第1群	20	30	切り身一切れ80〜100 g
	肉類		20	30	うす切り1枚30 g
	卵		20	25	鶏卵1個50 g
	豆・大豆製品		30	35	豆腐，油揚げなど
副　菜	緑黄色野菜	第3群	50	60	1〜2歳　おとなの1/2程度
	その他の野菜	第4群	80	100	3〜5歳　おとなの2/3程度
	果実類		100	150	りんご大1/2個　150 g
	いも類	第5群	40	50	じゃがいもとして
	海藻類	第2群	10	10	生として
牛　乳	牛乳	第2群	200	200	コップ1杯200 g
調味料	砂糖	第5群	20	20	大さじ2強
	植物油	第6群	13	20	13 g　大さじ1 20 g　大さじ1杯半弱

注）以上の食品群のほかに，小魚（いりこ・かたくちいわし）・ごまなどを献立に取り入れるとよい。

栄養価	エネルギー（kcal）	946	1,281
	たんぱく質（g）	28.9	37.9
	脂質（g）	30.0	37.9
	脂肪エネルギー比率（%）	28.5	26.6

表4-17　幼児の食品構成例

3）食事の実際

（1）食事の配分

　幼児食では，朝・昼・夕の3食の他に間食が加わる。食事の配分は，生活リズムや食欲や消化・吸収にも影響するので，欠食や偏りがないようにする。幼児期は，日中の活発な運動のために朝食・昼食を充実させて，夕食は軽くするのが理想だが，一般には，家族がそろう夕食に重きをおくケースが多い。3回の食事の配分はなるべく均等にすることを心がけて，1日の中で無理なく必要な栄養が取れるように配慮する。

朝　食	20～30%
昼　食	25～30%
間　食	10～20%
夕　食	25～30%

表4-18　幼児食の配分

（2）食品の選択と献立

　なるべく各食品群から1種類以上の食品を選んで献立を立てる。主食（炭水化物），主菜（たんぱく質・脂質），副菜（ミネラル・ビタミン）とそろえていくと，無理なく，多様な食品を使用することができ，栄養的にバランスのよい内容になる。食品の選択と献立については，特に次の点に配慮する。

　たんぱく質性食品　　脳や骨格・筋肉などが急速に発育する幼児期は，良質なたんぱく質が必要である。なかでも，アミノ酸スコアの高い動物性たんぱく質は50％以上確保するのが望ましく，肉類，魚介類，卵などは毎日与えたい食品である。また，植物性の良質たんぱく質である大豆や大豆製品も取り入れるようにする。たんぱく質は穀類からも摂取できるので，たんぱく質の補足効果（第2章14ページ参照）の意味からも，動物性と植物性の食品を上手に使用してバランスの取れた献立を心がける。

　野菜・果物・海藻類　　ビタミンやミネラルの補給源である。中でも緑黄色野菜はこれらが豊富なので，できれば毎食での使用を心がけるようにする。しかし，野菜は幼児にとって偏食の多い食品でもあるので，調理の仕方や与え方を工夫する。

　油　脂　類　　脂肪は効率のよいエネルギー源であるが，肉やバターなどの動物性脂質に偏った取り方は，飽和脂肪酸やコレステロールの過剰摂取につながり，肥満や将来の健康への影響が心配される。動物性脂質の他に，不飽和脂肪酸が豊富なサラダ油・ごま油などの植物性脂質や，ＤＨＡやＥＰＡが豊富な魚類も取り入れるようにして，望ましい食習慣の基礎作りにも配慮することが望ましい。

　水　　分　　幼児期は発育のために多くの水分が必要であり，大人と比べると細胞内液より，細胞外液（移動しやすい形の水分）のほうが多い。したがって，気温および湿度が高い時に水分を取る量が少ないと，脱水症状を起こしやすい。食事や間食では，薄味のスープや汁物，牛乳などのほか，麦茶・湯冷ましなどで水分を補給する。市販のジュースや清涼飲料，スポーツドリンクなどには容量の約10％の糖分が含まれており，糖質の取り過ぎや食欲低下の原因になりやすいので，与え

	新生児	生後3か月	生後6か月以降	成　人
総水分量	80	70	60	60
細胞　外液	40	30	20	15
細胞　内液	40	40	40	45

表4-19　体内水分量の体重に占める割合(%)

演習⑧ 幼児の食事バランスガイドの活用

テーマ
幼児（３〜５歳）の食事を食事バランスガイドを使って検討しよう

目 的

　食事バランスガイドを用いて幼児の食事を検討し，望ましい食事の在り方の理解を深める。食事バランスガイドの活用を通して，園などでの食育指導を進められるようにする。

課 題

　① 必要なエネルギー量を満たせるように食事バランスガイドの各料理区分の１日の摂取目標量「○つ（ＳＶ）」を考える（第２章５節健全な食生活のための指標，38ページ参照）。幼児の場合は，大人のおおよそ半分程度になる（図１参照）。

　② 演習①（第１章６・７ページ）では，自分自身の食生活について食事バランスガイドを使って検討した。その結果を生かし，保護者が食事バランスガイドを使って子どもの食事を見直せるように，指導すべきポイントや，園での食事指導のあり方を考えてみよう。

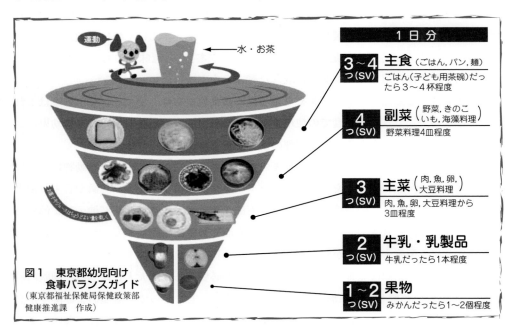

　運動　　水・お茶

1日分
3〜4 つ（SV） **主食**（ごはん，パン，麺） ごはん（子ども用茶碗）だったら3〜4杯程度
4 つ（SV） **副菜**（野菜，きのこ いも，海藻料理） 野菜料理4皿程度
3 つ（SV） **主菜**（肉，魚，卵，大豆料理） 肉，魚，卵，大豆料理から3皿程度
2 つ（SV） **牛乳・乳製品** 牛乳だったら1本程度
1〜2 つ（SV） **果物** みかんだったら1〜2個程度

図１　東京都幼児向け
　　　食事バランスガイド
（東京都福祉保健局保健政策部
健康推進課　作成）

食生活をチェック！（右のページの表とコマの図（白紙）を用意します）

　・子どもが一日に食べたものを全部書き出して，５つの料理グループに分けよう。

　・いく「つ」（SV）食べているか，記入しよう。

　・食べた「つ」（SV）の数だけコマに色をぬり，一日分を足していこう。

　・一日の食事バランスをチェックしてみよう。

食事バランスガイドについて

「食事バランスガイド」は一般の人が手軽に，気楽に，バランスのよい食べ方ができるように，取り組みやすく作られている。諸外国のフードガイドが食品の取り方を示しているのに対し，バランスガイドは料理単位で示されている。食卓の上に並ぶ料理で，どれだけ食べればよいかを考えればよい。目に見えない栄養素や料理の中でごったになってしまう食品について考えるより，料理で食事のバランスを考える方がたいへん簡単である。まず主食，主菜，副菜という3つの料理と牛乳，果物で，食事のバランスを考えてみると，食品や栄養を考える次のステップにつながっていく（第4章116・117ページ参照）。

現在食事バランスガイドはいろいろな地域で，その地方の伝統的な食材を使った郷土料理の例などをあげて活用されている。日本栄養士会や東京都は幼児向けの食事バランスガイドを作り，子どもの食生活の向上を図っている。

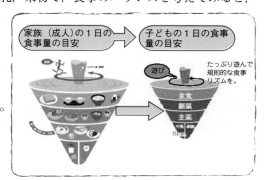

〔1日の献立例と摂取目安量(SV)の例〕

単位：つ(SV)

	主　食		副　菜		主　菜		牛乳・乳製品		果　物	
	料理名	SV	料理名	SV	料理名	SV	料理名	SV	料理名	SV
朝　食	ぶどうぱん(1枚)	1	トマトと茹でブロッコリー	1	ウィンナーのソテー	1	牛乳(1/2本)	1		
昼　食	月見うどん(うどん，大人の半分)	1	ひじきの煮物	1	月見うどんの卵	1				
間　食							ヨーグルト	1	みかん(1個)	1
夕　食	ごはん(子ども用茶碗1杯分)	1	きんぴらごぼう 貝たくさんの味噌汁	1 1	サンマの塩焼(1/2尾)	1			りんご(半分)	1
計	3		4		3		2		2	
幼児の1日分の目安量	3〜4		4		3		2		1〜2	

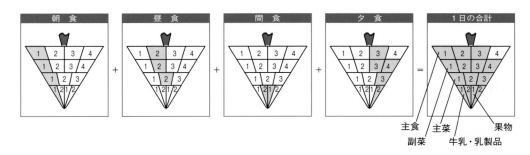

主食　主菜　果物
副菜　牛乳・乳製品

すぎないように注意が必要である。

　献　　立　　脂質やたんぱく質に偏った献立は，肥満や，脂質異常といった生活習慣病の危険因子の原因となりやすい。一般に，和食は，塩分が多くカルシウムが少ない傾向にあるが，減塩と乳製品などを取り入れるなどの工夫をすれば，エネルギーや脂質の取り過ぎを防ぐことができる。栄養バランスもよく食物繊維も適度に摂取しやすいなど，多くの利点を持つ。成人後の健康のためにも，子どもの頃から，和食に親しませることが望ましい。また，旬の材料を中心に多くの食品の使用を心がけ，我が国や地域の優れた食文化を生かした献立や行事食なども取り入れて，楽しくおいしく食卓を演出する。

3）調理と盛り付け

　発育・発達段階に合わせた調理　　1〜2歳児と3〜5歳児では，スプーンやはしの使い方に大きな差がある。また，乳臼歯がそろわない3歳頃までは，咀しゃくが十分にできないことが多い。スプーンやはしで持ちやすく，食べやすいように，材料の切り方や大きさ，軟らかさなどに注意して調理する。一方で，歯ごたえのある物をよく噛んで食べるなど，噛む力が育つように，発達に応じた対応も必要である。

　薄　　味　　離乳食よりはやや濃い味になるが，大人の場合よりも薄味とし，だしなどを上手に使って素材の風味を生かすようにする。また，刺激性の強い香辛料などを多く含む物を食べる機会が増えると，舌表面の味蕾細胞の感受性が鈍くなり，味覚の発達を妨げることがあるので注意する。

　盛り付けの工夫　　栄養に気を配って食事を用意しても，子どもが喜んで食べなければ必要な栄養を取ることはできないので，食欲をそそるような配慮は大切である。食器は子どもに適したゆとりのある大きさの物を選び，形・色どりなど，盛り付けを工夫する。赤やオレンジなどの暖色系の色を適度に使用すると，食卓を明るくし食事をおいしそうに見せる効果があるので，食材（トマト，にんじん，かぼちゃ，いちご，オレンジなど）やテーブルクロス，花などを上手に利用するとよい。

4）食生活での配慮のポイント

（1）生活リズムを整えて，お腹がすくリズムを持つ

　ぐっすり寝て，よく遊び，空腹を感じることによって，睡眠・食事・遊びのリズムが作られていく。「お腹がすいた」感覚は，健康な食欲の基本であり，一生を通しての食生活の基礎でもある。元気に活動していて体調に問題がなければ，食事時間を延ばしたり食事の時以外に不規則に食べ物を与えないようにして，空腹で食事ができるような体験を積み重ねていくことが大切である。

（2）食べ物に触れる機会を多くする

　活動範囲が広がり，好奇心が高まるにつれて，食に対しても興味・関心を示すようになる。直接食べ物に触れたり，栽培や収穫に関わる，簡単な調理や準備をするなど，食に携わる体験を通して，好きな食べ物が増え，食べ慣れない物でも食べてみようという気にな

る。言葉の発達が進むにつれて，食べ物に関することを話題にしたり，遊んだり，本を見たりする体験を通して，食への関心はさらに深まっていく。

（3）家族や仲間と一緒に食べる楽しさを味わう

食事はコミュニケーションの場でもあり，身近な人と一緒に楽しく食べる体験は，信頼関係を築く上で大切なことである。食卓で感じる安心感や心のきずなは，子どもが様々な体験を広げていく基礎となる。一方，孤食（家族がそろわずに子どもだけで食事をすること）は，食欲が低下しやすく栄養摂取が偏りやすくなる上に，食事に関する興味・関心も失いやすい。子どもだけの食卓にせず，家族や仲間と食事をおいしく食べる楽しさが味わえるように，そのための環境作りや，生活リズムを整えるといったことについては，できるかぎりの努力が望まれる。

3．幼児期の間食

幼児の間食は，栄養的には「食事の一部」であり，精神的には「心理的な楽しみを与えるもの」として，幼児の生活に不可欠な物である。しかし，間食の対応が不適切になると，虫歯や食欲不振などの原因となるので注意する。

1）間食の必要性

（1）栄養・水分を補給する

幼児は生活するための栄養に加えて，盛んな発育や活動のために体の大きさの割には多くの栄養を必要とする。しかし，消化器官は小さく機能も十分に発達していないので，1日に3回の食事だけでは必要な栄養量を摂取することが難しい。この時，食事で不足する栄養を補うのが間食である。したがって間食も食事の一部として，幼児期は「1日4食」と考えるのがよい。また，生理的に欠かせない水分を補給する機会でもある。

（2）楽しみを満たし，休息を与える

間食は幼児の楽しみにしていた気持ちを満たし，精神的にリラックスできる場である。また，活発に行動する幼児にとって，間食をすることは体への休息を与える機会にもなる。さらに，家族や友だちとのコミュニケーションは，社会性を育てることにもつながる。

（3）食への関心を高める

間食への期待は，素材や作り方についての興味につながる。特に子どもと一緒の間食作りは，幼児にとって，食事がさらに身近になる貴重な体験である。現在は加工食品や市販の菓子類が多く出回っているが，このような環境だからこそ，素材に触れ，料理を体験させることを通して，食や健康への興味や関心を高めることが必要である。幼児が楽しみながら体験できる間食の場は，食育のよい機会である。

幼児のための間食を考えて，実際に作ってみよう

目 的

食品の概量とおよその栄養価を知り，それらを組み合わせて検討することによって，幼児の間食に適した食品の選択や，望ましい在り方を理解する。

課題Ⅰ

① 食品の量とエネルギーの目安（表4-21）を参考にして，幼児の間食に適した食品をあげて，主に含まれる栄養素別，または種類別に分ける。

② それぞれの食品について，1～2歳児，3～5歳児の間食としてふさわしい分量をもとめ，『日本食品標準成分表2020年版（八訂）』から，栄養価を算出する。

〔食品の概量と栄養価計算例〕

	食品と概量	分 量 (g)	エネルギー (kcal)	たんぱく質 (g)	脂 質 (g)	カルシウム (mg)
たんぱく質 カルシウム	牛乳コップ1/2杯	100	61	3.3	3.8	110
	ヨーグルト					
	チーズ					
ビタミン	りんご1/4個	50	27	0.1	0.1	2
	キウイフルーツ1/2個					
	オレンジ					
糖質	ボーロ10粒	4	16	0.1	0.1	1
	食パン8枚切り					
	クラッカー					

〔発 展〕

	食品と概量	分 量 (g)	エネルギー (kcal)	たんぱく質 (g)	脂 質 (g)	カルシウム (mg)
市販の 菓子類・ 飲みもの	ポテトチップス					
	菓子パン					
	スナック菓子					
	チョコレート菓子					
	オレンジジュース					
	スポーツドリンク					

課題Ⅱ

幼児の間食の目安（表4-20）を踏まえて，課題Ⅰの②で求めた栄養価から好ましいと思われる組み合わせを数種類作り，

- 取り合わせのバランスは適切か

- 1～2歳児，3～5歳児にとって負担のない量になっているか

- 水分の過不足はないか

などを検討する。望ましい間食の具体例を，栄養素の量（数字）だけではなく実際の食品

と結び付けて把握する。1回分としてふさわしい量の食品をイラストで表した「食品カード」を作ると，様々な組み合わせを楽しく工夫できるので，年長児の食育に使用できる。

課題Ⅲ

　スナック菓子（とうもろこし，いも類などを原料にして油で揚げてある菓子類），菓子パン，ジュース，清涼飲料，スポーツドリンクなど，市販の菓子類や飲みものについて，製品に表示されている栄養成分から，分量とその栄養価を調べて表に記入する。間食としての適量を確認するとともに，他の食品との組み合わせ方などを検討してみよう。

〔望ましい組み合わせ例〕

1～2歳児　　90～190kcal前後			3～5歳児　　130～260kcal前後		
いちごミルク （いちご2粒・牛乳150cc） クラッカー2枚（6g）	エネルギー たんぱく質 脂質 カルシウム	133 kcal 5.7 g 7.1 g 181 mg	ロールサンドイッチ （食パン20g，ジャム10g， バター1g） キウイフルーツ　1/2個 （50g） 牛乳　150cc	エネルギー たんぱく質 脂質 カルシウム	201 kcal 7.4 g 7.5 g 188 mg

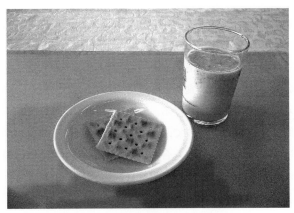

写真①　幼児の間食：1～2歳児
（クラッカーといちごミルク）

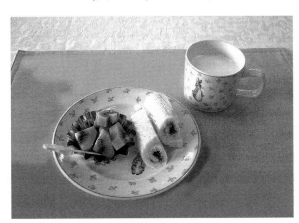

写真②　幼児の間食：3～5歳児
（ロールサンドイッチ，キウイフルーツ，牛乳）

2）間食の内容

（1）間食の栄養量

食事で取れない栄養を補う物として，摂取エネルギーの10〜20％程度が適切である。間食の適量は，年齢，体格，運動量，食事量，食欲などによって異なる。運動量が少ない時や食事の量が多い場合は，間食は水分を補給して軽い内容にするなど，状況に合わせて多少の増減は必要である。間食は1日の食事の一つとして，他の食事とバランスを図りながら与えるようにする。

1〜2歳	90〜190kcal
3〜5歳	130〜260kcal

表4-20　幼児の間食の目安

（2）望ましい材料と内容

食事で不足する栄養を補える物　穀類，いも類，野菜・果物，牛乳・乳製品，卵など。エネルギー，たんぱく質，ビタミン，ミネラルを補うために，単品あるいはこれらを組み合わせて使用する。

素材の持つ自然の風味を生かした物　生で，あるいは，蒸す・さっと火を通すなどの簡単な調理で食べることができ，素材その物が味わえる物。ふかしいもなど，季節の果物，コンポートなど。

水分の多い物　牛乳，ヨーグルト，ゼリーなど。

できれば手作りの物　安全性，食事との調整，子どもとの触れ合い，食育の場などの観点から，可能なかぎり手作りを心がける。

間食の工夫　間食はほぼ毎日なので，負担をかけずに作ることが手作りを長続きさせる。薄味の菓子類に果物や乳製品を組み合わせるなど，身近にある材料で手軽にできる間食を工夫する。時には子どもと一緒に作る機会を設けてもよい。

	食品	目安量	エネルギー (kcal)		食品	目安量	エネルギー (kcal)
穀類・いも・野菜類	ごはん　子ども茶碗1杯	90g	140	果物	りんご　中1/2個	150g	80
	食パン　8枚切1枚	50g	120		みかん　中1個	80g	40
	バターロール　1個	35g	110		バナナ　中1本	100g	95
	もち　1個	55g	125		キウイフルーツ　中1個	80g	45
	ふかしさつまいも　中1/4本	70g	90		ぶどうデラウェア小1房	100g	60
	ゆでとうもろこし　中1/2本	80g	75		いちご　中5個	75g	25
牛乳・乳製品等	普通牛乳　コップ3/4杯	150g	90	市販の菓子類	甘辛せんべい　1枚	15g	55
	ヨーグルト　1個	100g	50		ソフトビスケット　1枚	10g	50
	プロセスチーズ　1切	20g	65		ハードビスケット　1枚	5g	20
	乳酸菌飲料　1個	65g	40		ケーキドーナツ　1個	60g	225
	生クリーム乳脂肪　大さじ1杯	15g	60		カステラ　1切	50g	155

注）「日本食品標準成分表2020年版（八訂）」より作成。エネルギーは1の桁の数字が0か5になるように丸め処理を行った。

表4-21　食品の量とエネルギーの目安（可食部）

（3）市販品の扱いについて

　あめ，チョコレート，洋菓子，清涼飲料などは糖分が多く高エネルギーである。たくさん食べると食欲をなくし，お菓子のほうを好んで食事を食べなくなることもある。できれば与えないようにするのが望ましいが，実際には子どもから市販のお菓子を遠ざけることは難しいのが現状である。市販のお菓子やジュースなどを間食として使用する時には，次の点に注意する。

- 高エネルギーで習慣化しやすいスナック菓子などはなるべく避ける。
- 着色料，香料，保存料，人工甘味料など，添加物の多い物は避ける。
- 袋や箱ごとではなく，適量を取り分ける。
- 手を加えたり，他の食品との組み合わせを工夫する。

3）与 え 方

（1）時間を決めて与える

　間食の回数は，1〜2歳児は午前と午後の2回，3〜5歳児は午後1回であることが多いが，次の食事にひびかないように時間を決めて与える。時間が不規則だったり，子どもが欲しがるままに何回も与えていると，空腹にならないので食事を食べなかったり，間食の取り過ぎや栄養の偏りから，肥満につながりやすい。間食を含めた食事は規則正しくするように心がける。

（2）食事や衛生の習慣を付ける

　食習慣の形成期として，間食時には次の点に配慮する。

- 間食前後では，手洗いやあいさつをする。
- 食卓で食べる。
- 食べ終わったら，口すすぎや歯みがきをする。
- 買い食いの習慣は付けさせない。

4．幼児期の弁当

　弁当箱は，3歳では300mL程度，5歳では400〜500mL程度の容量の物が目安である。「お弁当を全部食べた」という達成感が味わえるように，弁当箱の大きさは，子どもの食べる様子などに応じて選ぶようにする。

1）幼児の弁当の条件

- 1日の食事摂取基準の約1/3が摂取できる内容である。
- 限られた容器に盛り付けるので，弁当に適した食品や調理法を選ぶ。
- 作ってから食べるまでの時間が長いので，味が変化したり傷まない内容である。
- 保育などの集団生活では，限られた時間内に食べなければならないので，食べきれる量を入れる。

演習⑩ 幼児期の弁当

> ### テーマ
> ## 保育園・幼稚園へ持って行く弁当を作ってみよう

目　的

　弁当は家庭の食卓以外で，友達など家族以外の人と取ることから，幼児にとって楽しい食事となりやすい。そのため食欲不振の幼児でも，家では食べられない物や嫌いな物が食べられることも期待できる。一方，弁当は，その家庭の食に対する姿勢を表すものであり，保育者が幼児の食行動の問題点などを矯正していく上での糸口となることも多い。栄養面だけでなく，食べやすさなどに留意し，望ましい幼児の弁当について考えてみる。

課題Ⅰ

〈第一段階〉　理想的な幼児の弁当の献立を考えてみる。

〈チェック項目〉　• 栄養バランスは取れているか。

　　　　　　　　　（食品構成を参考にし，6群は取れているか，群に偏りはないか，

　　　　　　　　　10品目以上の食品数は摂取できているかなどをチェックする。）

　　　　　　　　• はしで非常につまみにくいと考えられるものはないか。幼児の食具の習熟度に合ったものか。

　　　　　　　　• 味に偏りはないか。　　など

〈第二段階〉　弁当箱を実際に見ながら，弁当箱につめた時の絵を書いてみよう。

〈チェック項目〉　• 主食：主菜：副菜の割合（3：2：1の面積比）にできるかどうか。

　　　　　　　　• はしでつまみやすい大きさや食べやすい大きさはどれぐらいか。

　　　　　　　　• つめた時の色合いはどうか。　　など

〈第三段階〉　実際に本文中の注意事項に沿って弁当を作ってみよう。また，実際に試食して困ったことはどのようなことであったか話し合ってみよう。

課題Ⅱ

　以下に献立を考え絵に描いた物と，実際に作ってつめた弁当を2例あげる。改善点を検討してみよう。

〔弁当献立例①　5歳児向け〕

おにぎり，スコッチエッグ，さつまいもの甘露煮，コロコロサラダ，ほうれん草とコーンのソテー，フルーツ寒天　　　〔エネルギー496kcal・たんぱく質14.0g・脂質18.3g〕

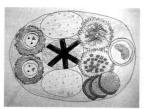 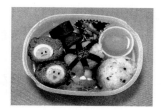

献　立	材　料	分　量	作り方
おにぎり	ごはん じゃこ(かたくちいわし) のり	140g 1g 少々	じゃこ入りのおにぎりを1つと，のりを巻いたおむすびを2つ作る。
スコッチエッグ	うずら卵 合いびき肉 たまねぎ にんじん 普通牛乳 パン粉 小麦粉 鶏卵 揚げ油	10g 20g 10g 10g 5g 1g 1g 2.5g 5g	うずら卵はゆでて殻をむいておく。 合いびき肉にたまねぎ，にんじんをみじん切りにして加え，牛乳，塩少々を加えてよく練る。うずらに小麦粉をうすくまぶし，肉で均等な厚さになるように包む。小麦粉，とき卵，パン粉の順にまぶし，揚げる。
さつまいもの甘露煮	さつまいも はちみつ	30g 3g	さつまいもは，輪切りにしてひたひたのお水とはちみつで汁がなくなるまで煮る。
コロコロサラダ	トマト きゅうり チーズ サラダな ドレッシング	20g 20g 15g 3g 3cc	トマトは種を取り除き，果肉だけにして，サイコロ状に切る。きゅうり，チーズも同じ大きさに切り，フレンチドレッシングで味を付ける。お弁当に盛り付ける時サラダなを下に敷く。
ほうれんそうとコーンのソテー	ほうれんそう スイートコーン(缶詰) 有塩バター	20g 3g 3g	ほうれんそうは，下ゆでし，4～5cmの長さに切り，缶詰のコーンと一緒にバターで炒める。
フルーツ寒天	砂糖 みかん 寒天	3g 8g 0.4g	粉寒天を40ccの水によく溶かし，砂糖を加え半分量になるまで煮つめる。器にみかんとあら熱を取った寒天液を入れ冷やす。

〔弁当献立例②　5歳児向け〕

　にこにこおにぎり，豚肉キャベツロール，花たまご，ミニトマト，さやいんげんのごまあえ，春雨サラダ，プルーン　　　〔エネルギー 464kcal・たんぱく質15.6g・脂質14.4g〕

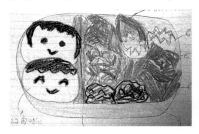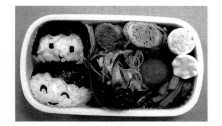

献　立	材　料	分　量	作り方
にこにこおにぎり	ごはん のり	140g 1g	のりで女の子と男の子の顔を描く。
豚肉キャベツロール	豚肉薄切り キャベツ 食塩 ウスターソース 食用油	40g 15g 0.5g 5cc 3cc	キャベツは下ゆでして1cm幅に切っておく。キャベツが真中になるように肉を巻く。端をようじで止め，フライパンで加熱していく。途中で塩，ウスターソースを加え，味を付ける。ななめに切る。
花たまご	うずら卵	10g	ゆでて，花に飾り切りをする。
ミニトマト	ミニトマト	10g	皮を花の形にむく。
さやいんげんのごまあえ	さやいんげん ごま 砂糖 こいくちしょうゆ	15g 2g 1g 1cc	ごまはいってすり，砂糖，しょうゆを加えあえごろもを作る。 さやいんげんはゆでて3cmぐらいの長さに斜めに切り，あえごろもであえる。
春雨サラダ	きゅうり ハム はるさめ ポン酢	10g 5g 4g 3cc	はるさめは熱湯で戻し，食べやすい長さに切っておく。きゅうりとハムは千切りにしておく。 材料をポン酢であえる。
プルーン	プルーン	20g	

2）弁当作りの配慮点

（1）量と内容の目安

- 栄養のバランスのよい弁当を作るには，弁当箱の表面積で，主食：副菜：主菜の比率が3：2：1を目安にする。

  主　食……ごはん，パン，パスタなど（糖質）

  主　菜……肉類，魚類，卵とその加工品など（たんぱく質，脂質）

  副　菜……野菜，いも類，海藻，きのこなど（ビタミン，ミネラル）

- 子どもが必要な栄養は，1日の食事全体で摂取できていればよいので，食べやすさな

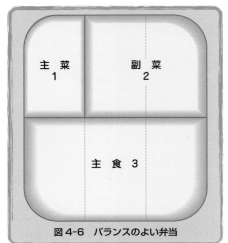

図4-6　バランスのよい弁当

どを考えて量を加減し，野菜類が少ない場合は，他の食事で補うようにする。

（2）献立と調理・盛り付け

- 食品の持つ色彩を生かして，白，赤，緑，黄，黒の色合いがそろうようにすると，見た目にもおいしそうで栄養バランスもよい。
- 甘味や塩味，酸味など，数種類の味を組み合わせて変化を付ける。
- まず，ごはんを詰め，主菜・副菜の順に，形のくずれにくい物から詰めていく。
- 味が混ざり合うのを防ぐため，カップやケースを利用するとよい。
- はしやスプーンで取りやすく食べやすいように，形や詰め方を工夫する。

（3）衛生面

- 食品は新鮮で良質な物を選び，完全に火を通す。
- 原則として，生の食材は使用しないほうが安全である（ミニトマトを使用する場合は，ヘタをとってよく洗い，水気を取る）。
- 前日に作って保存しておいた物は，当日の朝に，再びよく加熱してから詰めるようにする。
- ごはんやおかずがまだ温かいうちにフタをすると，内側に水蒸気が付着して細菌が増殖しやすくなるので，詰めた物が十分に冷めてからフタをする。
- 弁当箱，はし，スプーンなどは隅々までよく洗って，完全に乾いた物を使う。

5．幼児期の食における問題

1）好き嫌い・偏食

一般に，好き嫌いとは，いろいろな食物に対して選り好みをすることを指すが，「好き」

よりも「嫌い」のほうを問題にすることが多く，ある特定の食品を嫌って食べなくなり，食べる食品の幅が狭くなって定着してしまった場合を偏食といっている。しかし，食品の種類や程度・期間など，偏食の程度は子どもによって様々であり，偏食についての明確な定義はない。経過も，自然に偏食しなくなる場合と，長期間にわたって続く場合がある。栄養のバランスが偏ったり味覚の幅が狭くならないように，極端な偏食や，偏食を固定化させない配慮が必要である。

(1) 原　　因

偏食の原因としては，養育態度，家族の食習慣，子どもの気質，食品についての不快な経験，アレルギーや虫歯といった身体的な要因，などがあげられる。非常に神経質で，新しい食品に挑戦することに消極的なケースなど子ども側の要因もあるが，環境や養育態度が深く関わっていることのほうが多い。

(2) 予防と対応の基本方針

口当たりや味に敏感な幼児期は，特定の物を一時的に嫌うことがある。栄養的には，その食品を食べなくても，他の食品で補うことができていればよい。味覚の発達につれて好みも変化するので，無理に偏食を治そうとせず，自然な形で根気強く時間をかけて対応することを心がける。

予　　防

- 離乳期から多種類の食品や調理法に親しませて，味覚を広げる。
- 家族や周囲の人が偏食をしない。
- 子どもだけの食卓にしないで，家族や仲間との楽しい食事を心がける。
- 食事は規則正しくして，空腹感を持たせる。
- 間食を与えすぎない。

対　　応

- 甘やかしや放任などの養育態度を取らない。
- 嫌いな物を強制しない。
- 子どもの好みは変化するので，嫌いな物と決めつけずに食卓にのせて，家族や周囲の人は子どもと一緒に楽しく食事をする。
- 味，口当たりや匂いが原因の場合には，目立たないように調理を工夫する。
- 少量からすすめ，食べた時にはほめてあげて自信を持たせる。
- 時には屋外で食事をするなど，環境を変える。
- 野菜・果物・魚など食材に触れたり野菜を育てるなど，食を身近な物にする。
- 間食や食事作りに参加させて，食への興味・関心を深める。

2）遊び食べ

(1)「遊び食べ」の意味

遊び食べは，4歳未満の子どもにおいて，子どもの食事で困っていることの中で最も訴

えの多いものである。一般に，遊び食べとは，食事中に，「食器の中の食べものを手でかき混ぜる・つまむ・こねる」，「食べものを食器からテーブルへ出し入れする・床に落とす」などで，食べることに集中していない状態をいう。手づかみ食べとの区別がつきにくいケースもあるが，「食べよう」とする意欲が見られない場合は，「遊び食べ」の対応が必要である。

（2）対　　応

　遊び食べの訴えが最も多いのは2歳代が中心であり，スプーン・フォークやはしが上手に使えるようになる3歳以降になると次第に減少していく。食事と遊びのメリハリをつけ，食事の自立に向けて，適切な対応が求められる。

- 生活リズムを整え，よく遊んで，お腹をすかせて食事をする。
- 食事に集中しなくなったら，30〜40分で切り上げる。
- テレビやおもちゃなどを遠ざけ，落ち着いて食事に集中できる雰囲気を作る。
- 家族や周囲の人と楽しく食べることを早い時期から習慣付ける。

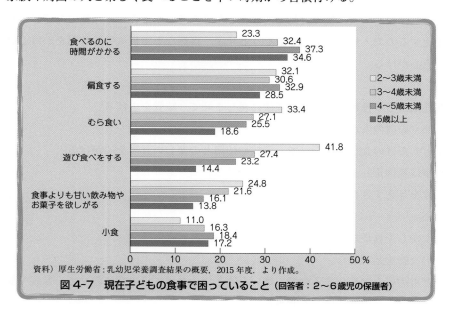

資料）厚生労働省：乳幼児栄養調査結果の概要，2015年度。より作成。

図4-7　現在子どもの食事で困っていること（回答者：2〜6歳児の保護者）

3）食欲不振・小食

（1）内容と原因

　食欲不振・小食の内容については，①大人の期待より食べる量が少ない，②体質的に小食である，③心理的に原因がある，に大きく分けられる（病気の症状としての場合を除く）。子どもの食欲は1〜2歳頃，生理的にやや低下することがある。体格や運動量などは個人差があり，子どもの食欲も一般に不安定である。体調などによって食べる量にムラがあることもしばしば見られる。また，生まれつき小食な子どももいる。実際には，保護者が子どもの食事の適量がわからず，子どもにとって負担になるような量の食事を強制して，そ

れが子どもの食欲を失わせているケースなども少なくない。家庭環境に問題がある場合も食欲不振の原因になりやすい。

(2) 対　応

食事量が少ないように感じられても，一定期間の摂取量を平均すると，必要な栄養量はほぼ摂取していることが多い。体格は小柄でも，その子どもなりに順調に発育していればよく，日頃から健康で活発に行動していれば問題はない。幼児期の食事摂取基準や食品構成例（表4-16・17参照）を参考に，その子どもに合った食事量を徐々に見きわめるようにする。

- 生活リズムを整え，よく遊んで，おなかをすかせて食事をする。
- 食事は強制せず，楽しい雰囲気で食事ができるようにする。
- 間食の回数や量に注意して，間食を与えすぎないようにする。
- 運動不足の場合は，戸外での遊びや運動の機会を増やす。
- 食事の量を普段の半分程度に減らしてみると，食欲が出て食べることがある。その場合は，全部食べた経験をさせて自信を付け，少しずつ量を増やして子どもにあった食事量にしていく。

一方，注意が必要なのは，慢性の病気やアレルギーなどがあって，そのために食事ができなかったり，避けていたりする場合である。極端な食欲不振で顔色が悪く元気がない状態が続く時や，発熱など新たな症状がでた時，体重が減るような時は受診する。

4）虫　歯

(1) 原　因

虫歯は，歯の表面に付着した歯垢（プラーク）に含まれる細菌（主としてストレプトコッカス・ミュータンス菌）が，食べ物に含まれる糖を分解して酸を作ることで起こる。酸はエナメル質の表面からミネラルを溶出させ（脱灰），侵された歯は虫歯になる。歯垢は歯と同じような色をして表面に付着しているので発見しにくい。また，乳歯はエナメル質が薄いので虫歯になりやすい。

(2) 影　響

乳歯の虫歯は，次に生えてくる永久歯の歯並びや噛み合わせに影響を与える。3歳頃に乳歯20本が生えそろうが，乳歯の虫歯は，咀しゃく機能発達の妨げになりやすい。さらに，6歳頃は，最初の永久歯である六歳臼歯（第一大臼歯）が生えはじめる時期でもある。六歳臼歯を1本失うと噛む力は30

（%）

年齢（歳）	1993 年	1999 年	2005 年	2011 年	2016 年
1	8.3	1.2	3.1	0.0	0.0
2	32.8	21.5	17.8	7.5	7.4
3	59.7	36.4	24.4	25.0	8.6
4	67.8	41.5	44.2	34.8	36.0
5	77.0	64.0	60.5	50.0	39.0
6	88.4	78.0	63.4	42.1	45.5

注）1993 年以前，1999 年以降では，それぞれ未処置歯の診断基準が異なる。
資料）厚生労働省：歯科疾患実態調査，2016 年，より作成。

表4-22　現在歯の乳歯にう歯を持つ幼児の割合の年次推移

演習⑪ 食教育媒体

> **テーマ**
> ## 指導目的と内容に適した媒体を作って，使ってみよう

目 的

　指導目標を設定し，内容に適した媒体を選び，作って使ってみよう。そして，作った媒体について，その指導効果などをお互いに話し合ってみよう。

課題Ⅰ

① 指導目標を決め，対象児に合った指導内容を検討する。

② 対象児と指導内容に適した媒体を選ぶ。

③ 材料等を用意し，媒体を作る。

目標と内容の例を示す。

テーマ	歯が痛いよー	好き嫌いをなくそう	朝ごはん，食べた？
目　標	虫歯予防 歯磨きの大切さを伝える	偏食予防	朝ご飯の大切さを伝える
対象年齢	3歳	4歳	5歳
媒体の種類	ペープサート	かるた	紙芝居
内　容	登場人物　・かずくん 　　　　　・おかあさん 　　　　　・バイキン3匹 大好きなチョコレートを食べて，歯磨きせずに寝たかずくん，昼間に食べたラムネやクッキーなど，バイキンの大好きな物が歯にいっぱい残っていました。さあ，たいへんです。（続く）	あ：アイスもいいけど，おやつにチーズ い：いつもすききらいなくたべる子，元気な子 う：うめぼしはすっぱいけど，元気いっぱいのもと え：えんどう豆は，兄弟そろって仲よくふくろの中 お：おやさいたべると，かぜひかないよ か：かたーい小魚はカルシウムがいっぱい	登場人物　・みーちゃん 　　　　　・おかあさん 　　　　　・保育園の先生 　　　　　・保育園のお友達 朝寝坊したおかあさん。朝ご飯が用意できません。 お茶とお菓子のパンだけをどうにか食べて保育園へ行ったみーちゃんですが，遊んでいても発表会の練習をしてもなんだか元気が出ません。 先生に朝ご飯を食べてきたかとたずねられ…（続く）

〔媒体の種類〕

　食教育媒体の種類には主に次のような物がある。子どもと一緒に作って，一緒に楽しく使ったり遊んだりすることができると関心がより高まり，いっそうの指導効果を上げることができる。

参加型	ゲーム（カルタ，パズル，カード，すごろくなど），ランチョンマットの作成，はてな（？）BOX，歌とリズム遊び，手遊び替え歌，創作劇，塗り絵遊び
劇場型	パネルシアター，エプロンシアター，紙芝居，ペープサート，絵本，人形劇
提示型	フードモデル，実物見本，ポスター，パネル・タペストリー，写真，ビデオ，カード，リーフレット，便り

媒体の例（写真①〜⑧）を示す。

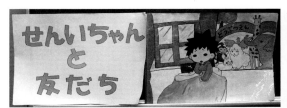
写真①　媒体例：絵本

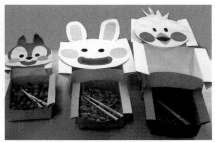
写真②　媒体例：おはしをじょうずに使
　　　　えるかな（動物の口に入れてみよう）

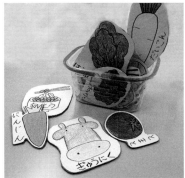
写真③　媒体例：お買い物ゲーム
　　　　の食材

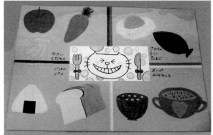
写真④　媒体例：ランチョンマット

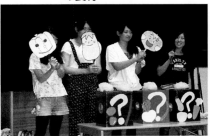
写真⑤　媒体例：はてな？ボックスと
　　　　ペープサート.

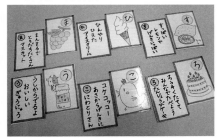
写真⑥　媒体例：食育カルタ

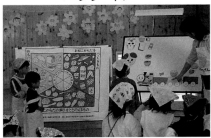
写真⑦　媒体例：機関車トーマス号
　　　　３色食品群のマグネット

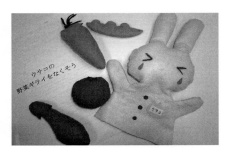
写真⑧　媒体例：布製の指人形

課題Ⅱ

① 作成した媒体を使って，指導内容を発表する。

② 指導内容がうまく伝わったかなど，見学者とよい点や改良点について話し合い，評

価する。

〜40％減少するといわれる。虫歯は偏食や食欲不振の原因になることもあり，結果として全身の健康に影響する。以前と比較すると，虫歯を持つ子どもは減少傾向にあるが，現在，6歳児の約60％に虫歯が見られる。噛む力を育て，六歳臼歯を守るためにも，食品の与え方に注意するとともに歯磨きなどの指導が必要である。

（3）予　防

虫歯予防は，原因となる菌の繁殖を防ぎ，歯の表面に付着した歯垢を落とすことが基本である。口の中に絶えず糖があると，菌が増殖して酸の生成が進み，虫歯になりやすい。

- 食後は歯磨きをして，歯垢を取り除くことが望ましいが，口すすぎやうがい，またはお茶や湯冷ましを与えるだけでも，虫歯予防の効果がある。

- 食事は時間を決めて規則的に与えるようにする。特に糖を摂取することが多い間食は，子どもが欲しがるたびに不規則に与えることは避ける。

- 粘着性の強いキャラメルやチョコレート，カステラなどは虫歯になりやすいので，間食として与える時には，量と時間を決めて与える（表4-23）。

- 糖分の多い果汁や乳酸飲料などを哺乳びんで飲ませていると，前歯の表面に糖が付着する時間が長くなり虫歯になりやすいので，コップで飲ませるほうがよい。

- 歯を作るためには，カルシウムやマグネシウムなどのミネラル，歯の土台を作るたんぱく質，さらにカルシウムの吸収を助けるビタミンDなど，様々な栄養素が関与しているので，栄養バランスの取れた食事を取ることも必要である。

レベル	群	菓子	注意事項
低い ↑　う蝕誘発性　↓ 高い	A	せんべい，クラッカー，スナック菓子，ピーナッツ	塩分に気を付けよう
	B	バニラアイスクリーム，砂糖無使用のビスケット，甘栗	
	C	かりん糖，粟おこし，レーズンサンド，ウエハース，コーンフロスト	
		マドレーヌ，フルーツケーキ等のスポンジケーキ	水と一緒に
	D	ビスケット，クッキー，プレッツェル	最後の歯磨きを忘れずに
		チョコレート，ビスケット加工品，和菓子，カステラ	特に量の制限に注意して
	E	トフィー，キャラメルドロップ，ヌガー，ガム	

注）う蝕誘発性＝虫歯を誘発する度合い。
資料）商品科学研究所：う蝕誘発能から見た菓子の与え方，CORE，No.14，より作成。

表4-23　う蝕誘発性から見た菓子の与え方

6．幼児期の食生活の現状

2015（平成27）年度乳幼児栄養調査（厚生労働省）の結果から見られる子ども（0〜6歳児）の食生活の状況は次のとおりである（表4-24，図4-8〜10）。

1）朝食の欠食傾向

朝食を欠食する子どもの割合は6.4％であった。また，寝る時間が遅くなるほど，朝食を欠食する割合が多くなり，平日午後11時以降に就寝する子どもの32.2％が欠食をして

いる。また，保護者が朝食を食べな
いほど，子どもも朝食を食べない割
合が多かった。

幼児期は3回の食事で取りきれな
い栄養を間食で補うくらいに，毎回
の食事での栄養摂取は極めて重要で
あり，欠食が好ましくないことは言
うまでもない。特に，朝食は，一日

	必ず食べる	週に2～3日食べないことがある	週に4～5日食べないことがある	ほとんど食べない	まったく食べない	不詳
子ども (n=2,623)	93.3	5.2	0.3	0.9	0.0	0.3
保護者 (n=3,871)	81.2	10.6	1.3	5.2	1.5	0.1

(%)

表4-24　朝食習慣（子ども・保護者）

のスタートとして栄養を補給する以外に，睡眠中に消費したブドウ糖を補給するという大
事な役目を担っている。朝食を欠食すると，脳に必要なブドウ糖が十分に供給されないの
で，意欲や集中力が低下しやすくなる（脳や神経組織は，ブドウ糖しか利用できない）。ま
た，午前中は体温が上昇しないので，身体活動や内臓の働きなどにも影響を与える。さら

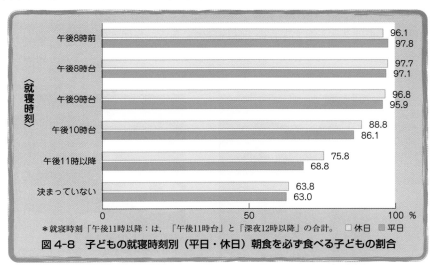

* 就寝時刻「午後11時以降：は，「午後11時台」と「深夜12時以降」の合計。　□ 休日　■ 平日

図4-8　子どもの就寝時刻別（平日・休日）朝食を必ず食べる子どもの割合

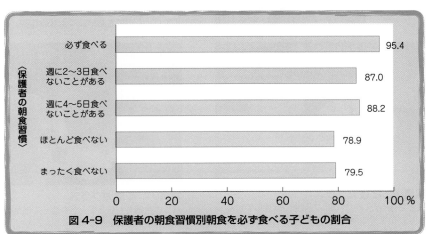

図4-9　保護者の朝食習慣別朝食を必ず食べる子どもの割合

幼児期の食育実践について考えてみよう

目 的

　食育の大切さを認識するとともに，保育の様々な場面で子どもたちを指導していくことができるように，その内容について考えてみる。

課 題

　いろいろな食育実践と，そこから身に付けることのできる力について考えてみよう。

① **栽培や飼育**：食べ物の「命をいただく」ことの尊さや，食品を手にするまでに様々な人の努力があることについて理解させる。

② **クッキング保育**：「楽しく作って，楽しく食べる」ことにより，単に食生活のみにとどまらず，仲間との共同作業を通して社会性などの生活する力を総合的に育成する。

　以下の写真と表はクッキング保育の実践内容例である。集団での行動は，個人で行う時よりも危険を増すので，指導者は，各年齢でできること，やり通せること，興味のあることは何かを，明確にしておくことが大切である。

写真①
0歳児クラス
「先生。あーんして」の動作に「おいしいねー」と返答。食べることは楽しいことの始まり。

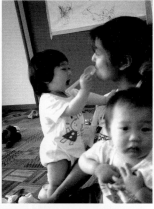

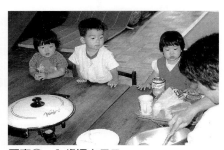

写真② 1歳児クラス
「ホットケーキはね，こうやって作るのよ。」目の前で作ってもらうと，できるまでの待ち時間には，匂いもたちこめて，自分で作っているような気分になり，とってもおいしく食べられる。

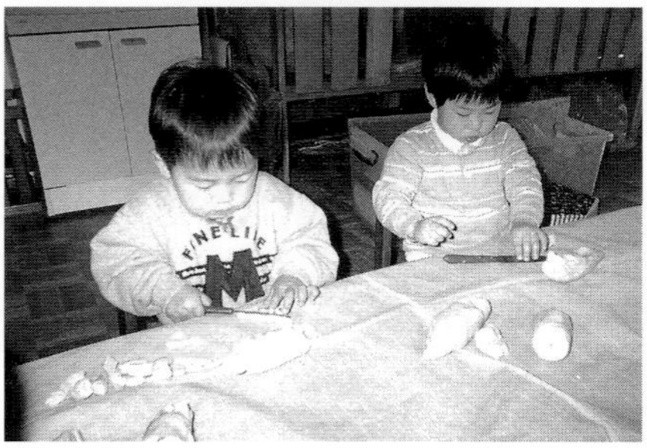

写真③ 2歳児クラス
粘土で作ったいもやだいこんを，料理しているつもり。左手でしっかりとおさえて，右手はパレットナイフを用いている。

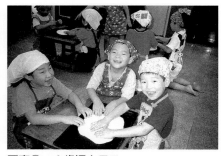

写真④ 4歳児クラス
パンの生地をもらって，手を使ってピザの台作り。この後のトッピングも行う。

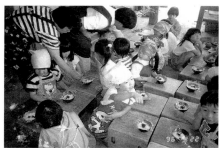

写真⑤　５歳児クラス
おにぎり作り。真ん中にうめぼしを入れるのが難しいので，おわんを使って。

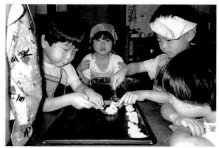

写真⑥　５歳児クラス
ドロップクッキー作り。生地作りから成形まで，子どもたちの手で。同じ大きさに間隔をあけて置いていくのが難しい。

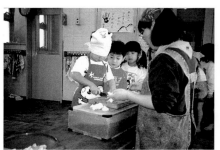

写真⑦　４歳児クラス
野菜を包丁を使って切る操作。友達の作業を順番を待ちながら見守る目が真剣。

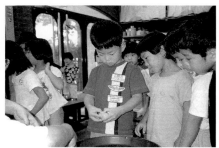

写真⑧　５歳児クラス
自分たちの育てている鶏が産んだ卵で，ホットプレートを用いて目玉焼きを作成。卵を崩さずに割るのは手の力の強弱をつけないといけないので，かなり上級者向き。

〔クッキング保育実践例〕

	子どもたちの活動	取り組みで大切にすること	献立名
2・3歳児クラス	洗う・むく	手指を巧みに使う	サンドイッチ 白玉団子スープ お好み焼き 串刺し おにぎり 野菜炒め，フルーツポンチ バーベキュー，コロッケ，肉まん
	ちぎる	大人の指示した大きさにちぎる	
	丸める（握る）	泥団子の要領で握ったり丸めたり	
	突き刺す	2品，3品を串刺しにする。数の認識	
	混ぜる（こねる）	全身，腕を使って	
	コテで切る	片手で食材をしっかり持って切る。包丁の代替道具を使う	
	買い物	食材の特徴，名前などを知る。明日への見通しをもつ	
4・5歳児クラス	包丁で切る	手を切らないように安全に扱う。左手はネコの手（食材をおさえる）。右手で切っていく	お好み焼き，ギョウザ，目刺し焼き なべもの，焼きそば，ホットケーキ，クッキー 変わりおにぎり，おでんロールキャベツ，チキンライス，押し寿司，切り干し大根 ハンバーグ，カレーライストンカツ，ロールパン，お寿司，ケーキ，豚肉生姜焼き
	皮むき器で皮むき	堅いもの，柔らかいもの，デコボコしたものをしっかりもって右手でむいていく	
	焼く（ホットプレート・アミ）	ヤケドのないように注意しながら，焼き具合を判断し，ひっくり返す	
	トッピング，混ぜる	食材の調和を考え，できあがりをイメージしながら混ぜる	
	味見・味付け	味見をして，辛い，甘い，酸っぱいなどの味覚を育てる	
	飾り付け	食べやすいように，また，見て食べたくなるように飾る	
	様々な道具を使う ・トコロテン突き ・おろし金 ・フライ返し ・泡立て器 ・マッシャー・	新しい道具に出会い，それぞれの特性を知り，正しい使い方を学ぶ （力の入れ具合，持ち方など）	
	丸める，握る，形作る	できあがりを見通して形作ったり，イメージ豊かに作る	

資料）大阪保育研究所編：つくって食べようワクワククッキング保育，あゆみ出版，1996．より作成。

に，朝食を欠食することの反動で，間食が多くなったり食事のまとめ食いをしやすく，栄養が偏ったり肥満の原因になりやすい。

　子どもの朝食欠食の習慣は，睡眠や生活リズム，さらには保護者(母親)の生活習慣と深く関わっている。周囲の大人には，早寝早起き，十分な遊び，規則的な食事と間食など，健康の基本ともいうべき生活への配慮と実践が求められている。

2）食品の摂取状況

　日常の食事で摂取する食品の摂取状況では，毎日2回以上食べていると回答した割合が高い食品は，穀類，野菜，牛乳・乳製品，お茶など甘くない飲料である。

　一方，毎日摂取することが望ましい野菜や果物については，野菜は約3割，果物は約6割の子どもは毎日摂取していない。バランスのとれた望ましい食習慣の基礎作りのために，適切な支援が求められる。

　また，果汁などを含む甘未飲料と菓子パンを含む菓子では，約1割が「毎日2回以上」飲食しており，これらを与えすぎないような配慮も必要である。

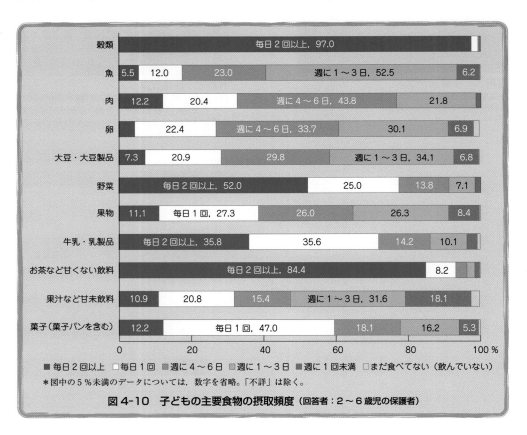

図4-10　子どもの主要食物の摂取頻度 (回答者：2〜6歳児の保護者)

第5章 子どもの発育・発達と食生活Ⅱ
—学童期・思春期・妊娠期—

1. 学童期・思春期の心身の発達と食生活

1. 学童期・思春期における心身の発達

　一般に6歳から12歳までを学童期と呼ぶ。しかし，小学校高学年頃から第二発育急進期（思春期スパート）が見られ，身体的・精神的成熟面において男女の個人差が大きくなる。したがって，学童期は身体的発育の比較的緩やかな前半期と，男女差，個人差が現れてくる後半期で特性が異なる。

　学童期後半の身体成長とあいまって，性ホルモン（アンドロゲン，エストロゲンなど）の分泌が始まり，第二次性徴の発現をみて思春期を迎える。思春期はその開始，終止時期が各人で一様ではないが，第二次性徴の発現から身長増加の停止までのおおよそ12歳頃から17～19歳の期間を指す。この時期に性の成長・成熟が行われ，身体が完成される（図5-1）。

　また，身体の発達に伴い思考能力も高まり，自我の確立，精神的な自立へと向かう。性意識も目覚めてくるが，依存心と自立心，

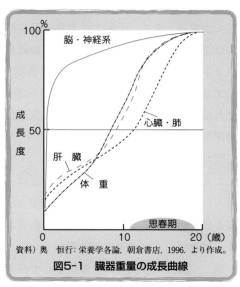

資料）奥　恒行：栄養学各論，朝倉書店，1996．より作成。
図5-1　臓器重量の成長曲線

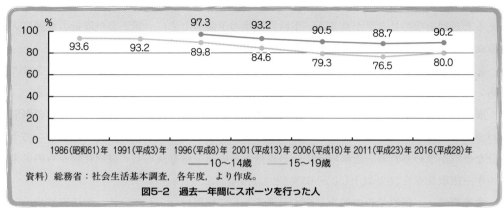

資料）総務省：社会生活基本調査，各年度，より作成。
図5-2　過去一年間にスポーツを行った人

大人になりたい気持ちと子どものままでいたい気持ち等，アンバランスな精神状態の時期でもある。社会的規範を身に付けていく時期だが，不適切な対応や環境下では，精神的な発達が歪められることもある。近年では食をめぐる問題行動として現れることも多くなった。摂食障害として病院を訪れる者も増え，低年齢化の兆しも見られる。

近年，体位は向上し，体力・運動能力も回復のきざしはあるが，男女ともに低い水準にある。運動の少ない者の方により体力の低下の度合いが大きい傾向が示されている。

スポーツする者の割合は少し回復したものの（図5-2），普段の生活の中で努めて体を使うよう，保育者は常に心掛ける。

2. 学童期・思春期における栄養と食生活

学童期前半は発育の増加量がほぼ一定であるが，思春期に入ると運動量の増加や消化機能の充実もあり，食欲は旺盛となり代謝も亢進するので，エネルギーや各栄養素の十分な確保が重要となる。しかし，身体成熟度の個人差は大きく，食事摂取基準の活用に当たっては単に暦年齢だけではなく，個人の成長の度合いや活動量を十分考慮したものとする。

1）学童期・思春期の栄養−食事摂取基準（巻末付録参照）

エネルギー　　参照体重における基礎代謝量は男子15〜17歳，女子12〜14歳でそれぞれ最高値を示す。エネルギーの必要量は，成人に比べて体重1kg当たりの数値が大きく，幼児期と同様，胃の容量がまだ小さいため，3度の食事では食べられない分を間食で補う必要がある。

たんぱく質　　たんぱく質の推奨量は，男子15〜17歳が65g，女子12〜17歳が55gで最も高い。成長・発育期には特に大切で，量的に十分であるとともに質的にも良質なたんぱく質を摂取することが望ましい。脂質の取り過ぎを防ぐために動物性食品に偏らないよう，動物性たんぱく質比率は50％くらいまでとした食事の構成を考える。

脂　　質　　総脂質の目標量として総エネルギーに占める割合（脂質エネルギー比率）が，男女ともに1歳以上で20％以上30％未満と設定された。脂質エネルギー比率が30％を超えると過剰摂取のリスクが高まる。生活習慣病の予防のために，適正な摂取量の範囲に入る食生活が求められている。

総脂質については，量のみではなく質についても十分配慮し，多価不飽和脂肪酸含量の高い魚油や植物油を多くするなど，脂肪酸のバランスを取ることが非常に大切である。

炭水化物のエネルギー比率　　エネルギー源となるたんぱく質，脂質，炭水化物の摂取バランス〔エネルギー産生栄養素バランス（％）〕は重要で，炭水化物，特に穀物からの十分な摂取が求められる。近年増えている砂糖からの摂取量を減らし，炭水化物からのエネルギー摂取比率を50％以上（50〜65％）としたい。

食物繊維　　摂取量の増加を目指す栄養素として位置付けられている。生活習慣病の予

防において腸内環境を整え，血清脂質，血糖値等の改善が期待される。

ビタミン　　ビタミンの果たす役割は大きく，成長期にはビタミンの要求量も高い。摂取基準量の示されたビタミンが多くなり，不足しないように，またバランスよく取ることが大切である。

ビタミンAは成長促進に，ビタミンB_1，B_2，ナイアシンなどは糖質代謝に，またビタミンB_1はたんぱく質代謝に必要である。ビタミンCは抗酸化作用を持ち，貧血や骨組織の形成に，ビタミンDも成長期の骨形成に関与している重要なビタミンである。エネルギー必要量が増加するこの時期，激しい運動をしたり，砂糖量の多い飲料等に偏った食事をしていると，B_1不足から疲労度が増し，ひどくなると脚気になる場合もある。各ビタミンの欠乏に注意する。

一方で，サプリメント等からの安易な取り過ぎに注意する。脂溶性ビタミンのA，D，E，水溶性ビタミンのナイアシン，ビタミンB_6，葉酸については耐容上限量が示された。

ミネラル　　たくさん取ればよいのではなく，バランスよく取ることが肝心である。

鉄はこの時期の男女ともに摂取量の不足が見られ，普段の食事から推奨量を満たすのが難しい栄養素である。特にスポーツを激しくする者や月経が始まる女子では，鉄の損失も加わるため必要量を満たすのは容易ではなく，十分意識して摂取する必要がある。

将来の骨粗しょう症予防のため最大骨量を上げるには，この時期のカルシウム摂取が非常に重要である。しかし，特に学校給食が無くなると牛乳からのカルシウムの摂取が少なくなるので，食事では牛乳以外の多様な食品からのカルシウム摂取や，骨形成に関与するマグネシウムなど他のミネラルの摂取を意識して行う（表5-1）。

	食品名	1回に取る目安量	カルシウム量（mg）
牛乳・乳製品	普通牛乳	牛乳びん1本（200g）	220
	加工乳（低脂肪）	牛乳びん1本（200g）	260
	ヨーグルト（全脂無糖）	1個（100g）	120
	プロセスチーズ	1切れ（20g）	126
	スキムミルク	大さじ3 1/3杯（20g）	220
大豆・大豆製品	木綿豆腐	1/2丁（150g）	140
	油揚げ（生）	1枚（25g）	78
	納　豆	1/2パック（50g）	45
魚介類	わかさぎ	5～6尾（80g）	360
	ししゃも（丸干し）	4尾（100g）	330
	しらす干し（微乾燥品）	大さじ2杯（10g）	28
野菜類	こまつな	1人分（70g）	119
	みずな	1人分（70g）	147
	しゅんぎく	1人分（70g）	84
	チンゲンサイ	1人分（70g）	70
海藻類	わかめ（乾燥）	みそ汁1杯分（1g）	8
	ひじき（乾燥ステンレス釜・鉄釜）	1人分（6g）	60
種実類	ご　ま	小さじ1.5杯（5g）	60

表5-1　カルシウムを多く含む食品

資料）文部科学省：日本食品標準成分表2020年版（八訂）

高血圧予防の観点から，ナトリウム（食塩相当量）の摂取量の減少が望まれ，乳幼児期より薄味の習慣化を図ることが求められている。野菜やいも，果物に多いカリウムは高血圧予防，ひいては生活習慣病予防のために大切な栄養素であるため，摂取量増加を目指す。

2）学童期・思春期の食事

学童期・思春期は個人差が大きい時期である。食事を考える際には各人の身体状況を十分考慮し，それぞれの時期の食事摂取基準を満たし，必要なエネルギーや栄養素等を過不足なく取れるよう，献立・料理レベルから各食品群の食品をバランスよく選ぶとよい。

また，無国籍料理といわれるような食事が増えていているが，子どもたちは毎日，食卓に並ぶ食事や料理を目でも見て覚えて行くので，豪華ではなくても調和の取れた食卓が望まれる。

3）学童期・思春期の間食

間食は胃の小さい子どもにとっては1日の栄養量を満たすために必要な物であり，また，おやつとして生活の中の大きな楽しみの一つである。栄養補給から考えた間食の例を図5-3に示す。量の目安は，エネルギー比率で1日の必要量のおよそ10〜15%，小学校低学年で200kcal前後，高学年で250kcal前後，中学生，高校生で300kcal前後である。

最近は間食の不規則化が見られ，家庭での食管理が難しくなる高学年になるほどルーズな食べ方になっている。間食の内容も市販品が多くなり，スナック菓子やチョコレート，

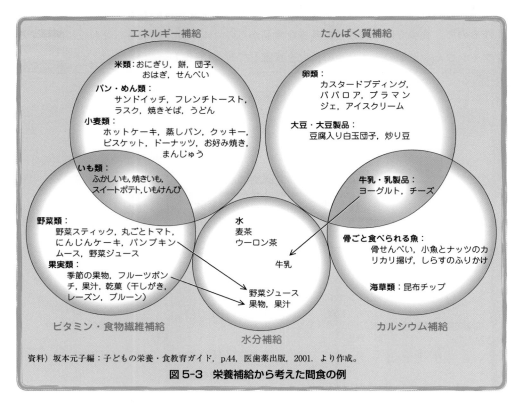

資料）坂本元子編：子どもの栄養・食教育ガイド，p.44，医歯薬出版，2001．より作成。

図5-3　栄養補給から考えた間食の例

ジュース，炭酸飲料等が多く利用されている。

しかし，スナック菓子は表5-2に見られるように，高カロリー，高脂質の物が多い。また，ジュース，炭酸飲料は砂糖含量もたいへ

(100g 当たり)

	エネルギー （kcal）	たんぱく質 （g）	脂　質 （g）	炭水化物 （g）	食塩相当量 （g）
コーン系	516	5.2	27.1	65.3	1.2
ポテト系	541	4.7	35.2	54.7	1.0
小麦粉系	476	7.6	19.5	68.8	1.8

資料）文部科学省 科学技術・学術審議会 資源調査分科会：日本食品標準成分表2020年版（八訂），2020．より作成。

表5-2　スナック菓子の栄養価

ん多い。おやつを好きな時に与えたり，子どもの好みを優先させる与え方は，食事にも影響を与え望ましい食習慣の形成を妨げるので，子どもの将来にわたる健康を考えると慎むべきである。

また，学童期の低学年は，歯が乳歯から永久歯へと変わる時期であり，歯の良否が高齢期の食生活，健康状態に大きく関与する。う歯予防を考えた間食を心がけ，量，時間を決めて，乳・乳製品，果実，いも類，種実類など，食品の加工度の低い物をできるだけ与えたい。

4）学童期・思春期における健康づくりのための食生活指針（巻末付録参照）

食生活指針で，学童期は「食習慣の完成期」として，思春期は「食習慣の自立期」として重要であることが位置付けられた。子どもは食事の用意を手伝ったり，家族や友だちと食卓を囲み心の交流を図ることで，食を楽しみ，食への関心を深め，食の重要性を学ぶ。この時期の食生活の在り方が，その後の成長や生涯にわたる健康問題に大きく関係するので，家庭や学校では自立へ向かう子どもに対して適切な対応が望まれる。

2. 妊娠期の心身の発達と食生活

1. 妊娠期における心身の特徴

妊娠，出産は本来病気ではなく生理的営みであるが，妊娠から出産，授乳にいたる過程は，女性の一生の中でもダイナミックに体や環境が変化する時期である。母体とお腹の中の胎児の発育にとっては非常に重要な時期であり，変化の過程には常にリスクがあるため，十分な注意が求められる（表5-3）。

妊娠により，栄養分，水，酸素は妊婦の血液によって胎盤に運ばれ，胎児側に取り込まれる。胎児の老廃物は胎盤を通じて母体側へ排泄される。約40週の体内生活後，胎児は母体外へ出され出生となる。したがって，母体の栄養状態，胎盤機能の良否が胎児の発育を左右する。

妊娠が分かったら，まず，妊婦健康診査を受け，健康状態の把握や必要に応じた医学的

表5-3　妊娠期間における母体と胎児の変化

時期	妊娠初期	妊娠中期	妊娠後期
週数	0 1 2 3 4 5 6 7 8 9 10 11 12 13 14 15	16 17 18 19 20 21 22 23 24 25 26 27	28 29 30 31 32 33 34 35 36 37 38 39 40 41 42 43 44
月	1　2　3　4	5　6　7	8　9　10　11
分娩種類	流産	早産	正期産／過期産

（最終月経第1日：週数0　／　分娩予定日：週数40）

胎児の発育

- 身長：約4cm／約9cm／約16cm／約25cm／約30cm／約35cm／約40cm／約45～70cm／約50cm
- 体重：約16g／約50g／約130g／約250g／約650～750g／約1000～1200g／約1500～1700g／約2000～2300g／約3000～3200g
- 胎児の体の基礎ができ始める
- 目口耳など判別できる
- 心臓や肝臓などが作られる
- 耳が聞こえる
- 頭髪が生え始める
- 全身にうぶ毛が生えてくる
- 脳が発達
- 活発に動く　心音が聞こえる
- 羊水の中を動き回る
- 胎内での位置がほぼ定まる
- 体づくりがほぼ終わる
- 皮下脂肪がつく
- 外見上の発育完了

母体の変化

- 高温基礎体温が続く
- つわりが始まる　血液量の増加　乳房が発達
- 胎盤が完成
- つわりがおさまり食欲が出てくる
- 胎動を感じる　足にむくみや静脈瘤が現れる
- 体重が増え下腹がやや目立つ
- 妊娠線が出てくる　乳首が黒ずむ　足のつる感じが起こりやすい
- 内臓が圧迫され胃がつかえる
- 子宮が下がり排尿の回数が増える
- 分娩2～3日前より乳房が張ってくる

検査

- 一般検診　血液型　内診
- 子宮底高（15～21cm）
- 子宮底高（21～30cm）　貧血、梅毒、妊娠高血圧症候群の有無
- 子宮底高（28～38cm）　尿中E₃測定　胎盤機能検査

体型のポイント（体重増加：0kg／4kg／8kg／12kg）

- みずおち　臍（へそ）　恥骨上縁
- 子宮の大きさ　子宮口開大の有無　胎児の発育度

8週　12週　16週　20週　24週　28週　32週　36週

資料）灘本知憲・西川善之編：応用栄養学，p.32，化学同人，2010．より作成。

な検査の他，妊娠中の食生活の相談，出産や育児に向けてのアドバイスを受けるとよい。
厚生労働省では妊婦健康診査を定期的に受診するよう求めている。そして，妊娠をきっか
けに食生活を見直し，健康意識を育てることが重要である。そのことが妊娠中のリスクを
下げるとともに，自身や子ども，家族の将来にわたる生活習慣病予防へとつながる。

1）母体の変化と妊娠期の体重管理の大切さ

妊娠の成立から出産までのおよそ10か月間，母体は妊娠継続のため変化していく。体
重の変化が大きく，妊娠期間を通じた体重管理が重要になる。

妊娠中のエネルギー摂取過剰　　エネルギーの摂取過剰は合併症として妊娠高血圧症候
群や妊娠糖尿病を引き起こし，また胎児の発育過剰や難産などのリスクを高める。

低　栄　養　　低出生体重児（2,500g未満
の出生児）の出産が年々増加している。妊
娠中の体重増加が不良で，栄養が不足する
と，胎児の発育が制限され，子宮内胎児発
育遅延からくる低出生体重児出産のリスク
が高まる。胎児期の低栄養状態は成人期の
耐糖能異常，脂質異常症（高脂血症），心血
管障害の発症リスクを高める，すなわち生
活習慣病のリスクを高めるおそれがあるこ
とがわかってきた。

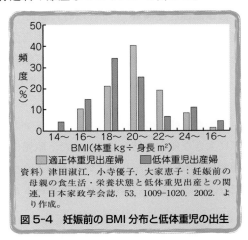

資料）津田淑江，小寺優子，大家恵子：妊娠前の
母親の食生活・栄養状態と低体重児出産との関
連，日本家政学会誌，53，1009-1020，2002．よ
り作成。

図5-4　妊娠前のBMI分布と低体重児の出生

また，図5-4に見られるように，妊娠前
にやせの妊婦ほど低体重児を出産する傾向
にある。したがって，やせ願望の若い女性
が多い現在，妊娠前からの不適切なダイエ
ット志向を改めていく必要がある。

妊産婦の至適体重増加量　　妊娠中は妊
娠週に応じた適正な体重があり，望ましい
体重増加量は妊娠前の体格によって異なる。
妊娠前の体格（BMI）の値によって妊産婦の
推奨体重増加量が示されているので，体重
をコントロールしていくことが求められる
（図5-5）。

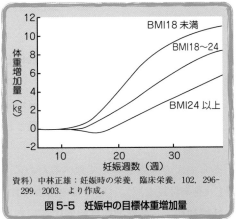

資料）中林正雄：妊娠時の栄養，臨床栄養，102，296-
299，2003．より作成。

図5-5　妊娠中の目標体重増加量

2）妊娠中に見られる症状の理解と予防，対策

妊娠期にはこの時期特有の症状や疾患が見られる。以下のものは食生活との関連が考え
られるものであり，十分理解し，リスクを下げるよう配慮する。

つわりと悪阻　　つわりはにおいなどに敏感になり，悪心が継続し食欲が落ちるもので

あるが，定かな原因はない。悪阻はつわりが重症化したもので，食べると嘔吐を繰り返し，著しい体重減少，脱水症状等を引き起こす。輸液管理が必要になるため入院する。

妊娠貧血　　鉄欠乏性貧血は組織への酸素供給不足を引き起こす。疲労感を感じやすくなり，分娩時に異常出血，微弱陣痛など異常を招きやすくなる。

便　　秘　　妊娠中の黄体ホルモンや自律神経の働きで胃腸の動きが抑えられたり，子宮が大きくなり大腸を圧迫し，蠕動運動を抑えるため便秘しやすくなる。

過体重，肥満，低体重　　非妊娠時の肥満や妊娠中の体重増加が過剰な肥満妊婦は，妊娠糖尿病や妊娠高血圧症候群などの発症リスクが高まる。一方，非妊娠時にやせの者や体重増加が少ないことにより，胎児の発育不全や流産，早産のリスクが高まる。

妊娠高血圧症候群　　「妊娠時に高血圧を認めた場合，妊娠高血圧症候群とする。妊娠高血圧症候群は妊娠高血圧腎症，妊娠高血圧，加重型妊娠高血圧腎症，高血圧合併妊娠に分類される」と定義されている（日本妊娠高血圧学会，2018）。妊婦の約20人に1人の割合でおこる。重症になると，母子の命にかかわる。

3）妊娠期の不安

妊娠期は妊娠の進行とともにホルモンの分泌が変化し，代謝状況も変わることから，体調に大きな変化が見られる。また，胎児の発育や出産後の育児に対する不安などから，精神的にも不安定になりやすい。そのような不安な状況を「マタニティブルー」という表現で呼ぶこともあり，食に対するサポートとともに精神的なケアが必要になることがある。

2．妊娠期の栄養と食生活

1）妊娠前の食生活の大切さ

最近ではやせ願望者が増え，低年齢化しているが，妊娠前からの不十分な栄養摂取が胎児の成長や出産に影響を与えている。不適切な食生活やダイエットを続けることは，二世代にわたるリスクを負うため，妊娠前から健康な体作りを目指すことが大切である。妊娠を，よりよい食の習慣へと変える好機としていくとよい。

2）何を，どれだけ食べるのか

赤ちゃんの健康も考えて食べるために，『妊娠前からはじめる妊産婦のための食生活指針』（巻末付録参照），『妊産婦のための食事バランスガイド』を活用する。

妊娠初期　　妊娠初期は胎児にとって，神経の分化や器官の基礎作りの非常に重要な時期に当たる。第一に要求されることは食べ物の安全であり，栄養量は基本的に妊娠前と変わらない。

したがって，つわりなどがあって食べられず，不安になることが多いが，この時期は無理に食べないといけないと思う必要はない。つわりの約90％は妊娠16週までには終わるので，つわりが終わるのを待ち，食べればよい。つわり中は空腹を避け，少しずつ何回も

取る，食事が取れない時は果物や牛乳，乳製品を取るようにするなど，できることから少しずつするとよい。ただ，嘔吐等がある時は，脱水にならないように水分補給に努める。しかし，妊娠前体重の5%以上減少している場合は，医者のアドバイスを求める。

妊娠中期　中期からは胎児の体作りも進むため，母親の体重増加を確認しながら，バランスと量を考えた食事を心がける。中期は非妊娠時，妊娠初期に比べエネルギーは250kcal多く，主菜，副菜，果物を1つ（SV）分多く取る。副菜，主菜はなるべく鉄や葉酸を多く含む食品を選ぶ。

特に，女性は思春期以降に鉄不足になりやすく，食品からの鉄の補給にいっそう努める必要がある。ただし，鉄だけではなく，造血に必要な栄養素が他にもあることを理解し，様々な食品を食べるように努める（表5-4）。

食品成分		多く含まれる食品
鉄	動物性食品	レバー，牛肉，いわし，かつお，さば，ししゃも，まぐろ，しじみ，あさり，桜えび（干），卵黄
	植物性食品	緑黄色野菜，大豆・大豆製品，ひじき（鉄釜），のり，ごま，プルーン
たんぱく質		肉類，魚介類，卵，牛乳・乳製品，大豆・大豆製品
ビタミンB$_6$		豚肉，鶏肉，かに，まぐろ，さけ，胚芽米，米ぬか，大豆，バナナ
ビタミンB$_{12}$		いわし，かき，あさり，卵黄，牛乳，海藻
ビタミンC		キャベツ，パセリ，いも類，いちご，キウイフルーツ，オレンジ
葉酸		かき，卵黄，胚芽，ほうれんそう，ブロッコリー，レタス，きのこ類
銅		かき，えび，しらす干し，大豆，ごま，わかめ

表5-4　貧血予防に有効に働く食品成分

妊娠後期　後期に入ると，「妊娠中の体重増加指導の目安」（巻末付録参照）を参照し，食事量を調節する。胎児の骨格や筋肉の充実が図られるため，要求される栄養量が増す。

後期は450kcal多く，主食，副菜，主菜，牛乳・乳製品，果物の全てにわたり1つ（SV）分増やした献立とする。主食，副菜，主菜を彩りよく組み合わせ，楽しい食卓を工夫する。

葉酸，魚油，食物繊維について　ほうれんそう，ブロッコリーなどの緑色野菜，柑橘類，納豆などの豆類に多く含まれている葉酸が，胎児の神経管閉鎖障害のリスクを減らすことが分かっている。妊娠の非常に初期に必要なもので，つわりが終わってから食べるのでは遅い。妊娠が考えられる女性は妊娠前から，不足が無いよう摂取しておくことが重要である。

青身の魚に多く含まれている脂肪酸の利点は大きいが，水銀等の摂取の問題もあり，魚に関しては種類と量のバランスを考えて食べる。厚生労働省から出された『妊婦への魚介類の摂取と水銀に関する注意事項』（2005年，2010年改訂）を参考に，極端な食べ方を控える。

便秘になりやすい妊娠中は，食物繊維を取るように努め，水分補給も忘れないようにする。

演習⑬ 妊婦の食事バランスガイド

妊婦の食事について，食事バランスガイドを使って，料理や食品レベルで1日分付加量とエネルギー増加量の関係を理解しよう

目　的

　妊娠の時期を，今までの食生活の見直しを行うチャンスとすることが大切である。よりよい食事作りを進めていくために，食事バランスガイドを用いて普段の食事をチェックする機会を設けるなど，食事バランスガイドの活用を通して，食生活を改善する力，実践する力を付ける。

　ここでは，食事バランスガイドの基本量として，非妊娠時における主食，副菜，主菜，牛乳・乳製品，果物の各料理区分の摂取の目安を理解し（図1），次いで，妊娠・授乳期の食事摂取基準のエネルギー付加量と各料理区分の付加量の関係から，それぞれ付加するのに適切な料理や食品を提案し，各時期に応じた望ましい食事を考える力を身に付ける。母親と胎児にとって望ましい妊娠中の体重増加に見合ったエネルギー量にすることが重要である。まず，自分の体型と妊娠中の体重増加量との関係を知った上で，食事バランスガイドを用いて妊娠3期の食事を考える。

課題Ⅰ

　BMIと妊娠中の望ましい体重増加量を理解する。

① 自分の体型をチェックしてみる。

　<u>身長</u>　　　　cm，<u>体重</u>　　　　kg，<u>BMI</u>　　　　　　　，<u>BMI評価</u>　　　　　　　　

② 巻末付録3を参考にして，自分のBMIに合った妊娠中の望ましい体重増加量を計算する。　　　　　　kg

課題Ⅱ

　食事バランスガイドを活用して，妊娠初期の食事から中期，後期の食事へ展開する。

① 非妊娠時・妊娠初期（基本形の2,000kcal，健康な「ふつう体型」の場合）の献立例①（表1）をもとに，エネルギーの増加に対応する中期，後期の望ましい食事を考える。

　中期は+250kcalとなるので，料理を主体にして，副菜1つ（SV），主菜1つ（SV），果物1つ（SV）を，後期は+450kcalなので，主食1つ（SV），副菜1つ（SV），主菜1つ（SV），牛乳・乳製品1つ（SV），果物1つ（SV）を付加量分として追加する。いろいろな料理例をあげ，適切な組み合わせを考え，表1に追加，完成していく。（表に記入する際，中期，後期として追加した分は字の色を変える）

② 各期の分量（SV）の合計を出す。望ましい付加量になるか確認する。

③ 白紙のコマの図を用意し，献立例①の初期，付加した中期，後期の分量（SV）の数を，朝，昼，間，夕食ごとに塗っていく。コマはバランスよくまわるか確認する。

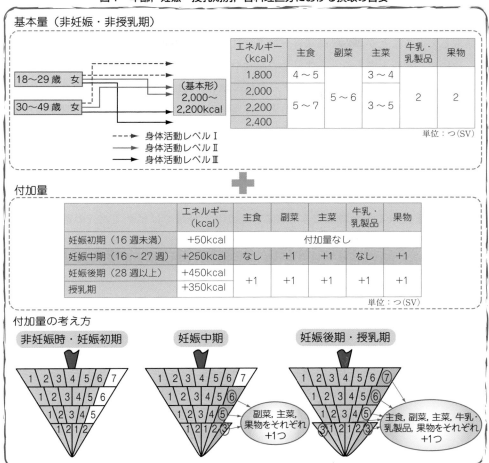

図1 年齢，妊娠・授乳期別，各料理区分における摂取の目安

基本量（非妊娠・非授乳期）

18～29歳 女
30～49歳 女

（基本形）
2,000～
2,200kcal

- ----→ 身体活動レベルⅠ
- ──→ 身体活動レベルⅡ
- ──→ 身体活動レベルⅢ

エネルギー（kcal）	主食	副菜	主菜	牛乳・乳製品	果物
1,800	4～5	5～6	3～4	2	2
2,000	5～7		3～5		
2,200					
2,400					

単位：つ（SV）

＋

付加量

	エネルギー（kcal）	主食	副菜	主菜	牛乳・乳製品	果物
妊娠初期（16週未満）	+50kcal	付加量なし				
妊娠中期（16～27週）	+250kcal	なし	+1	+1	なし	+1
妊娠後期（28週以上）	+450kcal	+1	+1	+1	+1	+1
授乳期	+350kcal					

単位：つ（SV）

付加量の考え方

非妊娠時・妊娠初期

妊娠中期 副菜，主菜，果物をそれぞれ +1つ

妊娠後期・授乳期 主食，副菜，主菜，牛乳・乳製品，果物をそれぞれ +1つ

資料）武見ゆかり・吉池信男編：「食事バランスガイド」を活用した栄養教育・食育実践マニュアル，p.95，第一出版，2006．より作成．

表1 献立例 ①

非妊娠時・妊娠初期（2,000kcal）の場合である。これに中期・後期の付加量分の料理や食品を付け加えていこう。

単位：つ（SV）

		主食		副菜		主菜		牛乳・乳製品		果物	
		料理名	SV	料理名	SV	料理名	SV	料理名	SV	料理名	SV
	朝食	食パン（2枚）	2	野菜サラダ	1	目玉焼き	1	カフェオーレ（牛乳1/2）	1	かき（1個）	1
	昼食	肉うどん	2	ほうれん草の中華風炒め物	2	肉うどんの牛肉	1			みかん（1個）	1
	間食							ヨーグルト	1		
	夕食	ごはん（L）	2	根菜の汁 ひじきの煮物 きのこソテー	1 1	まぐろといかの刺身	2				
合計	非妊娠時・初期	6		5		4		2		2	
	中期										
	後期										

149

体重コントロールの食事　　体重コントロールが必要でエネルギーを減らしたい時には，まず，脂質を多く取っていないか検討する。脂質も必要な栄養素であるが，思わぬところで摂取していることがある。調味料や加工食品に使われている見えない脂質に注意し減らす。次いで，糖質を考える。必要以上の間食や夜食は取らないようにする。

嗜好品（タバコ，アルコール）　　タバコはニコチンをはじめ発がん性物質を多く含む。妊婦の喫煙は流早産・死産，子宮内胎児発育遅延のリスクを高め，出産後の喫煙は乳幼児突然死症候群のリスクを高くする。受動喫煙は流早産，死産のリスクを妊婦にもたらす。

　アルコールは胎盤から胎児に移行する。妊婦の飲酒は，胎児発育遅延や発達遅延，顔面形成不全などの胎児性アルコール症候群を発症させる。

サプリメント（栄養補助食品等）　　妊娠中は様々な食品を調理して栄養を取りたいが，サプリメントで取る人が増えてきている。しかし，妊婦ではビタミンAの過剰摂取で奇形を生じる報告があるなど胎児に与える影響が大きいため，サプリメント等の使用には十分注意しなければならない。

# 食育の基本と内容

第**6**章

1. 保育における食育の意義・目的と基本的考え方

1. 食育の意義と目的

『食育基本法』はその前文で，「子どもたちが豊かな人間性をはぐくみ，生きる力を身に付けていくためには，何よりも『食』が重要である。今，改めて，食育を，生きる上での基本であって，知育，徳育及び体育の基礎となるべきものと位置付ける」として，食育の重要性を強調している。さらに「様々な経験を通じて『食』に関する知識と『食』を選択する力を習得し，健全な食生活を実践することができる人間を育てる食育を推進することが求められている。(中略)子どもたちに対する食育は，心身の成長及び人格の形成に大きな影響を及ぼし，生涯にわたって健全な身体を培い豊かな人間性をはぐくんでいく基礎となるものである」として，人間の育ちの基礎にあるものとして，食育の意義と目的を示している。

2. 食育の基本的考え方

保育所保育指針において「保育所における保育は，養護及び教育を一体的に行うことをその特性とするものである」とされている。保育の内容は「養護に関わるねらい及び内容」と教育に関するねらい及び内容の両面から示されているが，実際にはこの両者が一体となって展開される。「養護に関わるねらい及び内容」と教育における5領域の[ねらい]と[内容]を見ていくと，すべての領域に「食」の内容が含まれていることがわかる。

1）養護の内容と食育

「養護」とは，子どもの生命の保持および情緒の安定を図るために保育士等が行う援助や関わりのことで，「生命の保持」と「情緒の安定」の二つで構成される。

（1）生命の保持

「清潔で安全な環境を整え，適切な援助や応答的な関わりを通して子どもの生理的欲求を満たしていく。(中略)子どもの発達過程等に応じた適切な生活のリズムがつくられていくようにする」，「子どもの発達過程等に応じて，適度な運動と休息を取ることができるようにする。また，食事，排泄，衣類の着脱，身の回りを清潔にすることなどについて，子どもが意欲的に生活できるよう適切に援助する」とされ，「食」に言及されている。

（2）情緒の安定

「一人一人の子どもの生活のリズム，発達過程，保育時間などに応じて，活動内容のバランスや調和を図りながら，適切な食事や休息が取れるようにする」とされており，食が重要であることが理解できる。

2）5領域の教育内容と食育

（1）健　　康

［内容］の中で，「保育士等や友達と食べることを楽しみ，食べ物への興味や関心をもつ」，「身の回りを清潔にし，衣服の着脱，食事，排泄などの生活に必要な活動を自分でする」があげられ，さらに［内容の取扱い］にかかわって留意すべき事項のひとつとして食育をとり上げ，「健康な心と体を育てるためには食育を通じた望ましい食習慣の形成が大切であることを踏まえ，子どもの食生活の実情に配慮し，和やかな雰囲気の中で保育士等や他の子どもと食べる喜びや楽しさを味わったり，様々な食べ物への興味や関心をもったりするなどし，食の大切さに気付き，進んで食べようとする気持ちが育つようにすること」としている。

（2）人間関係

人間関係の領域には「食」という言葉は入ってはいないが，「保育士等や友達と共に過ごすことの喜びを味わう」という記述から，食事やおやつや食育の場面が思い浮かぶ。それ以外にも人間関係の領域における［内容］の多くが，食育によって達成される。

（3）環　　境

「食」という言葉は入っていないが，［内容］に示された「季節により自然や人間の生活に変化のあることに気付く」，「日常生活の中で，我が国や地域社会における様々な文化や伝統に親しむ」は，食や食育にかかわって配慮されるべき事項である。

（4）言　　葉

言葉の領域は「食」との関係が薄いと思われがちであるが決してそうではない。「したり，見たり，聞いたり，感じたり，考えたりなどしたことを自分なりに言葉で表現する」という［内容］などは，まさに食によってこそ実現されるものである。

（5）表　　現

表現の領域については「音楽」「体育」「造形」などがイメージされるが，食育も表現の領域における重要な内容である。「生活の中で様々な音，形，色，手触り，動きなどに気付いたり，感じたりするなどして楽しむ」という［内容］は，まさに食で表現される。

3）保育士のかかわり

給食やおやつは，栄養素を補給するだけの時間ではない。クッキングや栽培の時間は，「食」のことを教えたりするだけの時間ではない。養護と教育の［ねらい］と［内容］を実現する時間であることを踏まえた保育が求められる。このことが理解できると，食育に

おける保育士の働きかけも変わってくるはずである。「頑張って食べようね」，「おいしい？」といった言葉かけだけでなく，「どんな味やにおいがする？」と尋ねて気づきを促したり，言葉で表現する機会を作ったり，保育士等や友達どうしで同じものを食べて共感したり，安心できる食事の雰囲気を作ったりと，「食」にかかわる様々な実践の視点に気付くことができるようになってくるはずである。

─事例：味見当番─

『保育所保育指針』における第2章「保育の内容」，第3章「健康及び安全」における「食育の推進」を踏まえた，保育に位置付くとともに，子どもと調理員とが共に関わる食育活動の実践事例を紹介する。

　岐阜県中津川市のある保育所の5歳児クラスでは，「味見当番」という取り組みを行っている。毎日11時になると5歳児クラスから2人の「味見当番さん」が給食室にやってきて，調理員から，「今日の献立はこれ」「これとこれが入っているけど，どんな味がするかな」と味見をさせてもらう。取り組みは味見だが，味覚だけではなく，視覚，聴覚，嗅覚，触覚のすべてを使って，五感でその日の給食を試食する。

　味見当番は，自分のクラスと4歳，3歳のクラスに行って，献立名，どんな材料がどんな形で入っていたか，どんな匂いがしたか，どんな食感だったか，どんな味だったかなどを説明する。そして，最後に，それを食べてどんな気持ちがしたかを報告する。ここには，「環境」，「言葉」，「表現」のねらい・内容が含まれている。

　はじめは難しい料理名にとまどうこともあったが，何回か味見当番をするうちに，使われている調味料もわかるようになる。そして味見を家庭でもするように提起した。そのことで，家庭での食事が楽しくなる様子が想像できるであろう。

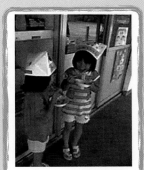

写真6-1　味見当番の様子

　もう一つの変化は，保育士が給食に関心を持つようになったことである。それまでは，献立表をあまりよく見ていなかった保育士も，『味見当番さん』が報告に来るようになったので，献立表をよく見るようになり，材料には何が使われているのか，などと関心が高まった。

　この実践は，保育の柱である教育の領域がしっかり含まれた食育の取り組みである。このように保育の中に食育がしっかり位置付くことによって，保育のねらいがより達成されていくことになる。

2. 食育の内容と計画及び評価

1. 食育の内容と計画

保育所保育指針（平成29年3月告示，厚生労働省告示第117号）ならびに幼保連携型認定こども園教育・保育要領（平成29年3月告示，内閣府・文部科学省・厚生労働省告示第1号）の，ともに第3章「健康及び安全」では「食育の推進」が明記されている。「食育は，健康な生活の基本としての『食を営む力』の育成に向け，その基礎を培うことを目標とする」とし，以下の事項を示している。

- 子どもが生活と遊びの中で，意欲をもって食に関わる体験を積み重ね，食べることを楽しみ，食事を楽しみ合う子どもに成長していくことを期待するものであること。
- 乳幼児期にふさわしい食生活が展開され，適切な援助が行われるよう，食事の提供を含む食育計画を全体的な計画に基づいて作成し，その評価及び改善に努めること。栄養士が配置されている場合は，専門性を生かした対応を図ること。
- 子どもが自らの感覚や体験を通して，自然の恵みとしての食材や食の循環・環境への意識，調理する人への感謝の気持ちが育つように，子どもと調理員等との関わりや，調理室など食に関わる保育環境に配慮すること。
- 保護者や地域の多様な関係者との連携及び協働の下で，食に関する取組が進められること。また，市町村の支援の下に，地域の関係機関等との日常的な連携を図り，必要な協力が得られるよう努めること。
- 体調不良，食物アレルギー，障害のある子どもなど，一人一人の子どもの心身の状態等に応じ，嘱託医，かかりつけ医等の指示や協力の下に適切に対応すること。栄養士が配置されている場合は，専門性を生かした対応を図ること。

また，「全体的な計画は，保育所保育の全体像を包括的に示すものとし，これに基づく指導計画，保健計画，食育計画等を通じて，各保育所が創意工夫して保育できるよう，作成されなければならない。」としている（図6-1）。食育計画の作成は『保育所における食育の計画づくりガイド』（こども未来財団，2007年）を参考にして行うとよい。

その際，『楽しく食べる子どもに〜保育所における食育に関する指針』（巻末資料参照）で示されている「食と健康」「食と人間関係」「食と文化」「いのちの育ちと食」「料理と食」を参考にして，保育の内容と計画に食育の視点を盛り込むようにすることが大切である。これらが含まれていれば，「健康な体を育てる」「こころや人間性を育てる」「食の知識やマナー，スキルや興味を育てる」といった視点でもよい。

表6-1，表6-2では「人間関係とマナー」「健康作り」「食への興味」の3つの枠組で食育の計画を作成した事例を紹介する。

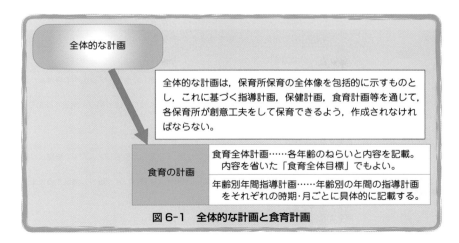

図6-1　全体的な計画と食育計画

　こうしたものを参考にして，各保育所での子どもの姿に合わせた独自の食育計画を作成する（図6-1）。

　さらに，その「食育全体計画」をより具体化した，「年齢別食育年間指導計画」を各年齢の担任が作成する。年間指導計画では，全体計画のねらい・内容を各年齢のその年の子どもの姿に合わせて具体化する。そして，保育者の援助や環境について記載する。さらに，月ごとの「栽培」「クッキング」「行事」「食育媒体」などについての計画を作成してもよい。また，「家庭との連携」「地域との連携」についても必ず計画の中に盛り込むようにする。

　そのようにしてできあがった「年間指導計画」に基づいて実践をしていく。もちろん，毎日の給食・保育を通して，食育の目標が達成されるような働きかけは欠かせないし，目標が達成されたかを評価し，食育年間指導計画については修正・改善を行っていく。

2．食育の評価

　行事としてイベント的な食育の取り組みを行うだけでは，食育の取り組みは次への発展が期待できない。目標→計画→評価→改善というプロセスが大事である。食育の目標・計画を踏まえて，実践が適切に進められているかを把握，記録して評価する。目標はどの程度達成できたか，計画が甘かったのか，実践が甘かったのか，または，目標が高すぎたのか，それを繰り返し評価していくことが，実践の向上や子どもの理解につながっていく。

　目標，計画，評価，改善のサイクルがあることによって，一つ一つの取り組みが豊かになっていき，また，相乗効果も出てきて，全体の保育内容が向上していくことになる。

目標		乳幼児期の元気な心と体を作るための望ましい食習慣を身に付ける	
視点 年（月）歳		人間関係とマナー	健康作り
6 か月〜 1 歳 3 か月未満児	ねらい	・安定した人間関係の中で食事をし，快い生活を送る	・安定した生活リズムの中で機嫌よく過ごす
	内容	・保育者の温かい表情や語りかけで機嫌よく食べる ・安心できる保育者にミルクを飲ませてもらったり，離乳食を食べさせてもらい，心地よく食事する	・よく食べ，よく眠り，満足するまでミルクを飲んだり食べたりする
1 歳 3 か月〜 2 歳未満児	ねらい	・安定した人間関係の中で食事をし，快い生活を送る	・安定した生活リズムの中で機嫌よく過ごす
	内容	・保育者との応答的な関わりを喜び，楽しい雰囲気の中で食べる ・安心できる特定の保育者に食べさせてもらったり，自分で喜んで食べたりして心地よく食事をする	・よく遊び，よく眠り，満足するまで食べる
2 歳児クラス	ねらい	・保育者を仲立ちとして，友達とともに食事を一緒に食べる楽しさを味わう ・食事に必要な基本的な習慣や態度に関心を持つ	・いろいろな種類の食べ物や料理を味わう ・安定した生活リズムの中で機嫌よく過ごす
	内容	・ともに食べる保育者や友達に関心を持ち，言葉のやり取りをしながら一緒に食べる楽しさを味わう ・スプーンやフォークの使い方が少しずつ上手になり，はしに興味を持ち使おうとする ・保育者や手助けによって身の回りを清潔にしたり，保育者や友達と一緒に挨拶をしたりする	・よく遊び，よく眠り，食事を楽しむ ・いろいろな食べ物を食べて味覚の幅を広げ，食べない物も食べようとする ・保育者の真似をしたり，促しにより，よく噛んで食べようとする
3 歳児クラス	ねらい	・保育者や友達とともに食事をし，一緒に食べる楽しさを味わう ・食事に必要な基本的な習慣が身に付くようにする	・健康な生活リズムを身に付ける ・食べ物と体の関係に興味を持ち，いろいろな食べ物や料理を味わう
	内容	・保育者や友達とおしゃべりをしながら，楽しい雰囲気の中で食事をする ・食事前後の排泄，手洗いや挨拶をする ・食事中に歩き回らずに，座って食事をする ・食事の仕方を知る ・はしを使って食べようとする	・保育者や友達と一緒に楽しく思いっきり遊ぶことで，食べようとする気持ちが増す ・手洗いやうがいの衛生面の習慣がわかるようになり促されてする ・保育者の真似をして，よく噛んで食べようとする ・食べ慣れない物でも少しずつ食べようとする
4 歳児クラス	ねらい	・保育者や友達とともに食事をし，一緒に食べる楽しさを味わう ・食事必要な基本的な習慣を身に付ける	・健康な生活リズムを身に付ける ・食べ物と体の関係に興味を持ち，いろいろな種類の食べ物や料理を味わう
	内容	・保育者や友達と会話をしながら，同じ場で食べる楽しさを感じる ・保育者や友達と一緒に楽しく食事をしながら，食事中の態度，はしや食器の持ち方等を身に付ける ・食事前後の排泄，手洗い，挨拶等の習慣や態度を身に付ける	・保育者や友達と一緒に楽しく思いっきり遊ぶことで，食べようとする気持ちが増す ・手洗いやうがい等の衛生面の習慣が身に付き，自分からしようとする ・保育者の促しにより，堅い物や柔らかい物などいろいろな食品をよく噛んで食べる ・食べ物と体の関係に興味を持ち，自分から様々な食品を食べてみようとする
5 歳児クラス	ねらい	・保育者や友達とともに食事をし，一緒に食べる楽しさを味わう ・食事に必要な基本的な習慣を身に付ける	・健康な生活リズムを身に付ける ・食べ物と体の関係に興味を持ち，いろいろな種類の食べ物や料理を味わう
	内容	・食事の場を共有する中で，友達との関わりを深める ・食事を作ってくれる人への感謝の気持ちを持つ ・食事の習慣が身に付き，友達と楽しみながら食事をする〈排泄，手洗い，準備，挨拶，片付け等〉 ・配膳や片付けと友達と協力して進める ・楽しく食事をするための望ましい食事中の態度に気付き守ろうとする ・食べ方，はし，スプーンやフォークの使い分けや食器の持ち方などがわかり，一定の時間〈30 分程度〉で食事をする	・全身の運動機能が高まり，意欲的に体力遊びをすることで，食べることへの興味・関心が増す ・身体の健康や病気について関心を持ち，健康生活に必要な習慣を身に付ける ・噛むことの大切さを知り，意識してよく噛んで食べる ・食べ物と体の関係に興味・関心を持ち，自分から進んで様々な食品を食べようとする

表6-1　食育計画

資料提供）豊田市立東山保育園

食への興味	家庭・地域との連携
• いろいろな食べ物を見る，触る，味わう経験を通して自分から食べようとする	〈家庭との連携〉 • 園便りや給食便りで給食，間食の献立を知らせ，レシピの紹介や，健康，衛生，食習慣についての情報提供をし，啓発を促す
• いろいろな食べ物に関心を持ち，手づかみで食べたり，スプーンやフォークに興味を持ったりして，少しずつ自分で食べようとする	
• いろいろな食べ物を見る，触る，噛んで味わう経験を通して自分から食べようとする	
• いろいろな食べ物に興味を持ち，手づかみや，手助けを受けながらスプーンやフォークを使って，こぼしながらも自分で食べようとする	〈連絡ノートの活用〉（乳児） • 家庭での毎日の生活時間（起床，就寝時間と食事の状況の記入により，子どもの健康状態を把握し，生活のリズムを整えていく） • 園での食事や生活の状態などを連絡し，食に関する指導についても，常に家庭との連絡を取りながら進めていくように努める
• 生活や遊びの中で食べることへの興味や関心を持つ	
• 食事に出された食べ物や実物の食材や絵本の食べ物を見たり，ままごと遊びをしたりして，食べることへ関心を持つ	〈日々の献立の展示〉 • 給食の実物を，毎日送迎時までに展示し，関心を持ってもらったり，家庭の献立の参考にしてもらったりして，子どもの食への理解を深めてもらう
• 様々な経験を通して，食べることへの興味や関心を持つ	
• 保育者との関わりや絵本，紙芝居などを通して，食べ物やうんちへの興味や関心を持つ • 園周辺の野菜等の成長や収穫を見る • 年長組のクッキングを見たり，できた物を食べさせてもらうことを楽しむ	〈給食試食会〉 • 参観日に給食を試食してもらい，園の給食の状況に理解を深めてもらうとともに，気軽に意見を出したり，聞いたりできるような関係を築いていく
• 様々な経験を通して，食べることへの興味や関心を持ったり，食べ物の大切さに気付いたりする	〈外国籍児〉 • 外国籍の子どもの給食の指導は，保護者と連携を取り合って進める
• 野菜等の生長を見たり，収穫をしたりすることを通して，自分たちの食べる物に使われている食材に興味を持ち，食べようとする	
• エプロンシアターや『げんきっずパネル』により，食べることに興味を持ち，自分から進んで様々な食品を食べてみようとする	〈地域との連携〉 • 子育て支援センター事業の実施により，地域や家庭に対する支援や情報の提供を行う
• 年長組のクッキングに興味を持ち，見たり食べさせてもらったり，簡単なクッキングをして喜ぶ	
• 様々な経験を通して，食べることへの興味や関心を持つ • 栽培，調理，食事等を通して食べ物の大切さや感謝する気持ちを持ち，命の大切さに気付く	• 乳児給食の試食会の開催 • 乳児給食場面の参観実施
• 様々な経験を通して，食べることへの意欲を持つ	
• 食べ物ができるまでの過程に興味を持ち，野菜を育てたり，収穫の喜びを味わったりする	
• 食器や調理器具に興味を持ち，保育者や友達と一緒に調理する楽しさを知る	
• 自分達で調理した物を楽しく食べたり，小さい子にも食べてもらったりすることを喜ぶ	

（食育全体目標）

	人間関係とマナー
子どもの姿（4月当初）	・気の合う友達に「一緒に座ろう」等と誘い合い隣同士で座ることを喜んでいるが，おしゃべりに夢中になって食事が進まない子もいる。また，保育者の隣に座りたくて「先生，一緒に座ろう」という子もいる。 ・公務手さんがクラスに給食を配ってきてくれるのを楽しみにして，「今日のご飯何？」等と聞く子もいる。 ・食事の準備に時間がかかったり，手洗いや排泄等を促されないとしようとしない子もいる。 ・給食の配膳の仕方が分かり，給食当番を喜んでやりたがる。 ・望ましい食事の態度については分かっているが足を投げ出したり，席を立ったり等行動が伴わない子もいる。 ・食器を持たずに食べたり，はし・スプーン・フォークが正しく持てない子もいる。
ねらい	・保育者や友達とともに食事をし，一緒に食べる楽しさを味わう。 ・食事に必要な基本的な習慣や態度を身に付ける。
内容	・食事の場を共有する中で，保育者や友達との関わりを深める。 ・食事を作ってくれる人への感謝の気持ちを持つ。 ・食事の習慣が身に付き，友達と楽しみながら食事をする（排泄，手洗い，準備，挨拶，片付け等）。 ・配膳や片付けを友達と協力して進める。 ・楽しく食事をするための望ましい食事中の態度に気付き守ろうとする。 ・食べ方，はし・スプーン・フォークの使い方や食器の持ち方などが分かり，一定の時間（30分程度）で食事をする。

時期		1期	2期
保育者の援助及び環境	（人間関係とマナー）	・保育者や好きな友達と一緒に食べたい気持ちが実現できるようにし，一緒に食べる嬉しさや友達と関わることの楽しさが味わえるようにしていく（年間）。 ・新しい環境に慣れず自分の思いを出せない子には，隣に座って話を聞いたり，会話を提供しながら楽しく食べられるようにしていく。 ・おしゃべりに夢中になって食事がおろそかになりがちな子には，食べることに意識のいくような話題に持っていく。 ・皆で楽しく食事をするために望ましい食事態度があることを繰り返し伝えていく。	・望ましい食事態度について子ども達と話し合い，それを守ることが楽しい食事につながっていくことに気付けるようにしていく。 ・食事態度のよい子を褒めたり，よくなってきた姿を認めたりして，どういう態度で食べたらいいかを意識させ身に付くようにしていく。
	（健康作り）	・一人一人の健康状態や好き嫌い，量，食の進み具合などを把握し，個人差に応じて食事量を加減し，無理のないようにする。・手洗い，うがいの大切さを知り，衛生面に気を付けていけるようにする（年間）。	
	（食への興味）	・『げんきっずパネル』を使い，食材についての話をしたり，体の仕組みや栄養について分かりやすい絵本を読んだり，エプロンシアターを見せたりして，食べ物や体との関係に気付かせ，様々な食品を食べようという気持ちを持たせていく（年間）。 ・夏野菜の苗を植え，野菜がどのように生長していくか，一緒に水やりをしながら関心が持続するようにし，また，世話をすることの大切さを知らせる。 ・給食の献立や行事の内容に合わせて，食べることへの興味が持てるような工夫や演出をしていく（年間）。 ・野菜や果物の栽培や収穫を見たり，自分達も経験していくことで一年間目にする身近な食べ物にも旬があることを知らせていく（年間）。	・歯みがき指導や絵本を通して，歯の大切さや働き等を知らせ，『歯を大切にしよう』『よく噛んで食べよう』という気持ちが持てるようにしていく。 ・苦手な物でも「ちょっと食べたよ」という子どもの姿を大いに褒め，食べることへの自信につながるようにしていく。しかし少し食べたからといって次のステップを焦らないようにする。 ・野菜の生長を一緒に見たり，世話をする中で変化に気付くように働きかけたり，収穫を喜び合うようにしていく。また，収穫物を生かして，クッキングを楽しむ機会を作る。 ・自分達で育て収穫した物を食べる喜びを受け止めたり，共感したりしていく。

食育活動		4月	5月	6月	7月	8月
	栽培	下旬 ミニトマト，きゅうり，ピーマン，なす，スイカ，かぼちゃの苗植え	さつまいもの苗さし	じゃがいもの収穫		
	クッキング		おにぎり （給食のごはんとふりかけ）	ポテトサラダ	ポテトサラダサンドイッチ （給食のパンとジャム） 収穫した野菜を食べる	夏野菜のサラダ
	行事		・元気な子の会 ・グランパス ・徒歩遠足	・プール開き ・グランパス	・七夕・誕生会 （収穫した野菜をお供えする）	・誕生会
	教材	げんきっずパネル（年間） 「食育絵本」①〜③（年間） 「はらぺこあおむし」 「グリーンマントのピーマンマン」 「うんぴ・うんよ・うんち・うんこ」	「おにぎり」 「おむすびころりん」 げんきなまあちゃん〈エ〉	「はぬけのはなし」 「栽培図鑑」 「ポテトサラダのすきなおおさま〈紙〉」 「ありがとうセッケンマン」〈紙〉	「からすのパンやさん」 「バタつきパンのジャムつきパン」 「うんちくん」〈紙〉 「すいかのたね」 「やさいのおなか」	「やさいのカーニバル」 「にんじんばたけのパピプペポ」
	その他		戸外ままごと （草花・野菜くずを使って）		給食センター見学 すいかパーティ 色水，泥んこ遊び	
	地域家庭との連携			・じゃがいもを持ち帰る	・カボチャを持ち帰る	

表6-2　5歳児食育年間指導計画

健康作り	食への興味
・新しい環境に慣れないこともあり，食事が落ち着いて食べられない子もいる。 ・年長になったらできる目新しい遊具（一輪車や竹馬）に挑戦しようとしたり，保育者や友達との鬼ごっこや追いかけっこを喜んでする。しかし持続時間が短かったり，遊びに消極的だったりして，お腹が余りすかない子もいる。 ・手洗い，歯みがき等自分でできるようになってきたが，やり方が雑であったり，手抜きをしてやらない子もいる。 ・よく噛まずに飲み込んでしまったり，おしゃべりしているうちに時間がなくなり，あわててかき込んで食べたりする子もいる。 ・絵本やエプロンシアター等の教材を通してうんちに興味を持ち，自分の健康に気付き始める子もいる。 ・4歳児の経験から『げんきっずパネル』の活動を通して，給食の食材に興味を持ち分類（赤，黄，緑の食品群）を考えたり，食べ物と体の関係について少しずつ分かり始めている。しかし，その食材が体のためになると知っていても，食べられないこともある。	・食に関する絵本や紙芝居を意欲的に見ている。 ・昨年度植えたじゃがいもの世話を保育者が意識して働きかけていくことで，じゃがいもの生長に興味を持ったり，水やりをしたりする子もいる。 ・保育者の投げかけにより，夏野菜を植えることに興味を持ち，図鑑で調べたり，自分で植えたい物を考えたりしている。 ・昨年の年長児の姿を思い出し，自分達もクッキングすることを期待している。
・健康的な生活リズムを身に付ける。 ・食べ物と身体との関係に興味を持ち，いろいろな食べ物や料理を味わう。	・様々な経験を通して，食べることへの興味や関心を持つ。 ・栽培，調理，食事等を通して食べ物の大切さや感謝する気持ちを持ち，命の大切さに気付く。
・全身の運動機能が高まり意欲的に体力遊びをすることで，食べることへの興味・関心が増す。 ・身体の健康や病気について関心を持ち，健康生活に必要な習慣を身に付ける。 ・噛むことの大切を知り，意識してよく噛んで食べる。 ・食べ物と体の関係に興味・関心を持ち，自分から進んで様々な食品を食べようとする。	・様々な教材や経験を通して，食べることへの意欲を持つ。 ・食べ物ができるまでの過程に興味を持ち，野菜を育てたり，収穫の喜びを味わったりする。 ・食品や調理器具に興味を持ち，保育者や友達と一緒に調理する楽しさを知る。 ・自分達で調理した物を楽しく食べたり，小さい子にも食べてもらったりすることを喜ぶ。

3期	4期
	→
・「いただきます」「ごちそうさま」の意味を皆で考え，食べ物というのは人の心がこもっていることをその都度伝え，感謝の気持ちや食べ物を大切にする気持ちが持てるようにしていく。	→
	・保育者同士の連携を図りながら，同年齢や異年齢の子とともに食事をすることで，普段とは違う雰囲気の中で食べることを楽しめるようにしていく。
	→
・運動遊びや集団遊びを意図的に取り入れ，体を動かす快さを存分に味わわせ，充実した生活が送れるようにしていく。	・一日の基本的な生活の流れが分かるよう予定を書いたり，時計に関心を持たせたりして，見通しを持って生活できるようにしていくことで，食べることへの意欲にもつなげていく。
	→
	・病気にならないように手洗い・うがいの必要性を再確認し，ていねいにやろうとする意識が持てるようにしていく。 ・苦手な物も食べ物働きを知ることによって，進んで食べようとする気持ちを大切にしていく。
・絵本の教材を通して，生きていくためにいろいろな食品を食べることの大切さを知らせていく。また，その中で子どもの感じたことや気付いたことを受け止め，食べることへの意欲につなげていく。	→
	→
・自分たちが料理した物を小さい子が喜んで食べてくれた姿を見たり，聞いたりして喜びが実感できる。	

9月	10月	11月	12月	1月	2月	3月
中旬 → キャベツの苗植え				→		
お月見だんご	動物茶巾しぼり	ホットケーキ	クリスマスケーキ	お好み焼き もちをつく	豆をいる（節分） おこしもの（ひなまつり）	クッキー
・お楽しみ会 ・グランパス	・運動会・六所山 ・グランパス ・バス遠足		・グランパス ・クリスマス会	・餅つき	・節分	・ひなまつり会（会食） ・お別れ遠足
「14ひきのおつきみ」 「つきみだんごとまほうのぼうし」〈紙〉 「ちちちマン」〈紙〉	「ぐりとぐら」 「おおきなおおきなおいも」 「おいもができた」 「なぞなぞめめめ」〈紙〉	「ばばばあちゃんのやきいも大会」 「ははははのはなし」	「ぐりとぐらのおきゃくさま」 「はちみつぶんぶんケーキ」 「いちばんはじめのクリスマスケーキ」〈紙〉	「ぼくのキャベツくん」 「もちつき」 「ばばばあちゃんのもちつき」 「としがみさまとおもち」〈紙〉	「泣いた赤鬼」 「まめっこぼりぼりおにはそと！」〈紙〉 「ほねほね・・ほ！」〈紙〉	「もりのひなまつり」 「むかーしむかしのひなまつり」 「つんつんつくし」
	散歩（木の実拾い等）			給食交流（同年齢）	給食交流（異年齢）	買い物（クッキーの材料）
・美里ふれあいフェスタ	・よいこの歯磨き指導 ・給食試食会					

（3歳児以上はクラスを視点にして作成）

テーマ
年間を通した食育指導計画を作成し，それに沿って食育便り計画を作ってみよう

課題Ⅰ

本文表6-2の食育年間指導計画例を参考にして，年齢別の食育年間指導計画を作成してみよう。次ページに様式例を示した。

作成手順は次の通りである。

① 食における子どもの姿・クラスの姿を捉える。

② ねらい・内容の設定

「ねらい」⇒食育の目標をより具体化したもの。「子どもが身に付けることが望まれる心情，意欲，態度などを示した事項」である。子どもを主語にして，子どもに期待すること，何を育てたいかを記載する。

「内　容」⇒「ねらい」を実現させるための具体的な活動である。

③ 指導・援助の留意点の抽出

④ 環境構成の考案

⑤ 実際には，指導計画は子どもの実態や実践の結果に沿って修正を重ねていく。

⑥ 計画に沿って実践し，記録し，評価し，改善する。

課題Ⅱ

課題Ⅰで計画した年間指導計画に沿って，家庭に向けた食育便りの発行計画を考えてみよう。

「食育便り」の発行計画例

月	メインコーナー	案内・特集記事	食育絵本紹介
4月	食育について	育児講座の案内	まるくておいしいよ
5月	朝食の大切さ	食育アンケートのお願い	14ひきのあさごはん
6月	早寝早起き朝ごはん	食育アンケートの結果報告	うんこダスマン
7月	親子で収穫体験	食べものなぞなぞクイズ	ちいさなはたけ
8月	好きなものを増やそう	野菜の花クイズ	グリーンマントのピーマンマン
9月	親子でクッキング	親子クッキングレシピ特集	だいずえだまめまめもやし
10月	朝のお手伝い	朝のお手伝いレシピ集	さつまいも
11月	お買い物に行こう	食育講演会の案内	かいものづくし
12月	お味見をしよう	食育講演会感想特集	十二支のお節料理
1月	しっかり噛んで食べよう	給食懇談会・試食会の案内	おおきなかぶ
2月	食べ物を話題にしよう	噛みごたえのあるおやつ特集	おにはーそと
3月	おなかのすくリズムを作ろう	食育活動のまとめとお礼	はらぺこゆうれい

参考資料）財団法人こども未来財団：保育所における食育の計画づくりガイド～子どもが食を営む力の基礎を培うために～，2007.

（　）歳児食育年間指導計画

視点	①	②	③
子どもの姿（4月当初）			
ねらい			
内容			

時期	1期	2期	3期	4期
	4月	5月	6月	7月	8月	9月	10月	11月	12月	1月	2月	3月
保育者の援助及び環境				
食育活動　栽培				
クッキング				
行事				
教材				
その他				
地域家庭との連携				

161

3.　食育のための環境

　食育を進める上では，保育所の人的・物的環境を計画的に構成していくことが求められる。その際のポイントはおよそ次のような点である。

- 自然の恵みとしての食材，それを育てて下さった人，料理して下さった人への感謝の気持ちを持つことができる環境を構成すること。
- 栽培活動や食材に触れる様々な体験活動を通して，命を大切にする気持ちを育むことができる環境を構成すること。
- 保育所と家庭が連携して子どもの食欲がわくリズムを作ることができる環境を構成すること。
- 情緒の安定につながるよう，ゆとりを持った食事時間を確保すること。
- 食事を取る部屋の採光，テーブルといすの配置に配慮し，使いやすい食器と食具を準備すること。
- 子ども同士はもちろん，保育士，栄養士，調理員，あるいは保護者や地域の方と一緒に食べる機会を設けるなどして，人と関わる力が育まれるような環境を整えること。

4.　地域の関係機関や職員間の連携

1.　地域の関係機関との連携

　保育所には，食育を実際に推進していくための情報が十分あるわけではない。例えば，作物の栽培についても，保育者が栽培技術を持っている訳ではない。そんな時は，保護者を含めた地域に目を向けてみよう。地域には，多くの人的・物的・有形・無形の「食育資源」があるはずである。子どもたちの豊かな育ちを願う善意の方々，農業者，食に関わる商店の方々などがたくさんおられるはずである。

　保育所の畑でじゃがいもを作っていても，うまくできない場合がある。しかし，道の向こうの畑ではたくさん穫れている。そんな時には，素直に，教えを乞いに行けばよい。散歩の途中，畑で出会ういつもの地域の人と，おおいに交流するとよい。子どもたちに収穫体験をさせてもらえる場はないだろうか，借りられる畑が近くにないだろうか，保育所に来ていただいて食育に関わっていただくことはできないだろうか，など，常に地域の食育資源を活かす視点を持つ必要がある。

　保育所が，地域とのコミュニケーションを図ることで，地域の「食育資源」を活用する

ことができれば，取り組みは飛躍的に発展するはずである。地域の人たちも，自分が保育所の先生たちを助けることができる存在であると思っていない場合もある。地域の年配の方々は，食に関する知恵や技をたくさん持っておられ，それを活かす機会を求めている。

それは，保育者が普段から地域の方々とぬくもりのあるコミュニケーションをしているかにかかってくる。保育者にはだいこんを育てる力が必要なのではなく，周りにいるそうした力のある人を巻き込んで，子どもといっしょに育っていくことが大事なのである。

さらに，子育て支援センター，公民館などの機関と連携した食育の取り組みを進めることで，子どもを中心として，地域の各機関が食育で連携できれば，取り組みは発展する。

２．職員間の連携

保育所で食育を進める上では，保育者と給食担当者(栄養士・調理員など)の連携が不可欠である。『保育所保育指針』においても，「子どもが自らの感覚や体験を通して，自然の恵みとしての食材や食の循環・環境への意識，調理する人への感謝の気持ちが育つように，子どもと調理員等との関わりや，調理室など食に関わる保育環境に配慮すること。」(『保育所保育指針』第3章 2.(2)食育の環境の整備等 ア.)と明記されている。

保育者と給食担当者が連携する関係になっていけば，お互いがお互いの領域を知った上で，食にまつわる学習が進んでいく。実践の中に給食担当者が入って食材の扱いに関わってもらったり，野外での食事を楽しむなど，実践が豊かになる。また，お互いが，様々な「食」に関する知恵を手に入れる機会にもなる。子どもは，作るのが大好きであり，美味しいごはんを作ることができる調理員は憧れなのである。その憧れを日常の実践の中で，生きたものにしていくとよい。

そして，子どもだけでなく，保護者との関係においても，給食担当者の役割は重要である。保護者にとっては，保育者から「朝ごはんを食べましょう」と標語を伝えられるだけでなく，給食担当者との関わりのある実践のなかで，「これで15分は節約できる」といった日常の具体的な調理の工夫など，そうした情報と一緒に伝えられることで保育者よりも説得力がある場合もあるのである。

様々な実践を考えていく上で，毎日，子どもの食事を作り続けている給食担当者の力を保育所として活用し，一緒に保育を支えていくという意識を持った職員集団になることができてこそ，食育の豊かな実践につながる。

５．食生活指導及び食を通した保護者への支援

保育所における食育が求められる背景には，家庭の養育力の低下が見られ，その立て直

しが課題になっている。保護者支援はいろいろな方法で行われるが，食を通した支援がもっとも効果的であろう。

　保育所に在籍している・いない家庭を問わず，食生活に関する相談に対して，保育士・栄養士・調理員が助言や支援を行うことはもちろん，家庭に対して，様々な方法で情報発信や働きかけをすることが必要である。

　食育は，子どもや食材や調理器具を通して，家庭に伝えることができるという点で，家庭支援を進める上では極めて有利である。また，家庭を変えていく力を一番持っているのは子ども自身である。例えば，クッキングの実践でも，保育所でお菓子を作って終わるだけではなく，お味噌汁のような日常の物を作って，そのことを家庭にも伝えていく。子どもは保育所で学んだことを家でも披露したいという気持ちがあり，子ども自身が保育所での取り組みを家庭に持って帰る。作るという行為だけでなく，調理器具，保育所で栽培した野菜，レシピなどを子どもが持ち帰ることで，家に帰ってもまた作って味わうということになる。ただ単に，保護者への「お便り」に「朝ごはんが大事」「和食が良い」と書いたり，レシピを配るだけでは，親の行動に変化は出にくい。しかし，子どもの関わりがあったり，子ども自身の好き嫌いがなくなったり，食べる態度に変化が出たりし始めると，親も影響される。

　こうしたことを通しての最終的な目標は，保護者の行動変容である。子どもを介した働きかけがされて，それで子育てが楽しくなる，という循環が，保育所からの提起によってされていくことが望まれる。

・保育参観・給食参観・親子給食
・調理実習〈親子クッキング，お父さん・お母さんが作る給食〉
・展示食
・お弁当の日
・離乳食懇談会・給食懇談会
・給食便り・食育便り・献立配布・レシピ集の配布
・連絡ノートの活用
・学習会・講演会　〈保育参観―食育講演会―親子給食〉
・家庭の食生活アンケート
・早寝早起き朝ごはんカード・シール
・食育絵本コーナー　〈食育絵本の貸し出し〉
・家族揃っての楽しい食事の提起，「標語」を作る
・規則正しい生活習慣・生活リズムの確立の支援
・子どもへのお手伝いの技の伝授と家庭へのお手伝いの奨励　など

表6-3　家庭に向けた食育の取り組みの例

参考文献
・保育所保育指針（平成29年3月31日告示，厚生労働省告示第117号）
・幼保連携型認定こども園教育・保育要領（平成29年3月31日告示，内閣府・文部科学省・厚生労働省告示第1号）

家庭や児童福祉施設における食事と栄養

1. 家庭における食事と栄養

1. 子どもの食生活の現状と問題点

1）朝食の欠食，食事どきの喪失

　朝食の欠食が子どもの頃から問題となっている。また，たとえ食べていても，ケーキであったりパンだけという場合も少なくない。この時期の子どもたちの欠食理由に，「食欲がない」，「食べる時間がない」といった以外に，「食事の準備がされていない」というものもあり，保護者の食に対する意識の低さがうかがわれる。社会全体が夜型になってきたことが背景の一つにあると思われるが，子どもの生活リズムの定着が危うくなり，欠食習慣が大人になってからも続きやすくなる。

　子どもは成長途上にあり，胃も小さく，消化吸収能力も十分ではない。したがって，特に子どもの欠食は，ミネラルやビタミン等の微量元素の摂取をいっそう困難にさせる。まず欠食のないことが求められる。一日は3食に加えて間食をとることが基本である。特に，家庭の朝食の重要性を保護者は認識する。

　また，家族そろって囲む食卓が少なくなってきた。子どもの塾通いや両親の遅い帰宅時間などが個食や孤食につながり，家族で食卓を囲む時間が喪失する。このことは保護者の子どもに対する食の管理がルーズになる上に，従来，食事の場で自然に身に付けてきた食べ方やはしの使い方，食べ物の知識等の伝承がされにくくなる。

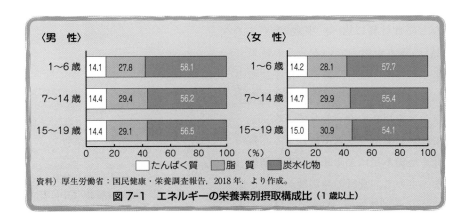

資料）厚生労働省：国民健康・栄養調査報告，2018年．より作成。

図7-1　エネルギーの栄養素別摂取構成比（1歳以上）

2）過剰栄養とやせ志向

　洋風料理が多くなり，甘い物や脂肪の多い物，やわらかい物へと子どもたちの好みは傾いてきている。図7-1に見るように，摂取脂質のエネルギー比率が，食事摂取基準の目標量の上限（30％）に近い。また脂質の中でも動物性脂質の取り方が多くなり，肥満や脂質異常症の子どもが増える傾向にある。

　その一方で生活の中でも機械化が進み，体を動かすことが少なくなった。5歳男児がテイクアウト食品を食べた時に，消費に要するための各種運動量の例を示したものを見ると（表7-1），エネルギーの消費にはかなりの運動が要求されることがわかる。肥満を防ぐためにも家庭でも運動を奨励し，摂取エネルギーを適宜消費させ，低下傾向にあるといわれる運動能力を高めるようにしていきたい。

食品名	エネルギー (kcal)	運動（分）				
		早歩き	野球	サッカー	なわとび	かけっこ
ハンバーガー（1個）	276	89	115	50	45	42
フライドチキン（1本）	167	54	70	30	27	26
ポテトチップス（1袋）	527	163	210	92	82	77
ポッキーチョコレート（1箱）	400	123	158	69	62	58
コカコーラ（1缶350g）	137	44	57	25	22	21
牛乳（1本）	140	45	58	26	23	21
リンゴ（大1/2個），バナナ（1本）	80	26	33	15	13	12

資料）坂本元子編：子どもの栄養・食教育ガイド，p.157，医歯薬出版，2001．より作成。

表7-1　食べた物のエネルギーを消費するための運動量（5歳男児・体重18kgの場合）

　しかし，過剰な栄養を取る者がいる一方で，やせ志向からダイエットを行う者が増えてきている。安易なダイエットを繰り返すことは貧血や栄養のアンバランスを引き起こすだけでなく，骨密度の低下や精神的な課題をかかえるなど，目には見えないが将来にわたる健康問題を招く危険性が大きい。保護者・保育者は，成長途上の子どもにとってのダイエットは，特に問題が大きいことを認識しなければならない。

3）食の簡便化の進行と加工品の多用

　家庭で調理に時間をかけることが少なくなり，米などの食材料に比べ，中食（テイクアウト食品）の購入が増えている。その結果，脂質やエネルギー，塩分，あるいは添加物の多い食品を取る機会が増え，栄養素等摂取のアンバランスを招きやすくなっている。

　最近では，マグネシウム不足による心臓疾患の誘発や亜鉛不足による味覚障害の増加も問題になっている。食材の精製度が増すと原材料中にあったミネラル（この例ではマグネ

	Mg 含有量 (mg/kg乾燥重量)	Mg 損失率 （%）
小　麦 小麦粉	1,586 285	― 82
玄　米 精白米	1,477 251	― 83
とうもろこし コーンスターチ	644 22	― 97
糖みつ 精白糖	210 2	― 99

資料）鈴木継美，和田　攻編：ミネラル・微量元素の栄養学，第一出版，1994．（Marier, J. R.）より作成。

表7-2　食品の精製加工中におけるマグネシウム（Mg）の損失

シウム，表7-2）が多量に失われることから，加工品の多用を避け，加工品に頼らない，自身で食材から調理できる力を付けることが大切である。

　しかし他方では，子どもの頃からコンビニエンスストアが身近にある今，早くから家庭や学校で，望ましい利用の仕方を教え身に付けさせていく必要がある。

4）伝統食の衰退と味の喪失

　伝統食は地元で季節毎にたくさん取れる食材を使い，長年の知恵の積み重ねを生かして作られている。旬の物を使うことは栄養的に優れているとともに，季節のうつろい等を感じる心を育成し，子どもの情緒面の発達にも好ましい影響を与えてきたと考えられる。しかし，伝統食が家庭や地域で作られなくなり，伝統食の衰退が危惧されるが，味の記憶は子どもの頃に食べていないと残らないので，手間はかかっても意識して作っていきたい。

　また，日本の伝統的な食事ではしっかり噛む必要のある食材が多く，噛むことに肥満の予防，歯の病気の予防，消化の補助，脳の機能の活性化などの効用があった。和食とファストフード食を比べて見ると（図7-2），脂質量が1.5倍のファストフード食は，咀しゃく回数，食事時間ともに和食に比べ非常に少ないことがよく分かる。今では脂肪量の多いやわらかい食品が好まれるが，しっかり噛む必要のある食事を提供したい。

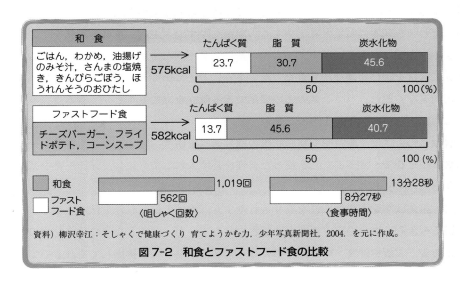

図 7-2　和食とファストフード食の比較

5）子どもの心を育てる食の営み

　食品産業や交通の発達は，我々に一見豊かな食生活をもたらした。しかし一方で，子どもが家事等に費やす時間は年々減少している。子どもたちから家事体験，食体験を奪ってきていることから，意識的に食教育に取り組む必要がある。

　食事はただ単にエネルギーや栄養素を取ることだけを目的としているのではない。食の営みを通して，協力することの大切さや感謝する心を養い，望ましい生活習慣や食習慣を確立し，家庭の食文化を伝承するという重要な側面を持つ。したがって，子どもの人格形

成において重要な要素を持っていることから，子どもたちを野菜作りや台所仕事へ積極的に向かわせたい。

　その際には，エコ・クッキング，地球にやさしい調理行動を意識し，食材料に無駄がないよう工夫する，残飯を出さない，排水へ配慮する，節水することなどを学び，実践し，自立した食生活の確立につなげたい。

2．家庭における食事と栄養

1）多様な食品を献立に −主食，主菜，副菜と食品群を活用する−

　好きな物だけを食べる，同じ物をたくさん食べるという食べ方にならないよう，献立を工夫することが大切である。それは多様な食品を食べるということが栄養素摂取の偏りを少なくし，味覚の幅を広げると同時に，現在の食品の持つ様々なリスク，例えば農薬汚染や添加物等の危険性を分散することにもつながる。特に子どもは成人に比べると未だ成熟途上にあるため，感受性も高く影響を受けやすいので，より安全で安心な食べ物を取るよう心がけたい。

　献立を考える時は料理の組み合わせとして一汁三菜，すなわち主食，主菜，副菜，汁物の組み合わせを基本におくと考えやすく，実践しやすい。主食，主菜，副菜をどのような物にするかを順に考えていく中で，六つの基礎食品を満たすように，また量的にも充足するように食材を選び，調理法も重ならないように考えていくと，食品数も確保でき，各栄養素が満遍なく取れ，バランスのよい満足できる献立を立てることができる。

2）和食ベースの食事作り

　和食献立のよさは，脂質や飽和脂肪酸の取り過ぎを防ぎ，ミネラル等も摂取しやすいことにある。そこで，食事にだしを使った料理を必ず入れるようにし，一汁三菜を基本に和食をベースに考える。

　また，和食は季節性や地域性を取り入れやすく，地域の伝統料理を伝承するという点からも勧められる。塩分の取り過ぎが問題となりやすいが，問題となるのは塩分中のナトリウムである。ご飯や野菜，いも類中のカリウムがナトリウムを排出してくれるので，これらを十分に取るように努めるとよい。

3）調理法の工夫

　調理法を工夫することは大切である。煮る，揚げる，蒸す，焼く，茹でるなど，加熱調理の方法によって食材の持つテクスチャーが変わり，多様な味覚が育てられる。また，調理法により，脂質の摂取量も減らせる（表7-3(a)）。

　主食がパンとごはんの場合の栄養素等を比較したのが表7-3(b)である。パンとごはん，それぞれが主食の場合の特徴を生かし，副食をどうするか，バランスのよい食事を考えていくことが大切である。

料　理	食　品	重量 (g)	エネルギー (kcal)	たんぱく質 (g)	脂　質 (g)	カルシウム (mg)	鉄 (mg)	食塩相当量 (g)
鰯の野菜ロール フライ	まいわし（生）	60	94	11.5	5.5	44	1.3	0.1
	ほうれんそう	75	14	1.7	0.3	37	1.5	0.0
	パルメザンチーズ	5	22	2.2	1.5	65	0.0	0.2
	鶏　卵	15	21	1.8	1.5	7	0.2	0.1
	パン粉	5	18	0.7	0.3	2	0.1	0.1
	薄力粉	2	7	0.2	0.0	0	0.0	0.0
	食用油	10	89	0.0	10.0	0	0.0	0.0
計			265	18.1	19.1	155	3.1	0.5
鰯の生姜煮	まいわし（生）	60	94	11.5	5.5	44	1.3	0.1
	こいくちしょうゆ	6	5	0.5	0.0	2	0.1	0.9
	みりん	3	7	0.0	0.0	0	0.0	0.0
	砂　糖	2	8	0.0	0.0	0	0.0	0.0
	しょうが	3	1	0.0	0.0	0	0.0	0.0
ほうれんそうの ごまあえ	ほうれんそう	75	14	1.7	0.3	37	1.5	0.0
	ごま（いり）	2	12	0.4	1.1	24	0.2	0.0
	うすくちしょうゆ	3	2	0.2	0.0	1	0.0	0.5
計			143	14.3	6.9	108	3.1	1.5

表7-3(a)　調理法の違いによるエネルギー，栄養素等の比較

料　理	食　品	重量 (g)	エネルギー (kcal)	たんぱく質 (g)	脂　質 (g)	カルシウム (mg)	鉄 (mg)	食塩 相当量 (g)	カリウム (mg)	マグネシウム (mg)	亜　鉛 (mg)	セレン (μg)
トースト	食パン	60(6枚切り1枚)	149	5.3	2.5	13	0.3	0.7	52	11	0.3	13
	バター	5	35	0.0	4.1	1	0.0	0.1	1	0	0.0	0
	計	65	184	5.4	6.5	14	0.3	0.8	53	11	0.3	13
ごはん	精白米	50(飯で110gくらい)	171	3.1	0.5	3	0.4	0.0	45	12	0.7	1
		70(飯で150gくらい)	239	4.3	0.6	4	0.6	0.0	62	16	1.0	1
		80(飯で180gくらい)	274	4.9	0.7	4	0.6	0.0	71	18	1.1	2
		100(飯で220gくらい)	342	6.1	0.9	5	0.8	0.0	89	23	1.4	2
		コンビニエンスストアのお にぎり1個の飯（95g）	148	2.4	0.3	3	0.1	0.0	28	7	0.6	1

表7-3（b）　パンとごはんの比較

4）貧血予防の食事

　幼児期より鉄の不足が見られる。貧血は鉄不足によって起こるが，貧血予防に有効に働くのは鉄そのものだけではない。良質のたんぱく質，造血効果を高めるビタミン類や微量元素を十分に摂ることが有効である（第5章表5-4，147ページ参照）。鉄はとても摂りにくい栄養素なので，鉄強化食品（ふりかけやヨーグルトなど）の上手な利用も含めて積極的に食事に取り入れ，貧血予防の食事を心がける。

　一方，茶に含まれるタンニン，加工食品に多く使われているフィチン酸やリン酸などは鉄の吸収を妨げるので，加工食品の多量摂取にならないよう注意する。

5）カルシウムの豊富な食事

　カルシウムも不足が著しく，特に鉄の摂取不足とともに，改善が急がれる問題である。骨形成については，カルシウム以外にも骨に有効に働く成分があるので，これらを多く含む食品も料理に取り入れる。

テーマ

家庭の保護者に食への意識を高めてもらうために，保護者向けの食に関するお便りを作ろう

目 的

　家庭での食の在り方がいろいろ問題になっている。肥満や食物アレルギーをはじめ，咀嚼機能の未発達，偏食の問題，また，保護者の無関心など，子どもたちが持つ課題は様々であり，家庭の保護者に対しても支援が求められている。そこでそれら課題に対する理解を深めて，家庭の保護者に食への意識を高めてもらい，子どもにとって望ましい食事環境が提供されるよう，保護者に向けてのお便りの作成を行う。

課題Ⅰ

① 子どもが持つ食に関する課題にはどのようなものがあるのかを考える。

② 各自（あるいはグループ）でそれぞれの課題について調べ，どのようなメッセージを保護者に送るのが望ましいのかまとめる。

③ 保護者に渡すお便りを作成する。（参考：右ページ，保護者向けのお便りの例）

お便りは以下の要領でまとめよう。

　（ⅰ）課題を決め，テーマを設定する。

　（ⅱ）子どもの課題について，現状や問題点等を簡潔に分かりやすく説明する。

　（ⅲ）どのようにすれば保護者の問題意識が高まり，子どもにとっての望ましい支援につながるのか考え，課題に対する改善点や望ましい在り方等，提案をまとめる。

　　　お便りではイラスト，グラフ等を交え，メッセージがよく伝わるように工夫する。

課題Ⅱ

作成したお便りを互いに評価する。評価の方法の一例をあげる。

　（ⅰ）お便りを並べ（壁等に貼り），作成者が順次，説明を行う。

　（ⅱ）各自シールを5つずつ（適当な数）持ち，よいと思うお便り5つにシールを貼っていく。

　（ⅲ）全員が貼り終わった後，シールが多く貼られた順によいものを評価する。

● **テーマの例をあげると** ●

・朝食の大切さ（朝ごはんは元気のもと）　・望ましい間食とは　・間食の大切さ
・味覚を育てよう　・嫌いなものにもチャレンジ（偏食予防）　・噛むことの大切さ
・ファストフードを考える　・むし歯予防の食事　・夏バテ予防の食事
・食べ物は命のもと（感謝の気持ちを持とう）　・食卓に旬の食べものを
・食の体験を増やそう（楽しい食卓作り，親子でクッキング，野菜の栽培）
・朝ごはん簡単クッキング　・簡単手作りおやつ　・共食の勧め
・手洗いの大切さ　・市販飲料を考える（図1参照），など。他にも探してみよう。

図1　保護者向けのお便りの例

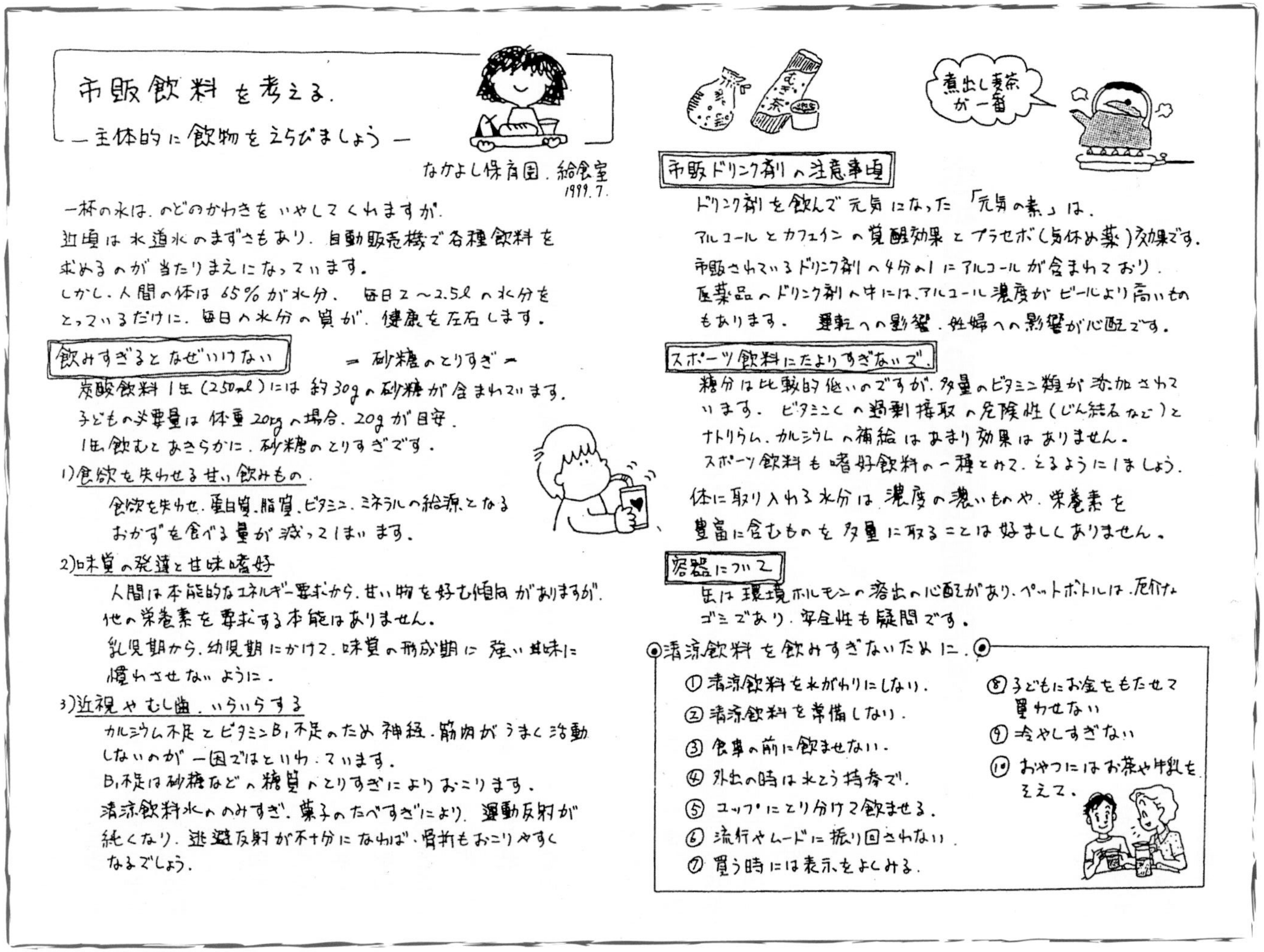

市販飲料を考える.

―主体的に飲物をえらびましょう―

なかよし保育園. 給食室 1999. 7.

一杯の水は. のどのかわきをいやしてくれますが.
近頃は水道水のまずさもあり. 自動販売機で各種飲料を求めるのが当たりまえになっています.
しかし. 人間の体は65%が水分. 毎日2～2.5ℓの水分をとっているだけに. 毎日の水分の質が. 健康を左右します.

飲みすぎるとなぜいけない　＝砂糖のとりすぎ＝

炭酸飲料1缶(250ml)には約30gの砂糖が含まれています.
子どもの必要量は体重20kgの場合. 20gが目安.
1缶飲むとあきらかに. 砂糖のとりすぎです.

1)食欲を失わせる甘い飲みもの.
食欲を失わせ. 蛋白質. 脂質. ビタミン. ミネラルの給源となるおかずを食べる量が減ってしまいます.

2)味覚の発達と甘味嗜好
人間は本能的なエネルギー要求から. 甘い物を好む傾向がありますが. 他の栄養素を要求する本能はありません.
乳児期から. 幼児期にかけて. 味覚の形成期に強い甘味に慣れさせないように.

3)近視やむし歯. いらいらする
カルシウム不足とビタミンB1不足のため神経. 筋肉がうまく活動しないのが一因ではといわれています.
B1不足は砂糖などの糖質のとりすぎによりおこります.
清涼飲料水ののみすぎ. 菓子のたべすぎにより. 運動反射が鈍くなり. 逃避反射が不十分になれば. 骨折もおこりやすくなるでしょう.

煮出し麦茶が一番

市販ドリンク剤の注意事項

ドリンク剤を飲んで元気になった「元気の素」は.
アルコールとカフェインの覚醒効果とプラセボ(気休め薬)効果です.
市販されているドリンク剤の4分の1にアルコールが含まれており.
医薬品のドリンク剤の中には. アルコール濃度がビールより高いものもあります. 運転への影響. 妊婦への影響が心配です.

スポーツ飲料にたよりすぎないで.

糖分は比較的低いのですが. 多量のビタミン類が添加されています. ビタミンCの過剰摂取の危険性(じん結石など)とナトリウム. カルシウムの補給はあまり効果はありません.
スポーツ飲料も嗜好飲料の一種とみて. とるようにしましょう.

体に取り入れる水分は濃度の濃いものや. 栄養素を豊富に含むものを多量に取ることは好ましくありません.

容器について

缶は環境ホルモンの溶出の心配があり. ペットボトルは. 厄介なゴミであり. 安全性も疑問です.

◉清涼飲料を飲みすぎないために. ◉

① 清涼飲料を水がわりにしない.
② 清涼飲料を常備しない.
③ 食事の前に飲ませない.
④ 外出の時は水とう持参で.
⑤ コップにとり分けて飲ませる.
⑥ 流行やムードに振り回されない.
⑦ 買う時には表示をよくみる.
⑧ 子どもにお金をもたせて買わせない
⑨ 冷やしすぎない
⑩ おやつにはお茶や牛乳をそえて.

しかし一方で，カルシウムの多量摂取はマグネシウムの吸収阻害を引き起こすので，両者をバランスよく取ることが大切である。カルシウムを取るためには牛乳さえ取っていれば安心であると思ったり，水がわりに牛乳をがぶ飲みするのはよくない。牛乳はマグネシウム含量が低いので，カルシウムを乳・乳製品ばかりから取るのではなく，マグネシウムも豊富に含む大豆・大豆製品，海藻，種実などからも広く取ることが重要である。

また，反対にリンを多量に摂取するとカルシウムを体内から排泄してしまうので，添加物としてリンを多く含む加工食品の摂取を控えることが大切になってくる。

2．児童福祉施設における食事と栄養

1．児童福祉施設における食事

1）児童福祉施設における食事の意義

家庭の事情や子どもの発育状況などに課題があり，子どもを家庭だけで育てられない場合がある。児童福祉施設はそのような家庭に代わり児童を育成している。

従って施設の食事に求められることは，入所している子どもたちに心身ともに健全に育つような適切な食事を提供することはもちろん，望ましい食習慣を身に付けるよう援助することで，食を通して社会性を育て，精神的な安定感や充足感を与えることである。そして，そのような観点から，施設長をはじめとして職員全員が連携協力し，食事の提供と食育を一体的な取り組みとする栄養管理に努める。

2）児童福祉施設における「食」を取り巻く状況

1948（昭和23）年に定められた児童福祉施設の設備及び運営に関する基準で，健全な発育に必要な栄養量を含み，身体的状況や嗜好を考慮した食事の提供が定められた。『日本人の食事摂取基準』を活用し，食事計画が行われている。

2005（平成17）年には『食育基本法』が公布され，『食育推進基本計画』で保育所等における食育の推進が位置付けられた。さらに2009（平成21）年に改定された『保育所保育指針』で，食育について全職員が協力し，食事の提供を含む食育計画の作成や保育計画への位置付け，家庭との連携，保護者に対する支援を行うことが求められた。

近年の虐待を受けた子どもの入所の増加から，社会的養護体制の充実として，食を含めより家庭的な雰囲気の中できめ細やかなケアを行うため，ケア形態の小規模化やケアの充実が推進されている。

また，2009（平成21）年4月より，障害児一人一人の栄養健康状態の維持や食生活の質の向上を図るために，障害児施設に導入された，「栄養マネジメント加算」が廃止され，2021年度改定により「栄養マネジメント強化加算」が新設されることとなった。

２．児童福祉施設における食事の提供と栄養管理

１）栄養管理の考え方

　児童福祉施設においては，「心と体の健康の確保」，「安全・安心な食事の確保」，「豊かな食体験の確保」，「食生活の自立支援」を目指し，『児童福祉施設における食事の提供ガイド』を活用し（巻末付録参照），子どもの食事・食生活の支援を行い，子どもの健やかな発育・発達に資することを目指している（図7-3）。

　そのため，子どもの発育・発達状況，健康状態・栄養状態と合わせ，養育環境等も含めた実態把握を行い，PDCAサイクル（計画〈Plan〉―実施〈Do〉―評価〈Check〉―改善〈Action〉）に基づき，全職員が一体となり，多職種と連携をしながら栄養管理を行っていく。合わせて，家庭との連携，地域や関係機関との連携を深めながら，食を通じた家庭や地域に対する支援も行う。

　食事の提供に当たっては『日本人の食事摂取基準』を適切に活用し，食育の観点から食事の内容や衛生管理についての配慮もしながら進めていく。具体的には，発育期にある子どもに適切な食事を提供することにより，1回1回の食事を学習の場とし，食べることへの意欲や関心を高め，将来につながる望ましい食態度を形成する。すなわち，五感（食物を見る，匂いを感じる，手で触る・口の中で感じる，音を聞く，味わう）の体験を通じ食べる行為を獲得し，受容できる食物を増やし，味覚の幅を広げたり，食事中の姿勢，食具

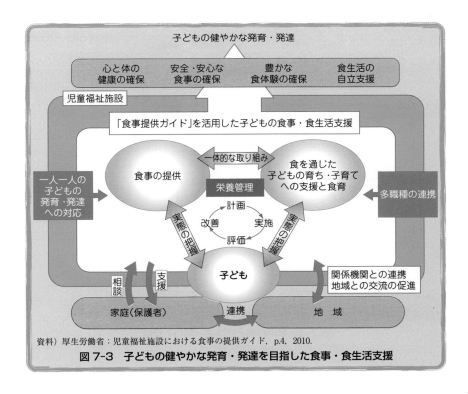

資料）厚生労働省：児童福祉施設における食事の提供ガイド，p.4，2010.

図7-3　子どもの健やかな発育・発達を目指した食事・食生活支援

の扱い方などを学ぶ。これら継続的な体験が発達を促し，望ましい食習慣の形成の基礎を作る。

　また，旬の食材に触れ，季節（旬）を感じたり，年間に行われる行事食を通じて日本の文化に触れることなどから，食べ物の恵みに感謝する気持ちを育んでいく。表7-4に四季の野菜を，表7-5に年中行事食を示した。

	緑黄色野菜	その他の野菜
春	グリーンアスパラガス，よもぎ，さやえんどう，わけぎ，根みつば	わらび，ふき，うど，たけのこ，たまねぎ，ごぼう，そらまめ，キャベツ
夏	トマト，ピーマン，オクラ，かぼちゃ，つるむらさき	えだまめ，なす，しょうが，きゅうり，とうもろこし
秋	にら，しゅんぎく，のざわな	まつたけ*，さつまいも*，ずいき，カリフラワー，はくさい，たまねぎ
冬	こまつな，ブロッコリー，ほうれんそう，ねぎ，しゅんぎく	かぶ，れんこん，だいこん

注）＊ きのこ類，いも類

表7-4　四季の野菜

時　　期	行　　事	行事食・関わる食物
1月1日〜3日	正月	若水，鏡餅，屠蘇，雑煮，おせち料理
1月7日	七草	七草がゆ
1月11日	鏡開き	鏡餅入り小豆汁粉
1月15日	小正月	小豆粥
1月	成人式	赤飯，祝膳
2月3日	節分	煎り大豆，鰯
3月3日	雛祭り	白酒，草餅，菱餅，雛あられ
3月21日頃	春分の日（お彼岸）	ぼた餅，彼岸だんご
3月〜4月	卒業祝，入学祝	赤飯，祝膳
4月8日	灌仏会（花まつり）	甘茶
4月	お花見	花見だんご
5月5日	端午の節句（子どもの日）	しょうぶ湯，ちまき，柏餅
4月〜5月	春祭り	草餅，巻き寿司，ちらしずし，鯖寿司
7月7日	七夕	そうめん，七夕料理
7月20日頃	土用の丑	うなぎ，土用餅
8月13日〜15日	お盆	野菜，果物，精進料理
9月9日	重陽の節句	菊茶，栗飯
9月第3月曜日	敬老の日	祝膳
9月20日頃	中秋の名月（十五夜）	月見だんご，いも，くり，枝豆
9月23日頃	秋分の日（お彼岸）	おはぎ，彼岸だんご
11月15日	七五三	千歳飴，七五三祝膳
11月23日	新嘗祭（勤労感謝の日）	新しい穀物で餅など
12月22日頃	冬至	冬至がゆ，かぼちゃ
12月25日	クリスマス	クリスマス料理，ケーキ
12月31日	大晦日	年越そば

表7-5　年中行事と行事食・関わる食物

2）一人一人の子どもの発育・発達への対応と留意点

　乳幼児期，学童期，思春期，それぞれの時期特有の特徴があるとともに，一人一人の子どもの発育・発達は異なることから，児童福祉施設における食事の提供に当たっては，乳汁の与え方，離乳食の進め方，幼児期の食事，学童期の食事，思春期の食事，並びに特別な配慮を含めた子どもについての対応を，それぞれに求めている。

3）特別な配慮を要する一人一人の子どもへの対応

　特別な配慮を必要とする子どもとは，体調不良の子ども，食物アレルギーのある子ども，障害のある子ども，虐待を受けた子どもなどであり，普段の喫食状況，健康状態，発育・発達状況，食生活の状況など子どもの情報を施設の職員間で共有し，一人一人の心身の状態等に応じて対応することが重要になる。

3．児童福祉施設における食事の提供

1）食事摂取基準の活用

　施設や子どもの特性に応じて，食事摂取基準の適切な活用を図る。すなわち，障害や疾患を有するため身体状況や生活状況等が著しく異なる場合には，一律に適用することは困難であり，一人一人の子どもの発育・発達状況，栄養状態，生活状況等に基づき給与栄養量の目標を設定し，食事計画を行う。

　食事摂取基準を活用する際のエネルギー及び栄養素の優先順位は，①エネルギー，②たんぱく質，③脂質，④ビタミンA，B_1，B_2，C，カルシウム，鉄，⑤飽和脂肪酸，食物繊維，ナトリウム（食塩），カリウム，⑥その他の栄養素で対象集団にとって重要であると判断されるもの，である。

　最も摂取が重要なのは，生命の維持，健全な成長，並びに生活活動のために必要な適切なエネルギー量である。エネルギー摂取量の適否については，定期的に身長・体重等を計測し，成長曲線と照らし合わせ，評価，判断する（図7-4）。

2）児童福祉施設における食事の提供

　献立作成，調理，盛り付け・配膳，喫食等，各場面を通して関係する職員が多岐にわたるため，施設全体で取り組むことが不可欠であり，様々な職種の連携が必要である。このため，定期的に施設長を含む関係職員による情報の共有を図り，食事の計画・評価を行う。

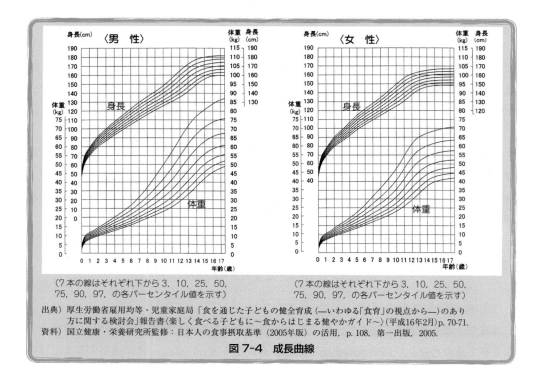

図7-4　成長曲線

4．食事の提供及び栄養管理に関する施設別の留意点

　児童を対象にした福祉施設のうち，給食実施施設の種類と目的を表7-6に示す。

　児童福祉施設には入所施設（1日3回給食）と通所施設（1日1回昼食のみ，あるいは昼食とおやつ）がある。対象の年齢，特性に開きが見られ，また，身体障害や知的障害，疾患を有するなど，心身の状況に差異が見られる。したがって，個々の施設はもちろん，施設種別によって状況は様々であるため，施設や入所者の特性に合わせて食事の提供と栄養管理を進める。

1）保育所給食

（1）　保育所給食の意義

　保育所は成長が著しい時期にある子どもが1日の大半を過ごす場で，子どもの生活の質を高める努力が常に求められる。保育所での基本的な生活の柱は「遊・眠・食」であり，その中でも食の占める割合は大きく，食の充実が保育の質とも密接に関連している。

　最近では利用形態に様々なニーズが生まれ，いろいろな子育て支援が実施され，休日保育，夜間保育，延長保育，一時的保育（週1〜3日），障害児保育，病児保育などが行われるようになってきている。保育所の給食もアレルギーや宗教上の理由などによる食材料への配慮に加え，これらの多様化するニーズに合わせて柔軟に対応していく必要性があり，家庭に代わって果たすべき役割もさらに大きくなっている。

種　類	目　的	食事の種類と回数	食事の注意点
		栄養士の配置	
乳児院	乳児を入院させて，これを養育し，あわせて退院した者について相談その他の援助を行うことを目的とする施設	保健食3食	0〜2歳で授乳と離乳食が中心。食事をとおして，情緒，精神面での発達も心掛ける
		必置（入所者10人以上）	
保育所	保育を必要とする乳児・幼児を日々保護者の下から通わせて保育を行うことを目的とする施設	保健食1食	0〜6歳児（就学前）が対象となり，通常の食事以外に調乳および離乳食も提供される。食習慣を形成する時期でもあるため，成長・発達および健康の維持増進を図るだけでなく，食育についても留意する
		必置義務なし	
児童養護施設	保護者のない児童，虐待されている児童その他環境上養護を要する児童を入所させて，これを養護し，あわせて退所した者に対する相談その他の自立のための援助を行うことを目的とする施設	保健食3食	栄養バランスの取れた食事を提供する。退所後の自立のための食事全般について習得させる
		必置（入所者41人以上）	
障害児通所支援	児童発達支援，医療型児童発達支援，放課後等デイサービスおよび保育所等訪問支援をいう	保健食1食	知的障害とともに，身体障害も顕著になる。特に咀嚼・嚥下が問題となる。盲ろうあ児の場合は，刺激が少ないこともあり，小食になりやすいので，興味をもたせる工夫が必要である。肢体不自由児は，消化器官が弱く吸収が劣る場合もある。以上のようなことから，調理形態や調理法の配慮が必要となる
		必置（入所者41人以上）	
障害児入所支援 福祉型障害児入所施設	知的障害，盲ろうあ，肢体不自由など，障害の特性に応じて提供する。重度・重複障害児，被虐待児等への対応	保健食3食	
		必置（入所者41人以上）	
障害児入所支援 医療型障害児入所施設	自閉症児支援，肢体不自由児支援，重症心身障害児支援	治療食3食	
		必置（入所者41人以上）	

（2012年4月1日施行）

資料）上地加容子・片山直美編著：給食のための基礎からの献立作成，建帛社，2016. より作成。

表7-6　児童福祉施設の種類と給食特性，給食上の留意点（給食実施施設のみ）

　また給食の実施に当たっては，基本的な生活習慣を身に付ける時期にある子どもたちに，生活習慣病予防に配慮した食事を提供し，望ましい食習慣が確立するような配慮や，給食を通じての豊かな人間関係の形成や情操面の発達も促すように考慮されなければならない。

（2）　保育所の栄養管理に関する留意点

　個別の子どもへの配慮　　特に，離乳食，食物アレルギーのある子ども，体調不良の子ども等について，個別の配慮を行う。保護者と面談を行い状況を把握し，適切な内容の食事を提供する。同時に保護者に対する支援を行うことも重要である。

　子どもの保護者に対する支援及び地域の子育て家庭への支援　　保育所での子どもの食事の様子や，保育所が食育実践に取り組んでいる内容を伝え，家庭でも食育への関心を高めてもらう。家庭からの食生活に関する相談に応じたり，地域の子育て家庭においても子どもの食生活に関する支援を行い，子育ての不安軽減につなげる。

　多職種の連携　　上記2つについても，多職種が連携・協力することが重要である。例えば，子どもに直接関わる保育士等が子どもの喫食状況を把握し，それを管理栄養士・栄養士等と連携して食事に反映させる。情報の共有が大切である。

（3）　保育所における食事の提供ガイドライン

「保育所における食事の提供ガイドライン」（2012年3月，厚生労働省）では，子どもの食の現状に基づいて，保育所における食事の提供の意義として，(1)発育・発達のための役割，(2)食事を通じた教育的な役割，(3)保護者支援の役割を挙げている。

保育士は保護者への支援を行うことも業務であり，保育士の専門性や保育所の特性を生かした保護者支援が求められているが，食育についても同じであり，保育所における食事を通して，保護者支援の役割を果たすことの大切さが強調されている。保育者が家庭での食事の様子を知ることや，心のこもった食事を提供することの意味を保護者に知らせることが大切である。また，お弁当の日を設けたり，行事などの機会を生かした保護者同士の交流を通して，食事を作ることの楽しさ，食べることの楽しさを保護者に伝えるようにするとよい。

さらに，ガイドラインでは，保育所は地域の子育て家庭に対しても食を通した支援が求められることを述べている。具体的な取組みとして，献立表の掲示，施設開放や体験保育の際に食事や食べる様子を見ることによって，月齢・年齢にふさわしい食品，調理法，量，硬さ，食具の使い方，食べ方，食べさせ方を知る参考となることが示されている。

（4）　保育所給食における栄養計画・食事計画

年齢区分　　乳幼児期は心身の発育が著しく，個人差も大きい時期なので，それぞれの子どもの発育段階に応じた給食であることが望ましい。しかし，実施面も考え合わせ，保育所での献立は，主に調乳，離乳食，1〜2歳児食，3〜5歳児食に分けて作成されている。給与栄養目標量は1〜2歳児，3〜5歳児の設定とし，0歳児は個人差が大きいため個別対応を基本とする。

食事形態と給与栄養量　　表7-7に給与栄養目標量の例をあげる。一般的に，食事形態は「昼食＋おやつ」であるが，保育時間の延長に伴い，おやつ（補食）や夕食の提供等，柔軟な対応が各保育所で行われている。これまでは，主に1〜2歳児は1日の50％，3〜5歳児は1日の40％を給与栄養量の1つの目安としてきたが，各保育所では入所児の実態を考慮し，夕食時間の遅い入所児が多い場合は，午後のおやつに配慮を加え，時間を遅めにしたり，内容を多めにするなど融通性を持たせている。

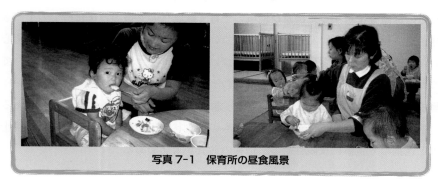

写真 7-1　保育所の昼食風景

子どもの性・年齢・栄養状態・生活状況等を把握，評価し，保育所の給与栄養目標量を設定するが，定期的に見直すことが大切である。特にエネルギーの摂取量については入所児の体重の観察・評価を行うことが重要である。

保育所における献立作成　幼児食（3〜5歳）の献立を基本献立とし，同一材料をその分量と調理形態を変えることによって1〜2歳児食，及び離乳食に適した物にする。栄養量の過不足は1〜2週間の平均で満たされるように考える。

近年増える傾向にあるアレルギー児や偏食児には適切な食品の選択に努める。また，幼児，学童，思春期ともに，鉄の摂取量が不足しているので，十分な鉄が摂取できるよう，給食で配慮する。表7-8に鉄を多く含む食品の使用方法をあげた。

また，喜んで子どもが食べるよう工夫する。子どもたちが食べないことには，栄養を考えた給食も意味はない。しかし，肝心なことは，子どもの好みに一方的に合わせるのではなく，好き嫌いや偏食などがある場合は，励ましたり指導を続け，子どもの側の変容も促

Ⅰ　1〜2歳児の給与栄養目標量の算出

	エネルギー（kcal）	たんぱく質（g）	脂質（g）	カルシウム（mg）	鉄（mg）	ビタミンA（μgRAE）	ビタミンB₁（mg）	ビタミンB₂（mg）	ビタミンC（mg）	食塩相当量（g）
食事摂取基準（A）（1日当たり）	950（900）	（13〜20%）※1	（20〜30%）※1	450（400）	4.5	400（350）	0.5	0.6（0.5）	40	3.0 未満
昼食＋おやつの比率（＝B%）※2	50%	50%	50%	50%	50%	50%	50%	50%	50%	50%
1日の給与栄養目標量（C=A×B/100）	475（450）	10〜24（10〜23）	11〜16（10〜15）	225（200）	2.3	200（175）	0.25	0.30（0.25）	20	1.5

※1　たんぱく質，脂質については，%エネルギーとして目標量を適用した。
※2　昼食及び午前・午後のおやつで1日の給与栄養量の50%を給与する。
　　　下段の（　）内の数値は女児の食事摂取基準値。
備考）食事摂取基準に関して，エネルギーは推定エネルギー必要量，たんぱく質，脂質・食塩は目標量，他の栄養量は推奨量の値を参考に設定した。

Ⅱ　3〜5歳児の給与栄養目標量の算出

	エネルギー（kcal）	たんぱく質（g）	脂質（g）	カルシウム（mg）	鉄（mg）	ビタミンA（μg RAE）	ビタミンB₁（mg）	ビタミンB₂（mg）	ビタミンC（mg）	食塩相当量（g）
食事摂取基準（A）（1日当たり）	1,300（1,250）	（13〜20%）※1	（20〜30%）※1	600（550）	5.5	450（500）	0.7	0.8	50	3.5 未満
昼食＋おやつの比率（＝B%）※2	45%	45%	45%	45%	45%	45%	45%	45%	45%	45%
1日の給与栄養目標量（C=A×B/100）	585（560）	19〜29（18〜28）	13〜20（13〜19）	270（250）	2.5	200（225）	0.32	0.36	23	1.6
家庭から持参する米飯110gの栄養量（D）※3	185	4	0	3	0.1	0	0.02	0.01	0	0
E=C－D	400（380）	15〜25（14〜24）	13〜20（13〜19）	270（250）	2.4	200（225）	0.30	0.35	23	1.6

※1　たんぱく質，脂質については，%エネルギーとして目標量を適用した。
※2　昼食（主食は，家庭より持参）及び午後のおやつで1日の給与栄養量の45%（以前までは40%であったが保育時間の延長により，おやつの内容を充実したため）を給与する。
※3　家庭から持参する主食量は，主食量調査結果（過去5年間の平均105g）から110gとした。
　　　下段の（　）内の数値は女児の食事摂取基準値。
備考）食事摂取基準に関して，エネルギーは推定エネルギー必要量，たんぱく質，脂質・食塩は目標量，他の栄養量は推奨量の値を参考に設定した。
資料）厚生労働省：日本人の食事摂取基準（2020年版），第一出版，2020，p.398-399．より作成。

表7-7　保育所における給与栄養目標量（例）

すことである。

　食中毒の危険がないよう衛生面の注意を徹底し，何よりも安全な物を提供する。加工食品の多用を避け，できる限り地元産の食材を購入する。安全性の確認がしやすく，また，季節感のある新鮮な素材も手に入りやすい。

　保育所給食の実施例　　実施献立例を表7-9に，その一部の写真を写真7-2・3に示す。家庭での食事が洋風に偏りがちで，牛乳・乳製品，肉類，卵，油脂などの摂取量が多いことに配慮し，和食中心の献立例である。このような取り組みは全国的にも増えてきている。

2）乳児院の食事

　家庭の事情等により養育ができない，虐待による保護等の入所理由が多く，入所以前の食に関する状況は良好とは言えない。生涯にわたる食の基礎を作る重要な時期であるため，集団給食でありながらも個々の状況を把握し，栄養管理を行う。合わせて，家庭的で安心できる食事の環境作りに努める。

　また，職員が調理や保育などそれぞれの職種ごとに交代で業務を行っているため，多職

食　品	方　法　等
レバー	鉄の給源としては大変有用な食品であるが，衛生的な取り扱いがむずかしい。
豆　腐	きな粉は多く使えないが，納豆，凍豆腐，豆腐，おからを使用した料理の工夫。甘味を控えたあずきやいんげんまめを使用したおやつなどは鉄の給源になる。
緑黄色野菜	すでに十分使用しているところもあると思うが，少ない地域では増量したい。
海　藻	ひじきなど，1回に使用する量は少ないが，副菜のみならず，炊き込みご飯，和風ハンバーグやコロッケ，お好み焼きに入れるなど工夫する。
魚介類	魚一辺倒になって子どもの嗜好が偏ることは望ましくないが，赤身魚や背の青い魚，貝類を取り入れる。シーチキンも利用しやすい。
ごま，ピーナッツバター	使用量は多くないが，和え物，手作りの和・洋菓子に使用する。
黒砂糖，プルーン	黒砂糖は手作りおやつに，プルーンは全脂無糖ヨーグルトなどの甘味調味に使えるが，調味がこれらのみにならないよう注意する。
鉄強化食品	保護者や保育所の職員の理解を得た上で利用する。

資料）健康・栄養情報研究会編：第六次改定日本人の栄養所要量—食事摂取基準—の活用，第一出版，2000．より作成。

表7-8　鉄を多く含む食品と使用方法

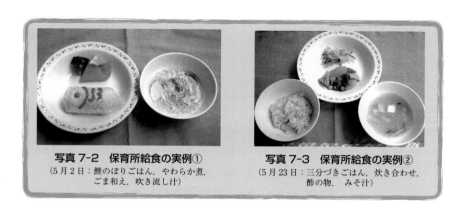

写真 7-2　保育所給食の実例①
（5月2日：鯉のぼりごはん，やわらか煮，ごま和え，吹き流し汁）

写真 7-3　保育所給食の実例②
（5月23日：三分づきごはん，炊き合わせ，酢の物，みそ汁）

区分		5月2日(木曜) 献立名	食品名	5月9日(木曜) 献立名	食品名	5月21日(火曜) 献立名	食品名	5月23日(木曜) 献立名	食品名	5月31日(金曜) 献立名	食品名
昼食		鯉のぼりごはん、やわらか煮、黒ごま和え、吹き流し汁	三分づき米、まぐろ缶詰、たまねぎ、にんじん、ピーマン、鶏卵、サラダ油、えんどうまめ、ケチャップ、こいくちしょうゆ、食塩、だいず、だいこん、にんじん、いんげんまめ、出し汁、砂糖、こいくちしょうゆ、アスパラガス、にんじん、ごま(黒いり)、こいくちしょうゆ、みりん、そうめん、蒸しかまぼこ、ねぎ、こいくちしょうゆ、みりん、食塩、出し汁	三分づき飯、柳川風煮、おかか和え、味噌汁	高野豆腐、ごぼう、にんじん、焼き竹輪、乾ししいたけ、たまねぎ、鶏卵、ねぎ、出し汁、砂糖、こいくちしょうゆ、ブロッコリー、新たまねぎ、新キャベツ、花かつお、こいくちしょうゆ、みりん、じゃがいも、たまねぎ、にんじん、油揚げ、わかめ、米みそ、出し汁、{昆布、削りぶし、煮干し}	三分づき飯、えんどうと南瓜のカレーライス、白和え	牛肉、かぼちゃ、たまねぎ、えんどうまめ、バナナ、りんご、しょうが、にんにく、はちみつ、カレールウ、サラダ油、有塩バター、木綿豆腐、にんじん、アスパラガス、ひじき、糸こんにゃく、出し汁、砂糖、こいくちしょうゆ、白みそ、中みそ、ごま(ねり)、ごま(白いり)、砂糖、こいくちしょうゆ	三分づき飯、炊き合わせ、かぶといりこの土佐酢和え、味噌汁	がんもどき、たけのこ、ふき、えんどうまめ、出し汁、砂糖、こいくちしょうゆ、かぶ、にんじん、糸こんぶ、いりこ、白いりごま、砂糖、穀物酢、かぼちゃ、油揚げ、にんじん、たまねぎ、ねぎ、米みそ、出し汁	三分づき飯、鰯のかば焼き、きんぴら、はりはり漬け、味噌汁	いわし、小麦粉、サラダ油、出し汁、砂糖、こいくちしょうゆ、みりん、ごぼう、糸昆布、にんじん、糸こんにゃく、いんげんまめ、出し汁、砂糖、こいくちしょうゆ、サラダ油、切干しだいこん、にんじん、きゅうり、ごま(白いり)、砂糖、穀物酢、食塩、焼きふ、たまねぎ、にんじん、わかめ、みそ、出し汁
離乳食	初期	つぶしがゆ、大根と人参のペースト、豆腐のマッシュ、やわらかそうめん汁		つぶしがゆ、ブロッコリーときゅうりのペースト、じゃが芋とじゃこのマッシュ、味噌汁		つぶしがゆ、かぼちゃとえんどうのペースト、豆腐すり流し、すまし汁		つぶしがゆ、じゃが芋と人参のペースト、白菜のペースト、味噌汁		つぶしがゆ、きゅうり、しらすのすりながし、白身魚と麩のペースト、味噌汁	
	中期	じゃこ入りおじや、大根のやわらか煮、キャベツの煮びたし、そうめん汁		つぶしがゆ、じゃが芋とブロッコリーの和え物、高野豆腐のすりながし		つぶしがゆ、かぼちゃのマッシュのそぼろあんかけ、豆腐のすまし汁		つぶしがゆ、じゃが芋と人参のマッシュ、白菜の煮流し、煮奴、味噌汁		きゅうり、しらす、にんじんのくず煮、白身魚の煮付け、きんぴら、味噌汁	
	後期	じゃこ入りおじや、大根と大豆と人参のやわらか煮、キャベツのおひたし、そうめん汁		軟飯、高野豆腐入り柳川風煮、ブロッコリーと新たまねぎのおかか和え、味噌汁		軟飯、かぼちゃのそぼろあんかけ、白和え、すまし汁		軟飯、白菜の煮浸し、がんもどきの煮物、じゃが芋の味噌汁		軟飯、白身魚の煮付け、はりはり漬け、きんぴら、味噌汁	
アレルギー対応食		5月2日　大豆アレルギー　やわらか煮　大豆⇒鶏ミンチに						5月31日　青魚アレルギー　鰯のかば焼き　鰯⇒白身魚(かれいのムニエル)			

資料）きのみ保育園，2002 年 5 月。

表7-9　実施献立表（3〜5歳児　献立と離乳食への展開）

種が連携し，離乳食の移行や，アレルギー，障害等による個別対応の指示内容の確実な伝達，安全・確実な食事の提供が行えるようにする。

　　乳汁栄養　　乳児の発育状況をモニタリングし，アレルギーや乳糖不耐症，一度に少量しか飲めない，嚥下が困難等の乳児は，医師の指示に従い，個別に適したミルク等の提供を行う。

　　離 乳 食　　乳児それぞれの摂食機能の発達（咀しゃくや嚥下等の状態）に合わせた調理形態（軟らかさ，大きさ，水分量等）に調整する。食事はゆったりとした雰囲気の中で無理強いせず，食事がおいしく，楽しいと思えるように進める。介助者が子どもの傍らに寄り添い，それぞれの子どもの食事に対応できるよう工夫する。

　　離乳期終了後は，「いただきます」「ごちそうさま」等のあいさつや，楽しく味わって食

事ができるよう環境を整える。家庭的な雰囲気作りに配慮し，食材を見せたり，保育の中で食に関連することを取り入れるなど，常に食育を意識して保育実践する。

3）児童養護施設の食事

複雑な問題を抱えている子どもたちにとって，子どもの状況に合わせた適正な食事の提供は，子どもたちの健やかな発育・発達のためだけではなく，生活リズムを整え，皆でおいしく，楽しく食事をする経験が心身の発達を促し，よい人間関係の構築にもつながる。施設の生活が安全で安心できる場であることが重要である。

栄養管理　　子どもの食事の様子や残食調査などを実施し，食事の提供が適切に行われているか，子どもの発育が適切であるかなどについて，必ず成長曲線や体格指数等で確認する。

食事の配膳をグループ毎に行うなど小人数化すると，個々の嗜好や体調などを考慮した盛り付けができ，個別に対応できる。また，食事の適量を判断できることは，生涯にわたる健康管理に欠かせないことから，実際の摂取量を自らが把握できるようにして，子ども本人に対して自分の食事の適量を学ばせることが大切である。

厨房以外での調理に関わる衛生管理の留意点　　厨房以外で調理に関わる機会も増えてくるが，衛生面への十分な配慮が必要である。保育士や児童指導員などの衛生管理に対する意識を向上させるとともに，食中毒予防の考え方については，職員はもとより，子どもにも基本を徹底することが求められる。

多職種の連携　　児童養護施設においては，職種による業務の分業化が課題とされている。入所する子どもを全職員が養育するという観点を持ち，専門性を活かした子どもへの関わりを行う。

近年，基本的な生活習慣が確立されないまま入所してくる例が増えていることから，食事場面等で得た子どもの様子や情報を担当職員と共有し，多職種が連携をして，子どもの社会的自立に向け，栄養・食生活支援を行う。すなわち，将来，独立家庭を築いた時のモデルとなることを意識し，毎日の生活を通して食事のマナーや食文化，さらには調理や栄養面の知識などを子どもに伝え，子どもが生涯にわたり豊かな食生活を営み，心身共に健康な生活が送れる支援を行う。

4）障害児施設

第8章3節(p.196 〜)を参照のこと。

第8章 特別な配慮を要する子どもの食と栄養

1. 疾病及び体調不良の子どもへの対応

1. 体調不良の子どもへの対応

1）下　痢

　下痢は通常の便よりも水分を多く含んだ状態で，便が水溶性あるいは泥状となり排便回数も増える。原因はウイルス感染（ロタウイルス，ノロウイルスなど）であることが多い。

　食事・栄養面の対応で最も重要なことは脱水症の予防であり，水分（湯冷ましや乳幼児用イオン飲料）の補給に十分留意する。

　食事について，母乳栄養中の時はそのまま続ける。人工栄養中の場合，一般的な下痢の時は薄めずそのまま続け経過を見てよい。下痢が長く続く時は医師から乳糖除去ミルクへの変更を指示されることもある。離乳期は，食欲がなければ一旦休止してもよいが，欲しがれば消化のよい物を与える。なお，糖分の多い物は避ける。幼児には消化のよい物（表8-1）を食欲に応じて与える。

	消化のよい食品	消化の悪い食品
穀　類	白パンのトースト，かゆ，うどん	赤飯，すし，ラーメン
魚　類	脂肪の少ない魚：たい，かれい，ひらめ，あじ，とびうお，すずき	脂肪の多い魚：いわし，まぐろ，さんま，さば，うなぎ
肉　類	脂肪の少ない肉：ヒレ肉，鶏肉，子牛肉	脂肪の多い肉：豚肉，魚肉ハム，ベーコン，ソーセージ
豆　類	豆腐（みそ汁），高野豆腐，きな粉，煮てうらごしにした豆類	あずき，だいずなどの固い豆
卵　類	鶏卵，うずら卵	油であげた卵，すじこ
油脂類	良質バター，植物油	ラード
野菜類	軟らかく煮た野菜：にんじん，かぶ，だいこん，ほうれんそう，カリフラワー，キャベツ 野菜スープ：にんじん，キャベツ，はくさい	繊維の多い野菜：たけのこ，ごぼう，れんこん，ふき 強い香りを持つ野菜：うど，せり，にら，セロリ
その他		海藻類，漬物，塩辛，干物
果　物	バナナ，りんご（すりおろし），白桃，果物の缶詰め	みかん，なし，いちご，レーズン，干し果物
飲み物	牛乳，うすい紅茶，麦茶，イオン飲料	コーラ，サイダー，コーヒー
菓子類	カスタードプリン，ぼうろ，アイスクリーム，ウエハース，カステラ	ドーナツ，かりんとう，ケーキ，辛いせんべい

資料）小林昭夫：小児科臨床，Vol.157，2004，2555-60．より作成。

表8-1　消化のよい食品，悪い食品

2）便　　秘

「便秘」とは，一般的には「便が滞った，または便がでにくい状態」と定義される。「便秘症」とは，治療を必要とする場合である。

消化管の異常(巨大結腸症〈ヒルシュスプルング病〉)や神経・筋疾患など，便秘を起こす器質的な疾患がない場合は，食事性(母乳不足など)，習慣性(朝食後排便の時間的余裕がない場合など)，心因性(トイレットトレーニングの失敗など)により起こることがある。

食事面での対応については次のとおりである。

乳児期(授乳期)　　哺乳回数・量，体重増加の状況を調べる。母乳栄養中の時，哺乳量が不十分で体重増加不良であれば混合栄養を考慮する。人工栄養中の時，希釈が正しいか，その子にとっての必要量を与えているかを確認する。

離 乳 期　　体重増加がよければ柑橘類の果汁，プラム製品，ヨーグルトなどを与える。

幼 児 期　　食物繊維の多い食品を多く与える。水分の不足に留意する。

学童・思春期　　朝食を欠かさない。食物繊維の多い食品を取る。無理な(不要な)ダイエットをしない。

2．疾病などがある子どもへの対応

1）肥　　満

小児肥満症の診断基準(2017年)によると，「肥満」とは，肥満度が＋20％以上，かつ体脂肪率が有意に増加した状態(男児：年齢を問わず25％以上，女児：11歳未満は30％以上，11歳以上は35％以上)をいい，「肥満症」とは，肥満に起因ないし関連する健康障害(医学的異常)を合併するか，その合併が予測される場合で，医学的に肥満を軽減する治療を必要がある状態をいう。

小児の肥満が健康に及ぼす影響には，代謝異常(耐糖能異常，脂質代謝異常，高尿酸血症)，高血圧，心肺機能の低下(睡眠時無呼吸症候群・肥満低換気症候群)，脂肪肝，整形

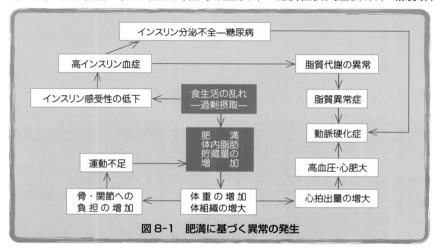

図8-1　肥満に基づく異常の発生

①があり，②〜④のうち2項目を有する場合にメタボリックシンドロームと診断する		
① 腹囲		80cm 以上[注1]
② 血清脂質	中性脂肪 かつ/または HDL コレステロール	120mg/dL 以上[注2]
		40mg/dL 未満
③ 血圧	収縮期血圧 かつ/または 拡張期血圧	125mmHg 以上
		70 mmHg 以上
④ 空腹時血糖		100mg/dL 以上[注2]

注1）：腹囲/身長が0.5以上であれば項目①に該当するとする。小学生では腹囲75cm以上で項目①に該当するとする。
注2）：採血が食後2時間以降である場合は中性脂肪150mg/dL以上，血糖100mg/dL以上を基準としてスクリーニングを行う（この食後基準値を超えている場合には空腹時採血により確定する）。
資料）厚生労働省研究事業最終報告，2010年度改訂版．より作成．

表8-2　日本人小児のメタボリックシンドローム診断基準（6〜15歳）

外科的異常（大腿骨頭すべり症），皮膚の異常（黒色表皮症，皮膚線状など），運動能力の低下，心理的影響（自尊感情の低下など）などがある。

　幼児期以降の肥満は成人肥満に移行しやすいが，肥満が存在すると糖尿病，高脂血症（脂質異常症），高血圧を伴いやすく，動脈硬化が進行し，心筋梗塞や脳梗塞が起こりやすくなる（図8-1）ことから，幼児期からの肥満予防が大きな課題となっている。

　メタボリックシンドロームとは，内臓肥満を背景に，血圧，血糖，血中脂質の高値のうち2つが重なる状態をいい，2007（平成19）年に日本人小児の診断基準も示されている（表8-2）。40〜74歳男性の29.8％，女性の9.5％に見られ，その予防が重要となっているが，ポイントは，子どもの頃から適正な生活習慣を確立し，肥満を予防することにある。

　子どもに肥満が発生する要因として，エネルギーの過剰摂取，運動不足，夜型生活習慣の低年齢化（睡眠不足，夜食など），朝食の欠食，心理的要因（きょうだいの誕生，母親の

乳児期 (0〜2歳)	ミルクを減らしたり，離乳を遅らせたりの配慮は不要。遺伝的に消費エネルギー低下があるので，身体活動を上げる。		
幼児期 (3〜5歳)	肥満傾向児 （肥満度15％以上）	軽度肥満 （20〜39％）	高度肥満 （40％以上）
	幼児期の間，肥満度を20％までに抑えるように指導。これには母子健康手帳の身長体重曲線を活用する。	食事指導や運動について個人的なアドバイスが必要。おやつの注意，屋外運動の奨励など，「食事指導」を実施する。	ただちに小児肥満治療専門機関へ紹介。
学童期 (6〜11歳)	軽度肥満 （肥満度20〜29％）	中等度肥満 （30〜49％）	高度肥満 （50％以上）
	個別指導ではなく集団で「健康教育」を実施。栄養，運動，休養の大切さを教育。軽度肥満の維持（肥満度を上げないように注意）。	肥満度を30％未満に落すように個別指導が必要。学校での指導が無効の場合は小児科肥満児外来へ紹介。	小児科肥満児外来へ紹介。小児科外来治療が無効で，家庭での対応が困難な場合は，特別支援学校併設の小児科への入院も考慮。
思春期 (12歳〜)	不健康な日常生活の是正（非常な困難を伴う）。すでに臨床検査の異常を示す場合が多いので，これを治療に利用。		

資料）日本肥満学会編：小児の肥満症マニュアル，2004（一部改変）．

表8-3　小児肥満指導の基本方針

就労，転居・転校，両親の不和・離婚，受験などのストレス）などがある。

　小児肥満指導の基本方針は表8-3のとおり（肥満度については第3章51ページ参照）。

　乳児肥満　　乳児期の肥満は，歩き始めると急速に改善することが一般的である。過食より，遺伝的に消費エネルギー低下があると考えられており，積極的に運動を奨励する。

　幼児肥満　　学童肥満から見ると，幼児期から肥満である例が大半であり，幼児からの対策が重要となる。家族の認識が高まり，太りやすい食事を避け，おやつの与え方に注意するだけで効果が見られることが多い。

　学童肥満　　入学後，学年を経るに従い肥満児の出現頻度は増加する。大半は軽度肥満で，中学生になると身長の急速な伸びによって肥満が解消される場合が多い。学校では，給食を教材とした栄養教育，クラブ活動による消費エネルギーの増加などを考慮する。

　思春期肥満　　不健康な日常生活習慣の是正が必要であるが，非常な困難を伴う。

2）糖尿病

　糖尿病は，膵臓のβ細胞から分泌されるインスリンの絶対的，または相対的不足により，慢性的に血糖値が高い状態をいい，多飲多尿，体重減少などが起こる。進行に伴い，腎症，網膜症，末梢神経障害などが合併する。糖尿病は1型（何らかの原因によってβ細胞が破壊されることによるインスリンの絶対的不足。インスリン注射が必須となる）と2型（インスリン分泌が低下していたり，細胞などのインスリン感受性が低下することによるインスリンの相対的不足）に分類される。子どもでは一般的に肥満を伴わない1型が多いとされてきたが，近年，一般的に肥満を伴う2型も多く見られる。

　1型で肥満を伴わない場合は，摂取エネルギーの制限は行わず適切な発育を確保，バランスのよい食事摂取を心がける。1型では，運動や食事によって血糖値が変化しやすいので，低血糖・高血糖どちらにも注意が必要である。

　2型の食事管理については，表8-4に示す「エネルギーの調整」について，非肥満の場合は推定エネルギー必要量の摂取が必要であるが，軽度肥満の場合は必要量の95％程度，

① 食事療法の基本概念：食事療法は，2型糖尿病の治療の中心である。その目的は，血糖コントロールの改善と正常な心身の発育である。食事療法は，患者ごとの栄養状態や食生活をはじめとする生活習慣，治療目的を勘案し，長期間継続できるような内容にすべきである。

② エネルギーの調整：エネルギーの制限ではなく，年齢，性別，体格，活動量を勘案し，正常な成長・発達に十分なエネルギーを摂取する。

③ 栄養素の配分：指示エネルギー量の50〜60％を炭水化物から，20〜30％を脂質から摂取し，たんぱく質は，年齢，性別，体格に応じて20〜60g摂取する。清涼飲料水の多飲は控えるようにする。食物繊維を多く含む食品の摂取を推奨する。

④ 食事指導：適切な食品を選び，食事量および内容，間食のコントロールができるように指導し，この習慣を一生続けられるように支援する。

資料）日本糖尿病学会・日本小児内分泌学会編集：小児・思春期糖尿病管理の手びき　改訂第3版，南江堂，2011．より作成。

表8-4　小児2型糖尿病の食事管理

中等度以上の肥満の場合は90％程度に調整することを基本とする。

3）鉄欠乏性貧血

　貧血の中で最も一般的なタイプは鉄欠乏性貧血である。体が発育して鉄の需要が増した場合に，食事により，それだけの鉄の供給がなされなければ鉄欠乏性貧血が発生することになる。乳児期は発育速度が著しいが，母乳中には鉄が少ないので，生後5，6か月頃には生理的に貧血傾向になる。その後，離乳食の導入によって鉄が補給され，問題は解決される。思春期も同様に急激な発育により鉄の需要が増し，特に女子では月経の開始により鉄の喪失が加わることから，食事からの鉄の摂取量が少ないと鉄欠乏性貧血となる。したがって，この時期の貧血に対する認識は重要であるが，最近の若い女性のやせ願望などによる不適切な食生活により思春期の鉄欠乏性貧血が増加していることが指摘されている。東京都予防医学協会の2020（令和2）年度の調査結果によると，女子では要受診者が12歳2.50％，15歳9.66％認められており，男子各0.26，1.01％と比較すると女子に圧倒的に多くなっている。貧血の症状は，易疲労性，頭痛，動悸，息切れなどであるが，特に鉄欠乏性貧血では異食症（氷を好むことが多い）も見られる。鉄欠乏性貧血と診断されれば，鉄剤による治療が必要となるが，食事からの鉄の補給も重要となる。

4）先天性代謝異常症

　遺伝子の異常により先天的に代謝酵素に障害があると，特定の物質が蓄積したり，必要な物質が産生されず欠乏することになり，精神・運動発達障害などが発生する。このような疾患を先天性代謝異常症といい，アミノ酸代謝異常症，糖質代謝異常症，脂質代謝異常症など，およそ500種類が知られている。これらのうち，フェニルケトン尿症，ガラクトース血症，メープルシロップ尿症，ホモシスチン尿症などは，新生児マス・スクリーニングにより早期に発見され，特殊ミルクによる食事療法など早期治療が可能となっている。

　フェニルケトン尿症　　アミノ酸の一種であるフェニルアラニンは代謝されチロシンになるが，この代謝に必要な酵素（フェニルアラニン水酸化酵素）の異常によりフェニルアラニンが体内（脳など）に蓄積，無治療期間が長くなると，知能障害，けいれん等の症状がでる。乳児期の治療はフェニルアラニンを調整した特殊ミルクを与える。フェニルアラニンは発育に必要なので，普通ミルクと併用し血液中の量を調整する必要がある。

　ガラクトース血症　　ガラクトースが体内で代謝される際に必要な酵素の欠損等（ガラクトース-1-リン酸ウリジリルトランスフェラーゼ欠損など）によりガラクトースが体内に蓄積し，肝臓腫大，白内障などを呈する。乳糖はブドウ糖とガラクトースが結合したものであることから，ガラクトースは母乳・人工乳や乳製品等に含まれている。治療として，無乳糖特殊ミルクを与え，離乳期以後は乳糖を含む食品の摂取を禁止する。

　乳糖不耐症　　乳糖分解酵素（ラクターゼ）が欠損しているため，乳糖が消化されないことから，生後まもなく哺乳後の水様性下痢を来す。他の原因の下痢により一過性に乳糖不耐の状況（二次性乳糖不耐症）になることもある。治療として，乳糖不耐症治療乳を与える。

2. 食物アレルギーがある子どもへの対応

1. 食物アレルギーとは

食物によって引き起こされる抗原特異的な免疫学的な機序を介して生体にとって不利益な症状（皮膚，粘膜，消化器，呼吸器，アナフィラキシーなど）が惹起される現象をいう。

食物アレルギーがある子どもの割合は4.0％であり，年齢別では，0歳6.4％，1歳7.1％，2歳5.1％，3歳3.6％，4歳2.8％，5歳2.3％，6歳0.8％である（厚生労働省，2016）。

食物アレルギーにより引き起こされる症状を表8-5に示す。最も多い症状は皮膚・粘膜症状である。複数の臓器に症状が急激に出現した状態をアナフィラキシーと呼ぶ。その中でも，血圧が低下し意識レベルの低下や意識障害を伴う場合を，特に"アナフィラキシーショック"と呼び，直ちに対応しないと生命にかかわる重篤な状態である。食物アレルギーが発生した時約10％がアナフィラキシーショックにまで進んでおり，発生時の保育所などでの対応に十分な注意が必要である。近年，症状が口腔粘膜のみに見られる「口腔アレルギー症候群」や，原因食物を摂取した後に運動すると症状が現れる「食物依存性運動誘発性アナフィラキシー」が注目されている。

乳児から幼児早期の主な原因食物は鶏卵，乳製品，小麦であるが，その後，加齢とともに80〜90％が症状を呈さなくなる（耐性の獲得）。中には，乳幼児期にアレルギーの原因と診断された食物は生涯除去しなくてはならないと誤解している例もあるので留意が必要となる。

皮 膚	紅斑，じんましん，血管性浮腫，掻痒，灼熱感，湿疹
粘 膜	結膜充血・浮腫，掻痒感，流涙，眼瞼浮腫，鼻汁，鼻閉，くしゃみ，口腔・咽頭・口唇・舌の違和感・腫脹
呼吸器	喉頭違和感・掻痒感・絞扼感，嗄声，嚥下困難，咳嗽，喘鳴，陥没呼吸，胸部圧迫感，呼吸困難，チアノーゼ
消化器	悪心，嘔吐，腹痛，下痢，血便
神 経	頭痛，活気の低下，不穏，意識障害，失禁
循環器	血圧低下，頻脈，徐脈，不整脈，四肢冷感，蒼白（末梢循環不全）

資料）日本小児アレルギー学会：食物アレルギー診療ガイドライン2021. より作成。

表8-5 食物アレルギーの症状

	特定原材料等の名称
義務（8品目）	卵，牛乳，小麦，くるみ*，落花生，えび，そば，かに
推奨（20品目）	いくら，カシューナッツ，大豆，キウイフルーツ，バナナ，ごま，もも，やまいも，アーモンド，さけ，いか，りんご，さば，オレンジ，あわび，牛肉，鶏肉，ゼラチン，豚肉，まつたけ

注）名称は，平成30年度全国実態調査における発症数の多い順に記載。＊くるみは令和5年特定原材料に指定。2年間の経過措置が規定されている。

表8-6 アレルギー物質を含む食品に関する表示（消費者庁）

学童から成人で新規発症してくる場合の原因食物は甲殻類，小麦，果物，魚類，そば，落花生（ピーナッツ）が多く，耐性の獲得の可能性は乳児期発症に比べて低い。消費者庁は，食物アレルギーの発症を予防するため，アレルギー物質を含む食品に関して表示を求めており，必ず表示しなければならない（義務）8品目と表示を推奨する20品目を指定している（表8-6）。

その他，妊娠中・授乳中にアレルギー性疾患発症予防のために食物制限を行うことは十分な根拠がないために通常勧められていない。

一方，食物アレルギーの発症リスクに影響する因子の一つとして特定の食物の摂取開始時期の遅れが指摘されており，「授乳・離乳の支援ガイド（2019年改定版）」で卵黄について生後5〜6か月頃に試してみることとされた。なお，食物アレルギーの診断がされている子どもについては，必要な栄養素等を過不足なく摂取できるよう，具体的な離乳食の提案が必要である。

2. 食物アレルギーとアトピー性皮膚炎の関係

1）食物アレルギーとアトピー性皮膚炎の関係

アトピー性皮膚炎がある乳幼児を持つ保護者が「アトピー性皮膚炎だから食物アレルギーである」と自己判断し食物除去をすると，成長障害などが発生するおそれがあるので，疑われるが診断を受けていない場合は小児科医などに相談することを勧める必要がある。

食物アレルギーがある乳児の多くはアトピー性皮膚炎を合併している。一方，アトピー性皮膚炎がある乳児における食物アレルギーの合併は30%〜60%といわれており，アトピー性皮膚炎の原因・増悪因子が全て食物アレルギーではない。現在，アトピー性皮膚炎と食物アレルギーは別の疾患であると整理されており，治療はまずアトピー性皮膚炎に対してスキンケア（外用薬，環境調整を含む）中心で行い，治りにくい・治らない時に食物アレルギーへの対応も進めることとされている。

2）経皮感作と経口感作

食物に対する特異的IgE抗体が作られることを「感作」という。感作された状態で原因食物を摂取すると食物アレルギーの症状が出現することがある。従前，感作は消化吸収の未熟さなどで起こるという「経口感作」が想定されていたが，近年，アトピー性皮膚炎のような炎症のある皮膚から環境中の食物が侵入することによる「経皮感作」が中心であると考えられるようになっている。すなわち，アトピー性皮膚炎があると食物アレルギーが起こりやすいということになる。

3. 食物アレルギーがある子どもへの保育所などでの対応

食物アレルギーの対応の原則は，「正しい診断に基づいた必要最小限の原因食物の除去」であり，除去する食品の種類や除去の程度と方法，期間については個別対応になる。このため保育所などでは，食物アレルギーがある児を受け入れる際，『保育所におけるアレルギー対応ガイドライン』（厚生労働省，2019年改訂版）で示されているとおり，主治医が記載する「生活管理指導表」（表8-7）の提出（診断時＋年1回の更新）を保護者に求めるなど，医師の指示に基づいて保護者と十分に情報を交換し，給食などに的確に対応する必要がある。また，保護者の困りごと・不安などにも適切に対応することが求められる。

1）食物アレルギーがある児を受け入れる際の対応

入所時の確認　保護者に生活管理指導表を配布し，主治医による記載を依頼する。管理指導表に記載される内容は，食物アレルギー病型，アナフィラキシー病型，原因食物，緊急時に備えた処方薬，生活上の留意点（給食，食物・食材を扱う活動など），緊急時連絡先などである。なお，除去食が必要な場合は，主治医が別に「食物除去の指示書（診断書）」を提出することが一般的になっており，除去すべき原因食物（完全除去が指示される），症状が出現した場合の対処方法などが示される。

保護者との面談　生活管理指導表などに基づき，保護者と十分に情報を交換し，給食，症状が出現した場合の対処方法など，対応方針を確認する。

職員の共通理解の形成　誤食の予防や，症状が出現した時に的確に対応できるよう対応方針を全ての職員に周知する。

2）給食・間食提供時などの対応

献立の中に除去を指示された食物がある場合は，その食物を給食などから除くことになる（完全除去を基本とする）。その際，代替食品を取り入れるなどして必要な栄養が不足することがないことを心がける。なお，基本的に保育所で「初めて食べる」食物がないように保護者と連携する。

原因食物が多いなどの理由により代替食品を提供することができない場合は，保護者と話し合い，弁当の持参を選択することになる。

除去食を提供する場合，調理場での原因食物の混入（コンタミネーション），配食時の取り違えなど，誤食が発生しないよう十分注意する必要がある。また，乳幼児は隣の子の食物に手を出してしまうことがあるので，職員が隣に座り誤食を予防する。

子どもによっては，ごく少量の原因食物に触れるだけで症状が現れることがあり，保育活動で牛乳パックや小麦粘土などを使用する場合は十分な注意が必要となる。

年齢が上がってくると，本人・他児ともに対応の違いを認識するようになることから，年齢に応じて理解を促す配慮が必要となる。

3）症状発生時の対応の理解

誤食の予防に十分に注意していても，集団の場では誤食を完全に無くすことは困難であることから，職員が，あらかじめ症状発生時の対応方法を理解しておくことが重要となる。

症状などが発生した際の対応について図8-2に示す。まず，「緊急性が高い症状」の有無を判断，有れば直ちに対応を開始する。無いときは「保育所におけるアレルギー対応ガイドライン」で示されている「症状チェックシート」（図8-3）を参照し，その程度に基づいて対応を決定する。保護者が持参したエピペン®を保育所で一時的に預かる場合，緊急時の対応内容について保護者との面談時に十分に確認し合い文書（緊急時個別対応票）を作成する。なお，保育所において，保育所の職員が緊急やむを得ない措置として「エピペン®」を注射する行為は医師法違反にならない。ただし，使用した後は速やかに救急搬送し，医療機関を受診させる必要がある。

（参考様式）＊「保育所におけるアレルギー疾患対応ガイドライン」（2019 年改訂版）

保育所におけるアレルギー疾患生活管理指導表（食物アレルギー・アナフィラキシー・気管支ぜん息）

名前＿＿＿＿＿　男・女　＿＿年＿＿月＿＿日生（＿＿歳＿＿ヶ月）　＿＿＿組　　　　　　　　　　　　　　提出日　　　年　　月　　日

＊この生活管理指導表は、保育所の生活において特別な配慮や管理が必要となった子どもに関して、医師が作成するものです。

	病型・治療	保育所での生活上の留意点	記載日
食物アレルギー（あり・なし）	A．食物アレルギー病型 1．食物アレルギーの関与する乳児アトピー性皮膚炎 2．即時型 3．その他（新生児・乳児消化管アレルギー・口腔アレルギー症候群・食物依存性運動誘発アナフィラキシー・その他：　） B．アナフィラキシー病型 1．食物（原因：　） 2．その他（医薬品・食物依存性運動誘発アナフィラキシー・ラテックスアレルギー・昆虫・動物のフケや毛） C．原因食品・除去根拠 該当する食品の番号に○をし、かつ（　）内に除去根拠を記載 1．鶏卵（　） 2．牛乳・乳製品（　） 3．小麦（　） 4．ソバ（　） 5．ピーナッツ（　） 6．大豆（　） 7．ゴマ（　） 8．ナッツ類＊（すべて・クルミ・カシューナッツ・アーモンド・　） 9．甲殻類＊（すべて・エビ・カニ・　） 10．軟体類・貝類＊（すべて・イカ・タコ・ホタテ・アサリ・　） 11．魚卵＊（すべて・イクラ・タラコ・　） 12．魚類＊（すべて・サバ・サケ・　） 13．肉類＊（鶏肉・牛肉・豚肉・　） 14．果物類＊（キウイ・バナナ・　） 15．その他（　） ［＊は（　）の中の該当する項目に○をするか具体的に記載すること］ D．緊急時に備えた処方薬 1．内服薬（抗ヒスタミン薬、ステロイド薬） 2．アドレナリン自己注射薬「エピペン®」 3．その他（　）	A．給食・離乳食 1．管理不要 2．管理必要（管理内容については、病型・治療のC．欄及びD．欄を参照） B．アレルギー用調製粉乳 1．不要 2．必要　下記該当ミルクに○、又は（　）内に記入 　ミルフィー HP・ニューMA-1・MA-mi・ペプディエット・エレメンタルフォーミュラ 　その他（　） C．除去食品においてより厳しい除去が必要なもの 病型・治療のC．欄で除去の際に、より厳しい除去が必要となるもののみに○をする ＊本欄に○がついた場合、該当する食品を使用した料理については、給食対応が困難となる場合があります。 1．鶏卵：卵殻カルシウム 2．牛乳・乳製品：乳糖 3．小麦：醤油・酢・麦茶 6．大豆：大豆油・醤油・味噌 7．ゴマ：ゴマ油 12．魚類：かつおだし・いりこだし 13．肉類：エキス D．食物・食材を扱う活動 1．管理不要 2．原因食材を教材とする活動の制限（　） 3．調理活動時の制限（　） 4．その他（　）	★保護者 電話： ★連絡医療機関 医療機関名： 電話： 記載日　　年　　月　　日 医師名 医療機関名 電話
		E．特記事項 （その他に特別な配慮や管理が必要な事項がある場合には、医師が保護者と相談のうえ記載。対応内容は保育所が保護者と相談のうえ決定）	

	病型・治療	保育所での生活上の留意点	記載日
気管支ぜん息（あり・なし）	A．症状のコントロール状態 1．良好 2．比較的良好 3．不良 B．長期管理薬 （短期追加治療薬を含む） 剤形： 1．ステロイド吸入薬 　投与量（日）： 2．ロイコトリエン受容体拮抗薬 3．DSCG吸入薬 4．ベータ刺激薬（内服・貼付薬） 5．その他（　） C．急性増悪（発作）治療薬 1．ベータ刺激薬吸入 2．ベータ刺激薬内服 3．その他（　） D．急性増悪（発作）時の対応 （自由記載）	A．寝具に関して 1．管理不要 2．防ダニシーツ等の使用 3．その他の管理が必要（　） B．動物との接触 1．管理不要 2．動物への反応が強いため不可 　動物名（　） 3．飼育活動等の制限（　） C．外遊び、運動に対する配慮 1．管理不要 2．管理必要（管理内容：　） D．特記事項 （その他に特別な配慮や管理が必要な事項がある場合には、医師が保護者と相談のうえ記載。対応内容は保育所が保護者と相談のうえ決定）	記載日　　年　　月　　日 医師名 医療機関名 電話

● 保育所における日常の取り組み及び緊急時の対応に活用するため、本表に記載された内容を保育所の職員及び消防機関・医療機関等と共有することに同意しますか。
　・同意する
　・同意しない
　　　　　　　　　　　　　　　　　　　　　　　保護者氏名

参考資料）厚生労働省：保育所におけるアレルギー対応ガイドライン，2019．より一部抜粋して作成．

表 8-7　保育所におけるアレルギー疾患生活管理指導表（食物アレルギー・アナフィラキシー・気管支ぜん息）

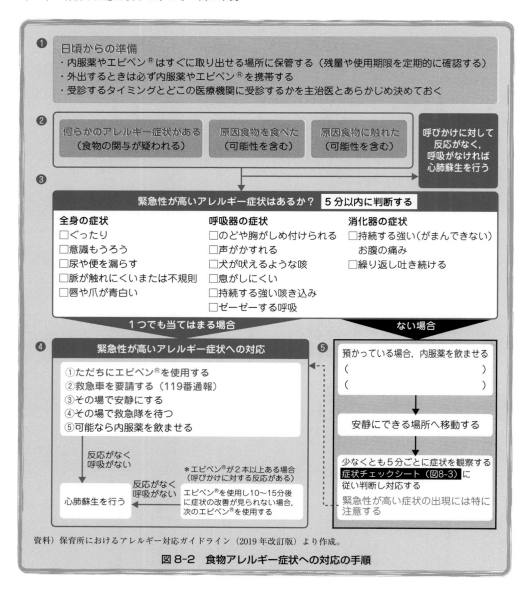

① 日頃からの準備
・内服薬やエピペン®はすぐに取り出せる場所に保管する（残量や使用期限を定期的に確認する）
・外出するときは必ず内服薬やエピペン®を携帯する
・受診するタイミングとどこの医療機関に受診するかを主治医とあらかじめ決めておく

②
| 何らかのアレルギー症状がある（食物の関与が疑われる） | 原因食物を食べた（可能性を含む） | 原因食物に触れた（可能性を含む） | 呼びかけに対して反応がなく，呼吸がなければ心肺蘇生を行う |

③

緊急性が高いアレルギー症状はあるか？　5分以内に判断する

全身の症状
□ぐったり
□意識もうろう
□尿や便を漏らす
□脈が触れにくいまたは不規則
□唇や爪が青白い

呼吸器の症状
□のどや胸がしめ付けられる
□声がかすれる
□犬が吠えるような咳
□息がしにくい
□持続する強い咳き込み
□ゼーゼーする呼吸

消化器の症状
□持続する強い（がまんできない）お腹の痛み
□繰り返し吐き続ける

1つでも当てはまる場合　　　　　　　　ない場合

④ **緊急性が高いアレルギー症状への対応**
①ただちにエピペン®を使用する
②救急車を要請する（119番通報）
③その場で安静にする
④その場で救急隊を待つ
⑤可能なら内服薬を飲ませる

反応がなく
呼吸がない

心肺蘇生を行う

反応がなく
呼吸がない

＊エピペン®が2本以上ある場合（呼びかけに対する反応がある）
エピペン®を使用し10〜15分後に症状の改善が見られない場合，次のエピペン®を使用する

⑤
預かっている場合，内服薬を飲ませる
（　　　　　　　　　　　）
（　　　　　　　　　　　）

安静にできる場所へ移動する

少なくとも5分ごとに症状を観察する
症状チェックシート（図8-3）に従い判断し対応する
緊急性が高い症状の出現には特に注意する

資料）保育所におけるアレルギー対応ガイドライン（2019年改訂版）より作成。

図 8-2　食物アレルギー症状への対応の手順

【症状チェックシート】

◆迷ったらエピペン®を使用する

◆症状は急激に変化する可能性がある

◆少なくとも5分ごとに症状を注意深く観察する

◆ □ の症状が1つでも当てはまる場合，エピペン®を使用する
（内服薬を飲んだ後にエピペン®を使用しても問題ない）

◆症状のチェックは緊急性が高い、左の欄から行う　　（ □ → □ → ■ ）

全身の症状	□ぐったり □意識もうろう □尿や便を漏らす □脈が触れにくいまたは不規則 □唇や爪が青白い		
呼吸器の症状	□のどや胸が締め付けられる □声がかすれる □犬が吠えるような咳 □息がしにくい □持続する強い咳き込み □ゼーゼーする呼吸	□数回の軽い咳	
消化器の症状	□持続する強い（がまんできない）お腹の痛み □繰り返し吐き続ける	□中程度のお腹の痛み □1～2回の嘔吐 □1～2回の下痢	□軽い（がまんできる）お腹の痛み □吐き気
目・口・鼻・顔の症状	上記の症状が1つでも当てはまる場合	□顔全体の腫れ □まぶたの腫れ	□目のかゆみ，充血 □口の中の違和感，唇の腫れ □くしゃみ，鼻水，鼻づまり
皮膚の症状		□強いかゆみ □全身に広がるじんま疹 □全身が真っ赤	□軽度のかゆみ □数個のじんま疹 □部分的な赤身
		1つでも当てはまる場合	1つでも当てはまる場合
	①ただちにエピペン®を使用 ②救急車を要請（119番） ③その場で安静を保つ ④その場で救急隊を待つ ⑤可能なら内服薬を飲ませる （　　　　　　　　） **ただちに救急車で医療機関へ搬送**	①内服薬を飲ませ，エピペン®を準備 （　　　　　　　　） ②速やかに医療機関を受診（救急車の要請も考慮） （　　　　　　　　） ③医療機関に到着するまで少なくとも5分ごとに症状の変化を観察。□の症状が1つでも当てはまる場合，エピペン®を使用。 **速やかに医療機関を受診**	①内服薬を飲ませる （　　　　　　　　） （　　　　　　　　） ②少なくとも1時間は，5分ごとに症状の変化を観察し，症状の改善がみられない場合は医療機関を受診 （　　　　　　　　） **安静にし注意深く経過観察**

資料）保育所におけるアレルギー対応ガイドライン（2019年改訂版）より作成。

図8-3　症状チェックシート

テーマ

食物アレルギーがある子どもへの対応を学習しよう

目 的

　本文中にも記述があるように，近年食物アレルギーがある子どもが増加傾向にある。東京都の調査では（3歳児対象，2014年実施），3歳までに食物アレルギーの症状を起こしたことのある子どもの割合は21.0％で，15年前の9.4％に比べて2倍以上になっている。こういった状況に対応するため，『保育所におけるアレルギー対応ガイドライン』（2019年4月厚生労働省）などを参考にして食物アレルギーの子どもにはどのような注意が必要か考えてみよう。

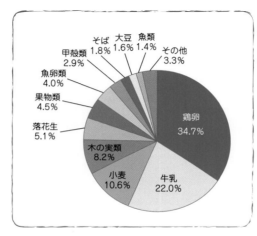

〔年齢別の主な原因食物〕

	0歳 n = 1530	1・2歳 n = 1364	3〜6歳 n = 1013	7〜17歳 n = 714	18歳以上 n = 230
No.1	鶏卵 55.3%	鶏卵 38.3%	牛乳 20.6%	鶏卵 16.4%	小麦 19.1%
No.2	牛乳 27.6%	牛乳 23.1%	鶏卵 18.9%	牛乳 15.7%	甲殻類 15.7%
No.3	小麦 12.2%	小麦 8.3%	木の実類 18.3%	木の実類 12.9%	魚類 10.0%
No.4	― ―	木の実類 7.9%	小麦 10.8%	果物類／落花生 10.5%	果物類 8.7%
No.5	― ―	魚卵 7.4%	落花生 10.7%		大豆 7.4%
小計	95.1%	85.0%	79.3%	66.0%	60.9%

調査対象）食物摂取後60分以内に何らかの症状が出現し，かつ医療機関を受診した患者。
参考資料）独立行政法人国立病院機構相模原病院：平成30年度食物アレルギーに関連する食品表示に
　　　　　関する調査研究事業報告書．2018．より作成。

　給食やおやつを提供する際，調理〜片付けにおける注意事項，委託業者に対する確認事項を考えてみよう。

① 調理前
② 調理中
③ 分配・配達・配膳時
④ 食事前から食事中
⑤ 片付け
⑥ 委託業者・食材納入業者に対する確認事項

課題Ⅱ

　保育所・幼稚園・学校において，食品を扱う活動を行うことがある。その際，微量のアレルゲン摂取でアナフィラキシーを発症する子どもに対しては，特に配慮が必要である。下記のような行事を行う時，注意すべき事柄を考えてみよう。

行事名	アレルゲンになる食品・注意すべき事柄	代替食品・代替行事
節分で豆まきを行う		
クリスマスの給食献立の中にケーキがある		
小麦粘土を使って創作活動をする		
牛乳パックを使って紙すき体験をする		
クッキング体験でクッキーを作る		

参考資料）•東京都健康福祉局：保育園・幼稚園・学校における食物アレルギー日常生活・緊急時対応ガイドブック，2014. より作成。

参考資料
厚生労働省：「保育所におけるアレルギー対応ガイドライン」，2019.

3.　障害がある子どもへの対応

1.　障害とは

『障害者基本法』では，「障害者」とは，「身体障害，知的障害，精神障害(発達障害を含む。)その他の心身の機能の障害(以下「障害」と総称する。)がある者であつて，障害及び社会的障壁により継続的に日常生活又は社会生活に相当な制限を受ける状態にあるものをいう。」とされ，「社会的障壁」とは，「障害がある者にとつて日常生活又は社会生活を営む上で障壁となるような社会における事物，制度，慣行，観念その他一切のものをいう。」と，定められている。

　障害を，身体機能や精神機能などの継続的な低下(機能的障害)に限らず，社会が作り出す社会的障壁によるものととらえ，すべての人が相互に人格と個性を尊重しあう共生社会の実現のため，社会的障壁を除去することが重要視されている。子どもにおいても，障害の有無にかかわらず，育ちにおける可能性を最大限に引き出すための配慮が求められる。

2.　食生活に配慮を必要とする主な障害

　障害のある子どもの中で，食生活について特に配慮が必要なのは，心身の発達の遅れなどが支障になって，食事に困難が伴う場合である。

1）脳性麻痺

概　　要　　中枢神経系の障害により，運動麻痺や不随意運動などの症状が現れる。筋肉が強く緊張する型，不随意運動を主症状とする型，これらの混合した型などがある。知的障害，言語障害などを伴う場合も多い。

生　　活　　運動機能障害や知的障害が重度であるほど，体の硬直や「ゆれ」，筋力が弱いなどのために，同じ姿勢を維持することが難しい。手指の機能障害の他，顔面筋や口，舌の不随意運動のために，食物の口への取り込み・咀しゃく・嚥下といった食べる機能全般に困難をきたす。

2）知的障害

概　　要　　先天性または後天性の様々な原因で脳の発達が阻害され，知的発達の遅れを主症状に運動，社会性などの発達にも遅れが生じる。その結果，日常生活の事柄の処理や社会生活への適応が著しく困難になる。脳性麻痺にも知的障害が見られることがあるが，ここでは運動機能障害を伴わない場合とした。

生　　活　　判断力や自律性が低く，働きかけが身に付くまでにかなりの時間がかかることが多い。行動に反復性や固執性が見られることもあり，コミュニケーションが取りに

くい。脳性麻痺のような筋の麻痺や不随意運動はないが，筋力が弱いために，吸う力が弱かったり口からの食物の取り込みや咀しゃくがうまくできなかったりする。

3）ダウン症候群

概　要　常染色体(21番目)の数の異常によって起こる発達障害で，頻度は出生1,000に対して1といわれる。特有な顔つきと知的障害が見られる。筋肉の緊張が低いために運動発達も遅れるほか，心臓の奇形や難聴が見られることもある。

生　活　知的障害は軽度なことが多い。口の中やほほの筋肉の低緊張と運動発達の遅れのために口が閉じにくく，舌が口から出やすい。そのため，食物を取り込む時に舌が出てきたり，口の中でうまく処理できず丸飲みしやすい。

4）自閉症（自閉的傾向）

概　要　自閉症の発症は3歳以前とされ，①人に対しての反応が全般的に欠如しており，対人関係がうまく築けない，②ジェスチャーや言葉が出ないなど，言語・非言語コミュニケーションの発達に障害がある，③行動や興味・関心が限定されており，反復的常同的である，といった3つの主症状が認められる。この3点全ての症状を満たしてはいないが，いくつかを持っている場合に「自閉的傾向」のような表現が用いられる。

生　活　視線が合わない，手をかざす・耳をふさぐなどの常同行動，特定な物への強い執着，変化することに対しての抵抗などが見られる。食生活においても強いこだわりのために，決まった食品しか食べないなど極端な偏食が見られることが多い。

3．食べる機能発達の遅れと対応

1）食べる機能発達の遅れの要因

知的障害や運動機能障害によってもたらされる発達の遅れや停滞は，食べる機能の発達（第3章表3-4・3-5，59・60ページ参照）を妨げるが，不適切な食事環境も深く関連しており，食物の固さ，大きさ，飲み込みやすさが食べる機能の発達段階に合っていなかったり，子どもの発達を無視した与え方なども発達を妨げる。脳性麻痺のように，神経・筋

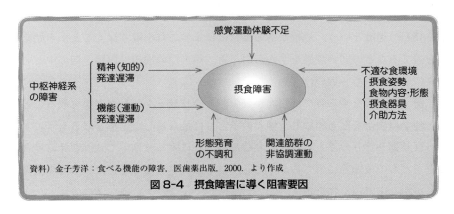

資料）金子芳洋：食べる機能の障害，医歯薬出版，2000．より作成

図8-4　摂食障害に導く阻害要因

肉・触覚などに異常があると，食物の口への取り込みが困難だったり，咀しゃくができなかったり，むせたり，舌で食べ物を押し出してしまうことが多い。また，障害があることで，口周辺や口の中での物に触れる体験が不足していることも，食べる機能の発達を阻害する要因となる（図8-4）。

2）個々の状態の把握と対応

一人一人の子どもについて，「食べる際にどのような問題があるのか」，「食べる機能の発達はどの段階なのか」を正しく評価し，その状態に応じて必要な指導・対応を行う。障害の把握や介助法については，医師，歯科医師，理学療法士，作業療法士など多職種の職員と協力する。また，食物の硬さ・大きさ・飲み込みやすさなど，食形態の段階的な変化の対応については栄養士との連携も必要である。

4．食生活における対応

1）食事と栄養の捉え方

食　事　障害がある，ないにかかわらず，発達過程にある子どもでは，「食べる」という行動を通して手や口・顎などの細かい運動機能が発達していく。障害のために食事をすることが困難な場合も，食事は，栄養を補うとともに，障害の影響を克服しながら食べる機能の発達を促す役割を担っている。食事の援助や指導に際しては，障害の内容や程度に合わせた対応が必要である。

栄　養　給与栄養目標量は，原則として『日本人の食事摂取基準』による。しかし，筋の緊張が強い場合，あるいは体格が相応の年齢よりもかなり小さい，運動量が少ない，肥満や「やせ」の場合など，個々の状態によって適切な栄養量は異なる。したがって，実際には食事摂取基準を目安に，体重・身長などの身体計測を定期的に行い，臨床検査値，食事の摂取状況などを日常的に確認して，栄養に過不足がないように調節する。

2）対応のポイントと留意点

過　敏　手，顔，口腔周辺に触られると嫌がって泣き出したり，触られた部分を中心に筋肉の硬直が起こったりして，強度の場合には体中にまで及ぶことがあり，このような状態を（触覚）過敏という。過敏がある場合にはまずこれを取り除くことから始める。手のひらを当てるなどの弱い刺激を手から肩，首，頬，口の周辺，口唇，口の中といったように徐々に過敏の中心へ近づけていく。

姿　勢　食事をする時には筋肉が緊張しないリラックスした姿勢を取ることが大切である。理学療法士などと相談し，個々の子どもに最も適した姿勢を取るようにする。頭が後ろへ反り返ったり，ぐらぐらしたりしないようにする。抱いて食べさせる場合は介助者の腕を子どもの後頭部に当てるようにし，椅子で食べさせる場合は，頭部の支えがあり足底がしっかり床につく物を選ぶ。

　食 形 態　　子どもの食べる能力に合わせた調理形態を選ぶ。口への取り込みがうまくできない場合や嚥下が不十分でむせてしまう場合などは，ドロドロ状の物から与えていく。ある程度咀しゃくができる場合は，能力に合った硬さや大きさの食物を与えるといったように，食べる機能の発達に合わせて食形態も変化させていくことが大切である。この時食べる機能発達の目安となるのが，離乳の進め方に示されている調理形態の変化である。

　誤　　嚥　　通常，飲み込んだ食べ物や液体は咽喉から食道に送られていくが，誤って気管に流れ込んでしまう状態を誤嚥という。誤嚥は呼吸困難や窒息の原因になったり，肺炎を起こすこともあるので，食べる機能の障害が重い場合は，食事を与える際は細心の注意が必要である。一般に，サラサラした液体ほど誤嚥されやすく，適度にとろみの付いた液体やまとまりのある食べ物のほうが誤嚥されにくい。また，上体の角度や頭の位置などの姿勢にも十分に配慮する。

　介 助 法　　障害がある子どもの食事介助の基本は，子どものできないことだけを援助することである。スプーンを口の中に押し込んで流し込むように与えていたり，どんどん詰め込んだり，上唇や歯に食べ物をこすりつけるような与え方は，唇や口の中の機能の発達を妨げ，食物も丸飲みしやすい。子どもの自発的に食べようとする動きを引き出すことが大切である。また，子どもがそのような動作を示すまで待つゆとりや，場合によっては唇を閉じる際の介助なども必要である。介助者が子どもの口へスプーンを入れるのではなく，スプーンを子どもの唇のところへいったん置いて，自分から食べ物を口へ取り込むようにし，食物が口に入ったら口唇が閉じるのを確認して，スプーンを水平にゆっくり引き抜く。そして，十分に咀しゃくしてから飲み込む練習を根気よく続けていく。

　食器・自助具　　常に介助が必要な場合は，先のとがっていない口の幅よりも小さめの平たいスプーンがよい。手が使える場合は，できるだけ自分で食べ物を口に運んで食事ができるようにする。自分でうまくすくって口まで運べない時には，状態に合ったスプーン・食器や自助具を使用して食事の自立を促すようにし，必要に応じて介助する。

参考資料
五十嵐隆（総編集）：小児科臨床ピクシス（18）下痢・便秘，中山書店，2010.
日本肥満学会：小児の肥満症マニュアル，医歯薬出版，2004.
厚生労働省：保育所におけるアレルギー対応ガイドライン，2019.
厚生労働省：授乳・離乳の支援ガイド，2019.
日本小児アレルギー学会：食物アレルギー診療ガイドライン2021，協和企画，2021.
アレルギー支援ネットワーク：新・食物アレルギーの基礎と対応，みらい，2018.

付　録

▤ 1 ▤ 授乳・離乳の支援ガイド〔抜粋〕

(2019年3月 「授乳・離乳の支援ガイド」改定に関する研究会)

Ⅱ-2 離乳の支援

1 離乳の支援に関する基本的考え方

　離乳とは，成長に伴い，母乳又は育児用ミルク等の乳汁だけでは不足してくるエネルギーや栄養素を補完するために，乳汁から幼児食に移行する過程をいい，その時に与えられる食事を離乳食という。

　この間に子どもの摂食機能は，乳汁を吸うことから，食物をかみつぶして飲み込むことへと発達する。摂取する食品の量や種類が徐々に増え，献立や調理の形態も変化していく。また摂食行動は次第に自立へと向かっていく。

　離乳については，子どもの食欲，摂食行動，成長・発達パターン等，子どもにはそれぞれ個性があるので，画一的な進め方にならないよう留意しなければならない。また，地域の食文化，家庭の食習慣等を考慮した無理のない離乳の進め方，離乳食の内容や量を，それぞれの子どもの状況にあわせて進めていくことが重要である。

　一方，多くの親にとっては，初めて離乳食を準備し，与え，子どもの反応をみながら進めることを体験する。子どもの個性によって一人ひとり，離乳食の進め方への反応も異なることから，離乳を進める過程で数々の不安や課題を抱えることも予想される。授乳期に続き，離乳期も母子・親子関係の関係づくりの上で重要な時期にある。そうした不安やトラブルに対し，適切な支援があれば，安心して離乳が実践でき，育児で大きな部分を占める食事を通しての子どもとの関わりにも自信がもてるようになってくる。

　離乳の支援にあたっては，子どもの健康を維持し，成長・発達を促すよう支援するとともに，授乳の支援と同様，健やかな母子，親子関係の形成を促し，育児に自信がもてるような支援を基本とする。特に，子どもの成長や発達状況，日々の子どもの様子をみながら進めること，無理させないことに配慮する。また，離乳期は食事や生活リズムが形づくられる時期でもあることから，生涯を通じた望ましい生活習慣の形成や生活習慣病予防の観点も踏まえて支援することが大切である。この時期から生活リズムを意識し，健康的な食習慣の基礎を培い，家族等と食卓を囲み，共に食事をとりながら食べる楽しさの体験を増やしていくことで，一人ひとりの子どもの「食べる力」を育むための支援が推進されることを基本とする。なお，離乳期は，両親や家族の食生活を見直す期間でもあるため，現状の食生活を踏まえて，適切な情報提供を行うことが必要である。

2 離乳の支援の方法

(1) 離乳の開始

　離乳の開始とは，なめらかにすりつぶした状態の食物を初めて与えた時をいう。開始時期の子どもの発達状況の目安としては，首のすわりがしっかりして寝返りができ，5秒以上座れる，スプーンなどを口に入れても舌で押し出すことが少なくなる(哺乳反射の減弱)，食べ物に興味を示すなどがあげられる。その時期は生後5～6か月頃が適当である。ただし，子どもの発育及び発達には個人差があるので，月齢はあくまでも目安であり，子どもの様子をよく観察しながら，親が子どもの「食べたがっているサイン」に気がつくように進められる支援が重要である。

　なお，離乳の開始前の子どもにとって，最適な栄養源は乳汁(母乳又は育児用ミルク)であり，離乳の開始前に果汁やイオン飲料を与えることの栄養学的な意義は認められていない。また，蜂蜜は，乳児ボツリヌス症を引き起こすリスクがあるため，1歳を過ぎるまでは与えない。

(2) 離乳の進行

　離乳の進行は，子どもの発育及び発達の状況に応じて食品の量や種類及び形態を調整しながら，食べる経験を通じて摂食機能を獲得し，成長していく過程である。食事を規則的に摂ることで生活リズムを整え，食べる意欲を育み，食べる楽しさを体験していくことを目標とする。食べる楽しみの経験としては，いろいろな食品の味や舌ざわりを楽しむ，手づかみにより自分で食べることを楽しむといったことだけでなく，家族等が食卓を囲み，共食を通じて食の楽しさやコミュニケーションを図る，思いやりの心を育むといった食育の観点も含めて進めていくことが重要である。

《離乳初期(生後5か月～6か月頃)》

　離乳食を飲み込むこと，その舌ざわりや味に慣れることが主目的である。離乳食は1日1回与える。母乳又は育児用ミルクは，授乳のリズムに沿って子どもの欲するままに与える。

　食べ方は，口唇を閉じて，捕食や嚥下ができるようになり，口に入ったものを舌で前から後ろへ送り込むことができる。

《離乳中期(生後7か月～8か月頃)》

生後7～8か月頃からは舌でつぶせる固さのものを与える。離乳食は1日2回にして生活リズムを確立していく。母乳又は育児用ミルクは離乳食の後に与え，このほかに授乳のリズムに沿って母乳は子どもの欲するままに，ミルクは1日に3回程度与える。

食べ方は，舌，顎の動きは前後から上下運動へ移行し，それに伴って口唇は左右対称に引かれるようになる。食べさせ方は，平らな離乳用のスプーンを下唇にのせ，上唇が閉じるのを待つ。

《離乳後期(生後9か月～11か月頃)》

歯ぐきでつぶせる固さのものを与える。離乳食は1日3回にし，食欲に応じて，離乳食の量を増やす。離乳食の後に母乳又は育児用ミルクを与える。このほかに，授乳のリズムに沿って母乳は子どもの欲するままに，育児用ミルクは1日2回程度与える。

食べ方は，舌で食べ物を歯ぐきの上に乗せられるようになるため，歯や歯ぐきで潰すことが出来るようになる。口唇は左右非対称の動きとなり，噛んでいる方向に依っていく動きがみられる。食べさせ方は，丸み(くぼみ)のある離乳用のスプーンを下唇にのせ，上唇が閉じるのを待つ。

手づかみ食べは，生後9か月頃から始まり，1歳過ぎの子どもの発育及び発達にとって，積極的にさせたい行動である。食べ物を触ったり，握ったりすることで，その固さや触感を体験し，食べ物への関心につながり，自らの意志で食べようとする行動につながる。子どもが手づかみ食べをすると，周りが汚れて片付けが大変，食事に時間がかかる等の理由から，手づかみ食べをさせたくないと考える親もいる。そのような場合，手づかみ食べが子どもの発育及び発達に必要である理由について情報提供することで，親が納得して子どもに手づかみ食べを働きかけることが大切である。

(3)　離乳の完了

離乳の完了とは，形のある食物をかみつぶすことができるようになり，エネルギーや栄養素の大部分が母乳又は育児用ミルク以外の食物から摂取できるようになった状態をいう。その時期は生後12か月から18か月頃である。食事は1日3回となり，その他に1日1～2回の補食を必要に応じて与える。母乳又は育児用ミルクは，子どもの離乳の進行及び完了の状況に応じて与える。なお，離乳の完了は，母乳又は育児用ミルクを飲んでいない状態を意味するものではない。

食べ方は，手づかみ食べで前歯で噛み取る練習をして，一口量を覚え，やがて食具を使うようになって，自分で食べる準備をしていく。

(4)　食品の種類と調理
ア　食品の種類と組合せ

与える食品は，離乳の進行に応じて，食品の種類及び量を増やしていく。

離乳の開始は，おかゆ(米)から始める。新しい食品を始める時には離乳食用のスプーンで1さじずつ与え，子どもの様子をみながら量を増やしていく。慣れてきたらじゃがいもや人参等の野菜，果物，さらに慣れたら豆腐や白身魚，固ゆでした卵黄など，種類を増やしていく。

離乳が進むにつれ，魚は白身魚から赤身魚，青皮魚へ，卵は卵黄から全卵へと進めていく。食べやすく調理した脂肪の少ない肉類，豆類，各種野菜，海藻と種類を増やしていく。脂肪の多い肉類は少し遅らせる。野菜類には緑黄色野菜も用いる。ヨーグルト，塩分や脂肪の少ないチーズも用いてよい。牛乳を飲用として与える場合は，鉄欠乏性貧血の予防の観点から，1歳を過ぎてからが望ましい。

離乳食に慣れ，1日2回食に進む頃には，穀類(主食)，野菜(副菜)・果物，たんぱく質性食品(主菜)を組み合わせた食事とする。また，家族の食事から調味する前のものを取り分けたり，薄味のものを適宜取り入れたりして，食品の種類や調理方法が多様となるような食事内容とする。

母乳育児の場合，生後6か月の時点で，ヘモグロビン濃度が低く，鉄欠乏を生じやすいとの報告がある。また，ビタミンD欠乏の指摘もあることから，母乳育児を行っている場合は，適切な時期に離乳を開始し，鉄やビタミンDの供給源となる食品を積極的に摂取するなど，進行を踏まえてそれらの食品を意識的に取り入れることが重要である。

フォローアップミルクは母乳代替食品ではなく，離乳が順調に進んでいる場合は，摂取する必要はない。離乳が順調に進まず鉄欠乏のリスクが高い場合や，適当な体重増加が見られない場合には，医師に相談した上で，必要に応じてフォローアップミルクを活用すること等を検討する。

イ　調理形態・調理方法

離乳の進行に応じて，食べやすく調理したものを与える。子どもは細菌への抵抗力が弱いので，調理を行う際には衛生面に十分に配慮する。

食品は，子どもが口の中で押しつぶせるように十分な固さになるよう加熱調理をする。初めは「つぶしがゆ」とし，慣れてきたら粗つぶし，つぶさないままへと進め，軟飯へと移行する。野菜類やたんぱく質性食品などは，始めはなめらかに調理し，次第に粗くしていく。離乳中期頃になると，つぶした食べ物をひとまとめにする動きを覚え始めるので，飲み込み易いようにとろみをつける工夫も必要になる。

調味について，離乳の開始時期は，調味料は必要ない。離乳の進行に応じて，食塩，砂糖など調味料を使用する場合は，それぞれの食品のもつ味を生かしながら，薄味でおいしく調理する。油脂類も少量の使用とする。

離乳食の作り方の提案に当たっては，その家庭の状況や調理する者の調理技術等に応じて，手軽に美味しく安価でできる具体的な提案が必要である。

⑸　食物アレルギーの予防について
　ア　食物アレルギーとは

食物アレルギーとは，特定の食物を摂取した後にアレルギー反応を介して皮膚・呼吸器・消化器あるいは全身性に生じる症状のことをいう。有病者は乳児期が最も多く，加齢とともに漸減する。食物アレルギーの発症リスクに影響する因子として，遺伝的素因，皮膚バリア機能の低下，秋冬生まれ，特定の食物の摂取開始時期の遅れが指摘されている。乳児から幼児早期の主要原因食物は，鶏卵，牛乳，小麦の割合が高く，そのほとんどが小学校入学前までに治ることが多い。

食物アレルギーによるアナフィラキシーが起こった場合，アレルギー反応により，じん麻疹などの皮膚症状，腹痛や嘔吐などの消化器症状，ゼーゼー，息苦しさなどの呼吸器症状が，複数同時にかつ急激に出現する。特にアナフィラキシーショックが起こった場合，血圧が低下し意識レベルの低下等がみられ，生命にかかわることがある。

　イ　食物アレルギーへの対応

食物アレルギーの発症を心配して，離乳の開始や特定の食物の摂取開始を遅らせても，食物アレルギーの予防効果があるという科学的根拠はないことから，生後5〜6か月頃から離乳を始めるように情報提供を行う。

離乳を進めるに当たり，食物アレルギーが疑われる症状がみられた場合，自己判断で対応せずに，必ず医師の診断に基づいて進めることが必要である。なお，食物アレルギーの診断がされている子どもについては，必要な栄養素等を過不足なく摂取できるよう，具体的な離乳食の提案が必要である。

子どもに湿疹がある場合や既に食物アレルギーの診断がされている場合，または離乳開始後に発症した場合は，基本的には原因食物以外の摂取を遅らせる必要はないが，自己判断で対応することで状態が悪化する可能性も想定されるため，必ず医師の指示に基づいて行うよう情報提供を行うこと。

【離乳の進め方の目安】

	離乳の開始　　　　　　　　　　　　　　　　　　　→　離乳の完了			
	以下に示す事項は，あくまでも目安であり，子どもの食欲や成長・発達の状況に応じて調整する。			
	離乳初期 生後5〜6か月頃	離乳中期 生後7〜8か月頃	離乳後期 生後9〜11か月頃	離乳完了期 生後12〜18か月頃
食べ方の目安	○子どもの様子をみながら1日1回1さじずつ始める。 ○母乳や育児用ミルクは飲みたいだけ与える。	○1日2回食で食事のリズムをつけていく。 ○いろいろな味や舌ざわりを楽しめるように食品の種類を増やしていく。	○食事リズムを大切に，1日3回食に進めていく。 ○共食を通じて食の楽しい体験を積み重ねる。	○1日3回の食事リズムを大切に，生活リズムを整える。 ○手づかみ食べにより，自分で食べる楽しみを増やす。
調理形態	なめらかにすりつぶした状態	舌でつぶせる固さ	歯ぐきでつぶせる固さ	歯ぐきで噛める固さ
1回当たりの目安量				
Ⅰ　穀類（g）	つぶしがゆから始める。	全がゆ 50〜80	全がゆ 90〜軟飯80	軟飯90〜 ご飯80
Ⅱ　野菜・ 　　果物（g）	すりつぶした野菜等も試してみる。	20〜30	30〜40	40〜50
Ⅲ　魚（g）	慣れてきたら，つぶした豆腐・白身魚・卵黄等を試してみる。	10〜15	15	15〜20
又は肉 　　（g）		10〜15	15	15〜20
又は豆腐 　　（g）		30〜40	45	50〜55
又は卵 　　（個）		卵黄1〜 全卵1/3	全卵1/2	全卵1/2〜 2/3
又は乳製 　　品（g）		50〜70	80	100
歯の萌出の目安		乳歯が生え始める。	1歳前後で前歯が8本生えそろう。 離乳完了期の後半頃に奥歯（第一乳臼歯）が生え始める。	
摂食機能の目安	口を閉じて取り込みや飲み込みが出来るようになる。	舌と上あごで潰していくことが出来るようになる。	歯ぐきで潰すことが出来るようになる。	歯を使うようになる。

＊衛生面に十分に配慮して食べやすく調理したものを与える

≡2≡　日本人の食事摂取基準（2020 年版）〔抜粋〕

（厚生労働省：「日本人の食事摂取基準」策定検討会報告書，2019 より）

エネルギーの食事摂取基準：推定エネルギー必要量（kcal ／日）

性　別	男　性			女　性		
身体活動レベル[1]	I	II	III	I	II	III
0 〜 5 （月）	—	550	—	—	500	—
6 〜 8 （月）	—	650	—	—	600	—
9 〜 11 （月）	—	700	—	—	650	—
1 〜 2 （歳）	—	950	—	—	900	—
3 〜 5 （歳）	—	1,300	—	—	1,250	—
6 〜 7 （歳）	1,350	1,550	1,750	1,250	1,450	1,650
8 〜 9 （歳）	1,600	1,850	2,100	1,500	1,700	1,900
10 〜 11 （歳）	1,950	2,250	2,500	1,850	2,100	2,350
12 〜 14 （歳）	2,300	2,600	2,900	2,150	2,400	2,700
15 〜 17 （歳）	2,500	2,800	3,150	2,050	2,300	2,550
18 〜 29 （歳）	2,300	2,650	3,050	1,700	2,000	2,300
30 〜 49 （歳）	2,300	2,700	3,050	1,750	2,050	2,350
50 〜 64 （歳）	2,200	2,600	2,950	1,650	1,950	2,250
65 〜 74 （歳）	2,050	2,400	2,750	1,550	1,850	2,100
75 以上 （歳）[2]	1,800	2,100	—	1,400	1,650	—
妊婦（付加量）[3] 初期				+50	+50	+50
中期				+250	+250	+250
後期				+450	+450	+450
授乳婦（付加量）				+350	+350	+350

1　身体活動レベルは，低い，ふつう，高いの三つのレベルとして，それぞれ I，II，III で示した。
2　レベル II は自立している者，レベル I は自宅にいてほとんど外出しない者に相当する。
　　レベル I は高齢者施設で自立に近い状態で過ごしている者にも適用できる値である。
3　妊婦個々の体格や妊娠中の体重増加量及び胎児の発育状況の評価を行うことが必要である。
注1：活用に当たっては，食事摂取状況のアセスメント，体重及び BMI の把握を行い，エネルギーの過不足は，体重の変化又は BMI を用いて評価すること。
注2：身体活動レベル I の場合，少ないエネルギー消費量に見合った少ないエネルギー摂取量を維持することになるため，健康の保持・増進の観点からは，身体活動量を増加させる必要がある。

身体活動レベル別にみた活動内容と活動時間の代表例

身体活動レベル[1]	低い（I）	ふつう（II）	高い（III）
	1.50 (1.40 〜 1.60)	1.75 (1.60 〜 1.90)	2.00 (1.90 〜 2.20)
日常生活の内容[2]	生活の大部分が座位で，静的な活動が中心の場合	座位中心の仕事だが，職場内での移動や立位での作業・接客等，通勤・買い物での歩行，家事，軽いスポーツ，のいずれかを含む場合	移動や立位の多い仕事への従事者，あるいは，スポーツ等余暇における活発な運動習慣を持っている場合
中程度の強度（3.0 〜 5.9 メッツ）の身体活動の1日当たりの合計時間（時間／日）[3]	1.65	2.06	2.53
仕事での1日当たりの合計歩行時間（時間／日）[3]	0.25	0.54	1.00

1　代表値。（　）内はおよその範囲。
2　Black, et al.[172]，Ishikawa-Takata, et al.[88] を参考に，身体活動レベル（PAL）に及ぼす仕事時間中の労作の影響が大きいことを考慮して作成。
3　Ishikawa-Takata, et al.[175] による。

エネルギー産生栄養素バランス（%エネルギー）

性　別	男　性 目標量[1, 2]				女　性 目標量[1, 2]			
年齢等	たんぱく質[3]	脂　質[4]		炭水化物[5, 6]	たんぱく質[3]	脂　質[4]		炭水化物[5, 6]
		脂　質	飽和脂肪酸			脂　質	飽和脂肪酸	
0 〜 11 （月）	—	—	—	—	—	—	—	—
1 〜 2 （歳）	13 〜 20	20 〜 30	—	50 〜 65	13 〜 20	20 〜 30	—	50 〜 65
3 〜 5 （歳）	13 〜 20	20 〜 30	10 以下	50 〜 65	13 〜 20	20 〜 30	10 以下	50 〜 65
6 〜 7 （歳）	13 〜 20	20 〜 30	10 以下	50 〜 65	13 〜 20	20 〜 30	10 以下	50 〜 65
8 〜 9 （歳）	13 〜 20	20 〜 30	10 以下	50 〜 65	13 〜 20	20 〜 30	10 以下	50 〜 65
10 〜 11 （歳）	13 〜 20	20 〜 30	10 以下	50 〜 65	13 〜 20	20 〜 30	10 以下	50 〜 65
12 〜 14 （歳）	13 〜 20	20 〜 30	10 以下	50 〜 65	13 〜 20	20 〜 30	10 以下	50 〜 65
15 〜 17 （歳）	13 〜 20	20 〜 30	8 以下	50 〜 65	13 〜 20	20 〜 30	8 以下	50 〜 65
18 〜 29 （歳）	13 〜 20	20 〜 30	7 以下	50 〜 65	13 〜 20	20 〜 30	7 以下	50 〜 65
30 〜 49 （歳）	13 〜 20	20 〜 30	7 以下	50 〜 65	13 〜 20	20 〜 30	7 以下	50 〜 65
50 〜 64 （歳）	14 〜 20	20 〜 30	7 以下	50 〜 65	14 〜 20	20 〜 30	7 以下	50 〜 65
65 〜 74 （歳）	15 〜 20	20 〜 30	7 以下	50 〜 65	15 〜 20	20 〜 30	7 以下	50 〜 65
75 以上 （歳）	15 〜 20	20 〜 30	7 以下	50 〜 65	15 〜 20	20 〜 30	7 以下	50 〜 65
妊婦 初期					13 〜 20			
中期					13 〜 20	20 〜 30	7 以下	50 〜 65
後期					15 〜 20			
授乳婦					15 〜 20			

1　必要なエネルギー量を確保した上でのバランスとすること。
2　範囲に関しては，おおむねの値を示したものであり，弾力的に運用すること。
3　65歳以上の高齢者について，フレイル予防を目的とした量を定めることは難しいが，身長・体重が参照体位に比べて小さい者や，特に 75 歳以上であって加齢に伴い身体活動量が大きく低下した者など，必要エネルギー摂取量が低い者では，下限が推奨量を下回る場合があり得る。この場合でも，下限は推奨量以上とすることが望ましい。
4　脂質については，その構成成分である飽和脂肪酸など，質への配慮を十分に行う必要がある。
5　アルコールを含む。ただし，アルコールの摂取を勧めるものではない。
6　食物繊維の目標量を十分に注意すること。

たんぱく質の食事摂取基準（推定平均必要量，推奨量，目安量：g/日，目標量：％エネルギー）

性　別	男　性				女　性			
年齢等	推定平均必要量	推奨量	目安量	目標量[1]	推定平均必要量	推奨量	目安量	目標量[1]
0〜5（月）	—	—	10	—	—	—	10	—
6〜8（月）	—	—	15	—	—	—	15	—
9〜11（月）	—	—	25	—	—	—	25	—
1〜2（歳）	15	20	—	13〜20	15	20	—	13〜20
3〜5（歳）	20	25	—	13〜20	20	25	—	13〜20
6〜7（歳）	25	30	—	13〜20	25	30	—	13〜20
8〜9（歳）	30	40	—	13〜20	30	40	—	13〜20
10〜11（歳）	40	45	—	13〜20	40	50	—	13〜20
12〜14（歳）	50	60	—	13〜20	45	55	—	13〜20
15〜17（歳）	50	65	—	13〜20	45	55	—	13〜20
18〜29（歳）	50	65	—	13〜20	40	50	—	13〜20
30〜49（歳）	50	65	—	13〜20	40	50	—	13〜20
50〜64（歳）	50	65	—	14〜20	40	50	—	14〜20
65〜74（歳）[2]	50	60	—	15〜20	40	50	—	15〜20
75以上（歳）[2]	50	60	—	15〜20	40	50	—	15〜20
妊婦（付加量）初期					+0	+0	—	—[3]
中期					+5	+5	—	—[3]
後期					+20	+25	—	—[4]
授乳婦（付加量）					+15	+20	—	—[4]

1　範囲に関しては，おおむねの値を示したものであり，弾力的に運用すること。
2　65歳以上の高齢者について，フレイル予防を目的とした量を定めることは難しいが，身長・体重が参照体位に比べて小さい者や，特に75歳以上であって加齢に伴い身体活動量が大きく低下した者など，必要エネルギー摂取量が低い者では，下限が推奨量を下回る場合があり得る。この場合でも，下限は推奨量以上とすることが望ましい。
3　妊婦（初期・中期）の目標量は，13〜20％エネルギーとした。
4　妊婦（後期）及び授乳婦の目標量は，15〜20％エネルギーとした。

脂質の食事摂取基準

性　別	脂質（％エネルギー）				飽和脂肪酸（％エネルギー）[2, 3]		n-6系脂肪酸（g/日）		n-3系脂肪酸（g/日）	
	男　性		女　性		男　性	女　性	男　性	女　性	男　性	女　性
年齢等	目安量	目標量[1]	目安量	目標量[1]	目標量	目標量	目安量	目安量	目安量	目安量
0〜5（月）	50	—	50	—	—	—	4	4	0.9	0.9
6〜11（月）	40	—	40	—	—	—	4	4	0.8	0.8
1〜2（歳）	—	20〜30	—	20〜30	—	—	4	4	0.7	0.8
3〜5（歳）	—	20〜30	—	20〜30	10以下	10以下	6	6	1.1	1.0
6〜7（歳）	—	20〜30	—	20〜30	10以下	10以下	8	7	1.5	1.3
8〜9（歳）	—	20〜30	—	20〜30	10以下	10以下	8	7	1.5	1.3
10〜11（歳）	—	20〜30	—	20〜30	10以下	10以下	10	8	1.6	1.6
12〜14（歳）	—	20〜30	—	20〜30	10以下	10以下	11	9	1.9	1.6
15〜17（歳）	—	20〜30	—	20〜30	8以下	8以下	13	9	2.1	1.6
18〜29（歳）	—	20〜30	—	20〜30	7以下	7以下	11	8	2.0	1.6
30〜49（歳）	—	20〜30	—	20〜30	7以下	7以下	10	8	2.0	1.6
50〜64（歳）	—	20〜30	—	20〜30	7以下	7以下	10	8	2.2	1.9
65〜74（歳）	—	20〜30	—	20〜30	7以下	7以下	9	8	2.2	2.0
75以上（歳）	—	20〜30	—	20〜30	7以下	7以下	8	7	2.1	1.8
妊　婦			—	20〜30		7以下		9		1.6
授乳婦			—	20〜30		7以下		10		1.8

1　範囲に関しては，おおむねの値を示したものである。
2　飽和脂肪酸と同じく，脂質異常症及び循環器疾患に関与する栄養素としてコレステロールがある。コレステロールに目標量は設定しないが，これは許容される摂取量に上限が存在しないことを保証するものではない。また，脂質異常症の重症化予防の目的からは，200mg/日未満に留めることが望ましい。
3　飽和脂肪酸と同じく，冠動脈疾患に関与する栄養素としてトランス脂肪酸がある。日本人の大多数は，トランス脂肪酸に関する世界保健機関（WHO）の目標（1％エネルギー未満）を下回っており，トランス脂肪酸の摂取による健康への影響は，飽和脂肪酸の摂取によるものと比べて小さいと考えられる。ただし，脂質に偏った食事をしている者では，留意する必要がある。トランス脂肪酸は人体にとって不可欠な栄養素ではなく，健康の保持・増進を図る上で積極的な摂取は勧められないことから，その摂取量は1％エネルギー未満に留めることが望ましく，1％エネルギー未満でもできるだけ低く留めることが望ましい。

炭水化物・食物繊維の食事摂取基準

性　別	炭水化物（％エネルギー） 男性	女性	食物繊維（g/日） 男性	女性
年齢等	目標量[1,2]	目標量[1,2]	目標量	目標量
0 〜 5 （月）	—	—	—	—
6 〜 11 （月）	—	—	—	—
1 〜 2 （歳）	50 〜 65	50 〜 65	—	—
3 〜 5 （歳）	50 〜 65	50 〜 65	8 以上	8 以上
6 〜 7 （歳）	50 〜 65	50 〜 65	10 以上	10 以上
8 〜 9 （歳）	50 〜 65	50 〜 65	11 以上	11 以上
10 〜 11 （歳）	50 〜 65	50 〜 65	13 以上	13 以上
12 〜 14 （歳）	50 〜 65	50 〜 65	17 以上	17 以上
15 〜 17 （歳）	50 〜 65	50 〜 65	19 以上	18 以上
18 〜 29 （歳）	50 〜 65	50 〜 65	21 以上	18 以上
30 〜 49 （歳）	50 〜 65	50 〜 65	21 以上	18 以上
50 〜 64 （歳）	50 〜 65	50 〜 65	21 以上	18 以上
65 〜 74 （歳）	50 〜 65	50 〜 65	20 以上	17 以上
75 以上 （歳）	50 〜 65	50 〜 65	20 以上	17 以上
妊　婦		50 〜 65		18 以上
授乳婦		50 〜 65		18 以上

1　範囲に関しては，おおむねの値を示したものである。
2　アルコールを含む。ただし，アルコールの摂取を勧めるものではない。

ビタミンAの食事摂取基準（μgRAE/日）[1]

性　別	男　性				女　性			
年齢等	推定平均必要量[2]	推奨量[2]	目安量[3]	耐容上限量[3]	推定平均必要量[2]	推奨量[2]	目安量[3]	耐容上限量[3]
0 〜 5 （月）	—	—	300	600	—	—	300	600
6 〜 11 （月）	—	—	400	600	—	—	400	600
1 〜 2 （歳）	300	400	—	600	250	350	—	600
3 〜 5 （歳）	350	450	—	700	350	500	—	850
6 〜 7 （歳）	300	400	—	950	300	400	—	1,200
8 〜 9 （歳）	350	500	—	1,200	350	500	—	1,500
10 〜 11 （歳）	450	600	—	1,500	400	600	—	1,900
12 〜 14 （歳）	550	800	—	2,100	500	700	—	2,500
15 〜 17 （歳）	650	900	—	2,500	500	650	—	2,800
18 〜 29 （歳）	600	850	—	2,700	450	650	—	2,700
30 〜 49 （歳）	650	900	—	2,700	500	700	—	2,700
50 〜 64 （歳）	650	900	—	2,700	500	700	—	2,700
65 〜 74 （歳）	600	850	—	2,700	500	700	—	2,700
75 以上 （歳）	550	800	—	2,700	450	650	—	2,700
妊婦（付加量）初期					+0	+0	—	—
中期					+0	+0	—	—
後期					+60	+80	—	—
授乳婦（付加量）					+300	+450	—	—

1　レチノール活性当量（μgRAE）＝レチノール（μg）＋β-カロテン（μg）× 1/12 ＋ α-カロテン（μg）× 1/24 ＋ β-クリプトキサンチン（μg）× 1/24 ＋ その他のプロビタミンAカロテノイド（μg）× 1/24
2　プロビタミンAカロテノイドを含む。
3　プロビタミンAカロテノイドを含まない。

ビタミンB₁の食事摂取基準（mg/日）[1,2]

性　別	男　性			女　性		
年齢等	推定平均必要量	推奨量	目安量	推定平均必要量	推奨量	目安量
0 〜 5 （月）	—	—	0.1	—	—	0.1
6 〜 11 （月）	—	—	0.2	—	—	0.2
1 〜 2 （歳）	0.4	0.5	—	0.4	0.5	—
3 〜 5 （歳）	0.6	0.7	—	0.6	0.7	—
6 〜 7 （歳）	0.7	0.8	—	0.7	0.8	—
8 〜 9 （歳）	0.8	1.0	—	0.8	0.9	—
10 〜 11 （歳）	1.0	1.2	—	0.9	1.1	—
12 〜 14 （歳）	1.2	1.4	—	1.1	1.3	—
15 〜 17 （歳）	1.3	1.5	—	1.0	1.2	—
18 〜 29 （歳）	1.2	1.4	—	0.9	1.1	—
30 〜 49 （歳）	1.2	1.4	—	0.9	1.1	—
50 〜 64 （歳）	1.1	1.3	—	0.9	1.1	—
65 〜 74 （歳）	1.1	1.3	—	0.9	1.1	—
75 以上 （歳）	1.0	1.2	—	0.8	0.9	—
妊　婦（付加量）				+0.2	+0.2	—
授乳婦（付加量）				+0.2	+0.2	—

1　チアミン塩化物塩酸塩（分子量＝337.3）の重量として示した。
2　身体活動レベルⅡの推定エネルギー必要量を用いて算定した。
特記事項：推定平均必要量は，ビタミンB1の欠乏症である脚気を予防するに足る最小必要量からではなく，尿中にビタミンB1の排泄量が増大し始める摂取量（体内飽和量）から算定。

ビタミンCの食事摂取基準 （mg/日）[1]

性　別	男　性			女　性		
年齢等	推定平均必要量	推奨量	目安量	推定平均必要量	推奨量	目安量
0～ 5 （月）	—	—	40	—	—	40
6～11 （月）	—	—	40	—	—	40
1～ 2 （歳）	35	40	—	35	40	—
3～ 5 （歳）	40	50	—	40	50	—
6～ 7 （歳）	50	60	—	50	60	—
8～ 9 （歳）	60	70	—	60	70	—
10～11 （歳）	70	85	—	70	85	—
12～14 （歳）	85	100	—	85	100	—
15～17 （歳）	85	100	—	85	100	—
18～29 （歳）	85	100	—	85	100	—
30～49 （歳）	85	100	—	85	100	—
50～64 （歳）	85	100	—	85	100	—
65～74 （歳）	80	100	—	80	100	—
75以上 （歳）	80	100	—	80	100	—
妊　婦 （付加量）				+10	+10	—
授乳婦 （付加量）				+40	+45	—

1　L-アスコルビン酸（分子量 =176.12）の重量で示した。
特記事項：推定平均必要量は，ビタミンCの欠乏症である壊血病を予防するに足る最小量からではなく，心臓血管系の疾病予防効果及び抗酸化作用の観点から算定。

ナトリウムの食事摂取基準 （mg/日，（　）は食塩相当量 ［g/日］）[1]

性　別	男　性			女　性		
年齢等	推定平均必要量	目安量	目標量	推定平均必要量	目安量	目標量
0～ 5 （月）	—	100 （0.3）	—	—	100 （0.3）	—
6～11 （月）	—	600 （1.5）	—	—	600 （1.5）	—
1～ 2 （歳）	—	—	（3.0 未満）	—	—	（3.0 未満）
3～ 5 （歳）	—	—	（3.5 未満）	—	—	（3.5 未満）
6～ 7 （歳）	—	—	（4.5 未満）	—	—	（4.5 未満）
8～ 9 （歳）	—	—	（5.0 未満）	—	—	（5.0 未満）
10～11 （歳）	—	—	（6.0 未満）	—	—	（6.0 未満）
12～14 （歳）	—	—	（7.0 未満）	—	—	（6.5 未満）
15～17 （歳）	—	—	（7.5 未満）	—	—	（6.5 未満）
18～29 （歳）	600 （1.5）	—	（7.5 未満）	600 （1.5）	—	（6.5 未満）
30～49 （歳）	600 （1.5）	—	（7.5 未満）	600 （1.5）	—	（6.5 未満）
50～64 （歳）	600 （1.5）	—	（7.5 未満）	600 （1.5）	—	（6.5 未満）
65～74 （歳）	600 （1.5）	—	（7.5 未満）	600 （1.5）	—	（6.5 未満）
75以上 （歳）	600 （1.5）	—	（7.5 未満）	600 （1.5）	—	（6.5 未満）
妊　婦				600 （1.5）	—	（6.5 未満）
授乳婦				600 （1.5）	—	（6.5 未満）

1　高血圧及び慢性腎臓病（CKD）の重症化予防のための食塩相当量の量は，男女とも 6.0g/ 日未満とした。

カルシウムの食事摂取基準 （mg/日）

性　別	男　性				女　性			
年齢等	推定平均必要量	推奨量	目安量	耐容上限量	推定平均必要量	推奨量	目安量	耐容上限量
0～ 5 （月）	—	—	200	—	—	—	200	—
6～11 （月）	—	—	250	—	—	—	250	—
1～ 2 （歳）	350	450	—	—	350	400	—	—
3～ 5 （歳）	500	600	—	—	450	550	—	—
6～ 7 （歳）	500	600	—	—	450	550	—	—
8～ 9 （歳）	550	650	—	—	600	750	—	—
10～11 （歳）	600	700	—	—	600	750	—	—
12～14 （歳）	850	1,000	—	—	700	800	—	—
15～17 （歳）	650	800	—	—	550	650	—	—
18～29 （歳）	650	800	—	2,500	550	650	—	2,500
30～49 （歳）	600	750	—	2,500	550	650	—	2,500
50～64 （歳）	600	750	—	2,500	550	650	—	2,500
65～74 （歳）	600	750	—	2,500	550	650	—	2,500
75以上 （歳）	600	700	—	2,500	500	600	—	2,500
妊　婦 （付加量）					+0	+0	—	—
授乳婦 （付加量）					+0	+0	—	—

鉄の食事摂取基準（mg/日）

性　別	男　性				女　性					
					月経なし		月経あり			
年齢等	推定平均必要量	推奨量	目安量	耐容上限量	推定平均必要量	推奨量	推定平均必要量	推奨量	目安量	耐容上限量
0 〜 5 （月）	—	—	0.5	—	—	—	—	—	0.5	—
6 〜 11 （月）	3.5	5.0	—	—	3.5	4.5	—	—	—	—
1 〜 2 （歳）	3.0	4.5	—	25	3.0	4.5	—	—	—	20
3 〜 5 （歳）	4.0	5.5	—	25	4.0	5.5	—	—	—	25
6 〜 7 （歳）	5.0	5.5	—	30	4.5	5.5	—	—	—	30
8 〜 9 （歳）	6.0	7.0	—	35	6.0	7.5	—	—	—	35
10 〜 11 （歳）	7.0	8.5	—	35	7.0	8.5	10.0	12.0	—	35
12 〜 14 （歳）	8.0	10.0	—	40	7.0	8.5	10.0	12.0	—	40
15 〜 17 （歳）	8.0	10.0	—	50	5.5	7.0	8.5	10.5	—	40
18 〜 29 （歳）	6.5	7.5	—	50	5.5	6.5	8.5	10.5	—	40
30 〜 49 （歳）	6.5	7.5	—	50	5.5	6.5	9.0	10.5	—	40
50 〜 64 （歳）	6.5	7.5	—	50	5.5	6.5	9.0	11.0	—	40
65 〜 74 （歳）	6.0	7.5	—	50	5.0	6.0	—	—	—	40
75 以上 （歳）	6.0	7.0	—	50	5.0	6.0	—	—	—	40
妊婦（付加量）初期					+2.0	+2.5	—	—	—	—
中期・後期					+8.0	+9.5	—	—	—	—
授乳婦 （付加量）					+2.0	+2.5	—	—	—	—

▰3▰ 食生活指針

1　食生活指針〔抜粋〕（2000 年 3 月厚生省，農林水産省，文部省策定，2016 年 6 月一部改正）

● 　食事を楽しみましょう
・毎日の食事で，健康寿命をのばしましょう。
・おいしい食事を，味わいながらゆっくりよく噛んで食べましょう。
・家族の団らんや人との交流を大切に，また，食事づくりに参加しましょう。

● 　1 日の食事のリズムから，健やかな生活リズムを
・朝食で，いきいきした 1 日を始めましょう。
・夜食や間食はとりすぎないようにしましょう。
・飲酒はほどほどにしましょう。

● 　適度な運動とバランスのよい食事で，適正体重の維持を
・普段から体重を量り，食事量に気をつけましょう。
・普段から意識して身体を動かすようにしましょう。
・無理な減量はやめましょう。
・特に若年女性のやせ，高齢者の低栄養にも気をつけましょう。

● 　主食，主菜，副菜を基本に，食事のバランスを
・多様な食品を組み合わせましょう。
・調理方法が偏らないようにしましょう。
・手作りと外食や加工食品・調理食品を上手に組み合わせましょう。

● 　ごはんなどの穀類をしっかりと
・穀類を毎食とって，糖質からのエネルギー摂取を適正に保ちましょう。
・日本の気候・風土に適している米などの穀類を利用しましょう。

● 　野菜・果物，牛乳・乳製品，豆類，魚なども組み合わせて
・たっぷり野菜と毎日の果物で，ビタミン，ミネラル，食物繊維をとりましょう。
・牛乳・乳製品，緑黄色野菜，豆類，小魚などで，カルシウムを十分にとりましょう。

● 　食塩は控えめに，脂肪は質と量を考えて
・食塩の多い食品や料理を控えめにしましょう。食塩摂取量の目標値は，男性で 1 日 8 ｇ未満，女性で 7 ｇ未満とされています。
・動物，植物，魚由来の脂肪をバランスよくとりましょう。
・栄養成分表示を見て，食品や外食を選ぶ習慣を身につけましょう。

● 　日本の食文化や地域の産物を活かし，郷土の味の継承を
・「和食」をはじめとした日本の食文化を大切にして，日々の食生活に活かしましょう。
・地域の産物や旬の素材を使うとともに，行事食を取

り入れながら，自然の恵みや四季の変化を楽しみましょう。

- 食材に関する知識や調理技術を身につけましょう。
- 地域や家庭で受け継がれてきた料理や作法を伝えていきましょう。

● 　食料資源を大切に，無駄や廃棄の少ない食生活を

- まだ食べられるのに廃棄されている食品ロスを減らしましょう。
- 調理や保存を上手にして，食べ残しのない適量を心がけましょう。

- 賞味期限や消費期限を考えて利用しましょう。

● 　「食」に関する理解を深め，食生活を見直してみましょう

- 子供のころから，食生活を大切にしましょう。
- 家庭や学校，地域で，食品の安全性を含めた「食」に関する知識や理解を深め，望ましい習慣を身につけましょう。
- 家族や仲間と，食生活を考えたり，話し合ったりしてみましょう。
- 自分たちの健康目標をつくり，よりよい食生活を目指しましょう。

2　成長期のための食生活指針〔抜粋〕（1990 年　厚生省保健医療局）
〔「健康づくりのための食生活指針〔対象特性別〕」より〕

● 　乳児期
子どもと親を結ぶ絆としての食事
- 食事を通してのスキンシップを大切に
- 母乳で育つ赤ちゃん，元気
- 離乳の完了，満 1 歳
- いつでも活用，母子健康手帳

● 　幼児期
食習慣の基礎づくりとしての食事
- 食事のリズム大切，規則的に
- なんでも食べられる元気な子
- うす味と和風料理になれさせよう
- 与えよう，牛乳・乳製品を十分に
- 一家そろって食べる食事の楽しさを
- 心がけよう，手づくりおやつの素晴らしさ
- 保育所や幼稚園での食事にも関心を
- 外遊び，親子そろって習慣に

● 　学童期
食習慣の完成期としての食事
- 1 日 3 食規則的，バランスのとれた良い食事

- 飲もう，食べよう，牛乳・乳製品
- 十分に食べる習慣，野菜と果物
- 食べ過ぎや偏食なしの習慣を
- おやつには，いろんな食品や量に気配りを
- 加工食品，インスタント食品の正しい利用
- 楽しもう，一家だんらんおいしい食事
- 考えよう，学校給食のねらいと内容
- つけさせよう，外に出て体を動かす習慣を

● 　思春期
食習慣の自立期としての食事
- 朝，昼，晩，いつもバランス良い食事
- 進んでとろう，牛乳・乳製品を
- 十分に食べて健康，野菜と果物
- 食べ過ぎ，過食，ダイエットにはご用心
- 偏らない，加工食品，インスタント食品に
- 気をつけて，夜食の内容，病気のもと
- 楽しく食べよう，みんなで食事
- 気を配ろう，適度な運動，健康づくり

3　妊娠前からはじめる妊産婦のための食生活指針—妊娠前から，健康な

からだづくりを—〔抜粋〕（2021 年改定　厚生労働省）

● 妊娠前から，バランスのよい食事をしっかりとりましょう

　若い女性では「やせ」の割合が高く，エネルギーや栄養素の摂取不足が心配されます。主食・主菜・副菜を組み合わせた食事がバランスのよい食事の目安となります。1 日 2 回以上，主食・主菜・副菜の 3 つをそろえてしっかり食べられるよう，妊娠前から自分の食生活を見直し，健康なからだづくりを意識してみましょう。

● 「主食」を中心に，エネルギーをしっかりと

　炭水化物の供給源であるごはんやパン，めん類などを主材料とする料理を主食といいます。妊娠中，授乳中には必要なエネルギーも増加するため，炭水化物の豊富な主食をしっかり摂りましょう。

● 不足しがちなビタミン・ミネラルを，「副菜」でたっぷりと

　各種ビタミン，ミネラルおよび食物繊維の供給源となる野菜，いも，豆類（大豆を除く），きのこ，海藻などを主材料とする料理を副菜といいます。妊娠前から，野菜をたっぷり使った副菜でビタミン・ミネラルを摂る習慣を身につけましょう。

● 「主菜」を組み合わせてたんぱく質を十分に

　たんぱく質は，からだの構成に必要な栄養素です。主要なたんぱく質の供給源の肉，魚，卵，大豆および大豆製品などを主材料とする料理を主菜といいます。多様な主菜を組み合わせて，たんぱく質を十分に摂取するようにしましょう。

● 乳製品，緑黄色野菜，豆類，小魚などでカルシウムを十分に

　日本人女性のカルシウム摂取量は不足しがちであるため，妊娠前から乳製品，緑黄色野菜，豆類，小魚などでカルシウムを摂るよう心がけましょう。

● 妊娠中の体重増加は，お母さんと赤ちゃんにとって望ましい量に

　妊娠中の適切な体重増加は，健康な赤ちゃんの出産のために必要です。不足すると，早産や SGA（妊娠週数に対して赤ちゃんの体重が少ない状態）のリスクが高まります。不安な場合は医師に相談してください。日本産科婦人科学会が提示する「妊娠中の体重増加指導の目安」を参考に適切な体重増加量をチェックしてみましょう。

● 母乳育児も，バランスのよい食生活のなかで

　授乳中に，特にたくさん食べなければならない食品はありません。逆に，お酒以外は，食べてはいけない食品もありません。必要な栄養素を摂取できるように，バランスよく，しっかり食事をとりましょう。

● 無理なくからだを動かしましょう

　妊娠中に，ウォーキング，妊娠水泳，マタニティビクスなどの軽い運動をおこなっても赤ちゃんの発育に問題はありません。新しく運動を始める場合や体調に不安がある場合は，必ず医師に相談してください。

● たばことお酒の害から赤ちゃんを守りましょう

　妊娠・授乳中の喫煙，受動喫煙，飲酒は，胎児や乳児の発育，母乳分泌に影響を与えます。お母さん自身が禁煙，禁酒に努めるだけでなく，周囲の人にも協力を求めましょう。

● お母さんと赤ちゃんのからだと心のゆとりは，周囲のあたたかいサポートから

　お母さんと赤ちゃんのからだと心のゆとりは，家族や地域の方など周りの人々の支えから生まれます。不安や負担感を感じたときは一人で悩まず，家族や友人，地域の保健師など専門職に相談しましょう。

表 1　妊娠中の体重増加指導の目安[*1]

妊娠前の体格 [*2]	体重増加量指導の目安
低体重（やせ）：18.5 未満	12 〜 15 kg
普通体重：18.5 以上 25.0 未満	10 〜 13 kg
肥満（1 度）：25.0 以上 30.0 未満	7 〜 10 kg
肥満（2 度以上）：30.0 以上	個別対応 （上限 5 kg までが目安）

[*1]「増加量を厳格に指導する根拠は必ずしも十分ではないと認識し，個人差を考慮したゆるやかな指導を心がける。」産婦人科診療ガイドライン　−産科編 2020，CQ010 より
[*2] 日本肥満学会の肥満度分類に準じた。

■4■ 楽しく食べる子どもに〜保育所における食育に関する指針〜〔抜粋〕

（2004 年　厚生労働省雇用均等・児童家庭局）

第1章　総　則

　朝食欠食等の食習慣の乱れや思春期やせに見られるような心と体の健康問題が生じている現状にかんがみ，乳幼児期から正しい食事のとり方や望ましい食習慣の定着及び食を通じた人間性の形成・家族関係づくりによる心身の健全育成を図るため，発達段階に応じた食に関する取組を進めることが必要である。

　食べることは生きることの源であり，心と体の発達に密接に関係している。乳幼児期から，発達段階に応じて豊かな食の体験を積み重ねていくことにより，生涯にわたって健康で質の高い生活を送る基本となる「食を営む力」を培うことが重要である。

　保育所は1日の生活時間の大半を過ごすところであり，保育所における食事の意味は大きい。食事は空腹を満たすだけでなく，人間的な信頼関係の基礎をつくる営みでもある。子どもは身近な大人からの援助を受けながら，他の子どもとのかかわりを通して，豊かな食の体験を積み重ねることができる。楽しく食べる体験を通して，子どもの食への関心を育み，「食を営む力」の基礎を培う「食育」を実践していくことが重要である。

　保育所における「食育」は，保育所保育指針を基本とし，「食を営む力」の基礎を培うことを目標として実施される。「食育」の実施に当たっては，家庭や地域社会との連携を図り，保護者の協力のもと，保育士，調理員，栄養士，看護師などの全職員がその有する専門性を活かしながら，共に進めることが重要である。

　また，保育所は地域子育て支援の役割をも担っていることから，在宅の子育て家庭からの乳幼児の食に関する相談に応じ，助言を行うよう努める。

1　食育の原理

（1）食育の目標

　現在を最もよく生き，かつ，生涯にわたって健康で質の高い生活を送る基本としての「食を営む力」の育成に向け，その基礎を培うことが保育所における食育の目標である。このため，保育所における食育は，楽しく食べる子どもに成長していくことを期待しつつ，次にかかげる子ども像の実現を目指して行う。

① お腹がすくリズムのもてる子ども
② 食べたいもの，好きなものが増える子ども
③ 一緒に食べたい人がいる子ども
④ 食事づくり，準備にかかわる子ども
⑤ 食べものを話題にする子ども

第3章　食育のねらい及び内容

1．6か月未満児の食育のねらい

・お腹がすき，乳（母乳・ミルク）を飲みたい時，飲みたいだけゆったりと飲む。
・安定した人間関係の中で，乳を吸い，心地よい生活を送る。

2．6か月から1歳3か月未満児の食育のねらい

・お腹がすき，乳を吸い，離乳食を喜んで食べ，心地よい生活を味わう。
・いろいろな食べものを見る，触る，味わう経験を通して自分で進んで食べようとする。

3．1歳3か月から2歳未満児の食育のねらい

・お腹がすき，食事を喜んで食べ，心地よい生活を味わう。
・いろいろな食べものを見る，触る，噛んで味わう経験を通して自分で進んで食べようとする。

4．2歳児の食育のねらい

・いろいろな種類の食べものや料理を味わう。
・食生活に必要な基本的な習慣や態度に関心を持つ。
・保育士を仲立ちとして，友達とともに食事を進め，一緒に食べる楽しさを味わう。

5．3歳以上児の食育のねらい

「食と健康」

　食を通じて，健康な心と体を育て，自ら健康で安全な生活をつくり出す力を養う。

・できるだけ多くの種類の食べものや料理を味わう。
・自分の体に必要な食品の種類や働きに気づき，栄養バランスを考慮した食事をとろうとする。
・健康，安全など食生活に必要な基本的な習慣や態度を身につける。

「食と人間関係」

　食を通じて，他の人々と親しみ支え合うために，自立心を育て，人とかかわる力を養う。

・自分で食事ができること，身近な人と一緒に食べる楽しさを味わう。
・様々な人々との会食を通して，愛情や信頼感を持つ。
・食事に必要な基本的な習慣や態度を身につける。

「食と文化」

　食を通じて，人々が築き，継承してきた様々な文化を理解し，つくり出す力を養う。

・いろいろな料理に出会い，発見を楽しんだり，考えたりし，様々な文化に気づく。
・地域で培われた食文化を体験し，郷土への関心を持つ。
・食習慣，マナーを身につける。

「いのちの育ちと食」

　食を通じて，自らも含めたすべてのいのちを大切にする力を養う。

・自然の恵みと働くことの大切さを知り，感謝の気持ちを持って食事を味わう。

- 栽培，飼育，食事などを通して，身近な存在に親しみを持ち，すべてのいのちを大切にする心を持つ。
- 身近な自然にかかわり，世話をしたりする中で，料理との関係を考え，食材に対する感覚を豊かにする。

「料理と食」

　食を通じて，素材に目を向け，素材にかかわり，素材を調理することに関心を持つ力を養う。

- 身近な食材を使って，調理を楽しむ。
- 食事の準備から後片付けまでの食事づくりに自らかかわり，味や盛りつけなどを考えたり，それを生活に取り入れようとする。
- 食事にふさわしい環境を考えて，ゆとりのある落ち着いた雰囲気で食事をする。

　5　「食事バランスガイド」(2005 年　厚生労働省・農林水産省合同) と　妊産婦のための付加量 (2006 年　厚生労働省雇用均等・児童家庭局)

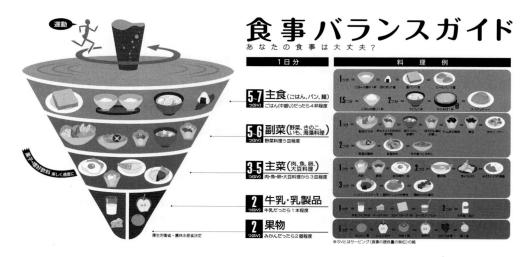

「妊産婦のための食事バランスガイド」による付加量

単位：つ(SV)

	エネルギー（kcal）	主食	副菜	主菜	牛乳・乳製品	果物
妊娠初期（16 週未満）	＋50kcal	付加量なし				
妊娠中期（16-28 週未満）	＋250kcal		＋1	＋1		＋1
妊娠後期（28 週以上）	＋500kcal	＋1	＋1	＋1	＋1	＋1
授乳期	＋450kcal	＋1	＋1	＋1	＋1	＋1

6　児童福祉施設における食事の提供ガイド〔抜粋〕

―児童福祉施設における食事の提供及び栄養管理に関する研究会報告書―〔抜粋〕

(平成22年3月厚生労働省雇用均等・児童家庭局母子保健課)

Ⅲ児童福祉施設における「日本人の食事摂取基準(2010年版)」の適用・活用

②食事の提供及び栄養管理に関する施設別の留意点

児童福祉施設における食事の提供及び栄養管理は,個々の施設はもちろん施設種別によって状況は様々である。基本的な考え方や留意点は共通するものであるが,施設種別によって特に留意が必要な点が異なる場合もあることから,ここでは,特に,保育所,乳児院,児童養護施設,障害児施設における留意点について記載する。ここに挙げていない施設においても,基本的な考え方及び留意点を参考にそれぞれの施設や入所する子どもの特性に合わせて食事の提供及び栄養管理を進めていくことが重要である。

1　保育所

保育所における食事の提供は,集団としての側面を持ちつつも,年齢差及び個人差が大きいこと,離乳食,食物アレルギーのある子どもや障害のある子ども等への配慮が必要な場合があり,柔軟に対応できることが大切である。栄養士の配置のない施設においても,自治体の主管課の栄養士や地域の保健所等に相談するなどして配慮をしていく必要がある。

(1)個人への対応の配慮

保育所における食事の提供にあたっては,特に,離乳食,食物アレルギーのある子ども,体調不良の子ども等について,個別の配慮が必要であり,保護者との面接等を通して,状況を把握し適切な内容の食事を提供することが求められる。また,あわせて保護者に対する支援を行うことも重要である。

保育所では,子どもの食事の状況(摂取量,食べ方等),身体状況等を観察することを通して,個別に対応が必要な子どもを把握し,適切な対応をとることが重要である。こうした食事状況,身体状況等を観察する場合は,定期的に多職種間で情報を共有しながら行うことが求められる。

(2)保護者に対する支援・地域における子育て支援

保育所保育指針において,「保育所における保護者への支援は,保育士等の業務であり,その専門性を生かした子育て支援の役割は,特に重要なものである。」とされている。保育所に入所する子どもの保護者に対する支援及び地域の子育て家庭への支援について,職員間の連携を図りながら積極的に取り組むことが求められている。

保育所での子どもの食事の様子や,保育所が食育に関してどのように取り組んでいるかを伝えることは,家庭での食育の関心を高めていくことにつながり,家庭からの食生活に関する相談に応じることも必要である。特に

個別の配慮が必要な子どもの保護者には,連携とともに支援をしていく必要がある。

また,地域の子育て家庭においては,子どもの食生活に関する悩み等が子育て不安の一因になることがあり,食生活に関する支援は子育ての不安を軽減することにつながる。このような観点から,保育所の管理栄養士・栄養士,調理員など,食事の提供に関わる職員も保護者に対する支援,地域における子育て支援において,その専門性を発揮することができる。

(3)多職種の連携

保育所における食事の提供において,子どもの状況を十分に把握し,それを食事に反映させるには,多職種の連携が必要である。管理栄養士・栄養士等が,実際に子どもの喫食状況を見て,把握,判断することが栄養管理を行う上で望ましいが,現実の業務では,難しいこともある。そのような場合には,子どもに直接関わる保育士等が観察した情報を共有し,管理栄養士・栄養士等と連携して対応するという体制をとることも考えられる。

また,食育の観点からは,保育所における食育をより豊かに展開するためには,子どもの家庭・地域住民との連携・協力に加えて,地域の保健センター・保健所・医療機関,学校等の教育機関,地域の商店や食事に関する産業,さらに地域の栄養・食生活に関する多職種と連携・協力を得ることも有効である。この場合,主管課の管理栄養士・栄養士の協力を得ることも効果的である。保育所に管理栄養士・栄養士が配置されている場合には,その専門性を十分に発揮し,これらとの連絡調整の業務を積極的に行うことが期待される。

2　乳児院

乳児院では,その入所理由として,家庭事情等により養育ができない,あるいは虐待による保護等が多く挙げられ,入所以前の食に関する状況は,良好とは言えない場合が多い。

生後間もなくの授乳期から離乳期,幼児期へと,生涯にわたる食の基礎を作る重要な時期であるため,集団給食でありながらも個々の状況を把握し,栄養管理を行うことが求められる。あわせて,食事の環境にも配慮が必要である。

また,乳児院では,調理担当職員,保育担当職員などそれぞれの職種ごとに職員が交代で業務を行っているため,離乳食の移行や,アレルギー,障害等による個別対応などの指示内容は,確実に伝達されるよう伝達手段を工夫するなどして,安全・確実に食事の提供が行えるよう配慮が必要である。

(1)入所時の対応

授乳や離乳食の状況,アレルギーの有無等の入所前の

家庭での食に関する状況を，病院での看護記録等の記録も含めケースワーカーや家族等からの情報より把握する。

その情報を元に入所後の授乳や食事について，乳児に適切な方法を検討する。低出生体重児や何らかの障害等がある場合はそれらの事由を加味する。緊急入所等で情報が得られない場合は，身長，体重，月齢等から判断し，その後，実際に食べている様子等から再調整する。

食事の決定の流れとしては，各施設において食事の種類（食種）及びその形態や栄養量等の目安の基準を取り決め，食種を選択し，一人一人に合うように調整していくという方法もとられている。

（2）全体及び個人への対応

①乳汁栄養

育児用ミルクの授乳量は，食事摂取基準の目安量を参照して，一回の授乳量×回数による一日の授乳量を月齢別に目安として定めておき，個々の飲み方や発育状況を成長曲線や体格指数等により勘案する。哺乳量は毎回記録し，成長曲線や体格指数等を活用して，乳児の発育状況をモニタリングしていく。各記録は，保育担当職員，看護職員，管理栄養士・栄養士などが把握しておく。

アレルギーや乳糖不耐症等の乳児や，一度に少量しか飲めない，嚥下が困難な場合などは，状態にあったミルクの提供が必要であり，医師の指示に従い，ミルクの提供方法を検討する。

②離乳食

「授乳・離乳の支援ガイド」に沿って，乳児個々の離乳食の計画を作成し，発育・発達状態と実際の食事の状況を見ながらステップアップを図る。具体的には目安となる施設の食種別の基準から該当する食種を選択し，微調整をする。進め方は乳児に合わせるが，進みが遅いと

きは原因や解決策等を検討する。また，摂食機能の発達（咀嚼や嚥下等の状態）に合わせた調理形態（軟らかさ，大きさ，水分量等）に調整する。

管理栄養士・栄養士等は，各段階に適した食事となるよう献立を作成し，調理をするに当たり，可能な限り乳児一人一人の摂食状況を観察し把握することが必要である。毎食見ることが難しい場合には，保育担当職員とよくコミュニケーションをとって，情報を収集する。

複数名の乳児を預かる乳児院では，離乳食は，個々に時間差をつけるなど工夫して食事時間を確保し，介助者が子どもの傍らに寄り添い，ゆったりとした雰囲気の中で無理強いせず，食事がおいしく，楽しいと思えるように進めることが大切である。

③幼児期の食事

「いただきます」「ごちそうさま」等のあいさつや，楽しく味わって食事をとることができるよう，環境を整え，家庭的な雰囲気作りに配慮することも必要である。また，食材そのものを見せたり，保育の中で食に関連することを取り入れるなど，可能なところから食育を実践するとよい。

（3）多職種の連携

乳児院では，各職種がそれぞれ専門の業務の分担をすることで，日々の乳児の生活支援に関わっている。実際の運営としては，乳児一人一人に保育担当職員が担当としてつき，担当者が乳児の保育全般に関わる事項を主体的に進めていることが多い。

食事に関しては，授乳内容の決定や離乳食の各段階，幼児食への移行等の食に係わる事項の決定を，食種別の基準などの目安に基づいて，保育士もしくは看護師が判断し対応することが多い[1]。調理する側との調整ができる職種として，管理栄養士・栄養士も乳児一人一人の発育状況や，摂食状況を把握しておくことが必要である。特に，摂食機能に障害のある子どもやこだわりの強い子ども等の場合は，その対応の具体化のためにも管理栄養士・栄養士の関わる必要性が高まる。

乳児院は年間を通して行事が多く，食事を提供する行事の場合は，料理の内容や提供の仕方，個別対応の方法等を担当職員と詳細に確認を行う。そこで，行事を通して連携を深めていくことも大切である。

> **食種別の基準*の内容例（*施設により名称や内容は異なる。）**
>
> 授乳：1回のミルクの量及び回数
> 離乳食：主食・副食の量，内容，形態（やわらかさ，きざみ方等）
> 幼児食：主食・副食の量，内容
> 　　　　などについて，食事の指示の基準を一日単位で段階別に記す。
>
> *食事の提供を担当する管理栄養士・栄養士，調理員と，保育を担当する保育士・看護師等の職員とで，内容を共有化し，実際の食事はこれによって指示が出され，その上で乳児一人一人に応じた調整を行う。
>
> *食種別の基準の作成にあたっては「授乳・離乳の支援ガイド」や「日本人の食事摂取基準」等に基づき，施設の条件（設備・職員の配置状況・予算等）を考慮する。

（参考文献）
1) 平成20年度児童関連サービス調査研究等事業「児童福祉施設の食事計画等の栄養管理の実態に関する調査研究」（主任研究者　堤ちはる）乳児院の栄養管理に関する研究

索 引

〔編著者〕

小川　雄二（おがわ　ゆうじ）　桜花学園大学　副学長
　　　　　　　　　　　　　　　名古屋短期大学　保育科　教授

〔著　者〕

坂本　裕子（さかもと　ひろこ）　京都華頂大学　現代家政学部　教授
曽根　眞理枝（そね　まりえ）　元横浜女子短期大学　保育科　准教授
豊原　容子（とよはら　まさこ）　京都華頂大学　現代家政学部　教授
中島　正夫（なかしま　まさお）　椙山女学園大学　教育学部　特命教授

子どもの食と栄養演習〔第6版〕

2011 年（平成 23 年）　3 月 25日　初版発行〜第 4 刷
2015 年（平成 27 年）　2 月 10日　第 2 版発行〜第 2 刷
2016 年（平成 28 年）　9 月 1 日　第 3 版発行〜第 2 刷
2017 年（平成 29 年）　12 月 25日　第 4 版発行〜第 4 刷
2020 年（令和 2 年）　10 月 1 日　第 5 版発行
2022 年（令和 4 年）　3 月 31日　第 6 版発行
2024 年（令和 6 年）　1 月 15日　第 6 版第 3 刷発行

編著者　　小　川　雄　二
発行者　　筑　紫　和　男
発行所　　株式会社　建帛社
　　　　　　　　　　KENPAKUSHA

〒 112-0011　東京都文京区千石 4 丁目 2 番 15 号
電　話　（03）3944-2611
FAX　（03）3946-4377
ホームページ：https://www.kenpakusha.co.jp

ISBN978-4-7679-5138-6 C3037　　　　　亜細亜印刷／田部井手帳
© 小川ほか，2011，2022.　　　　　　　Printed in Japan
（定価はカバーに表示してあります。）